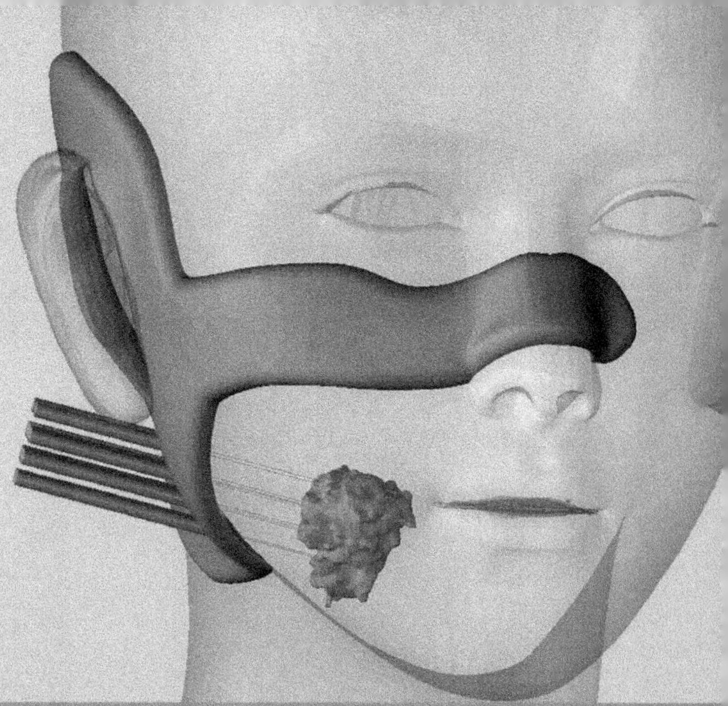

Mimics、3-matic 计算机辅助外科实例详解

江佩师　陈志伟　编著

陕西新华出版传媒集团
陕西科学技术出版社
Shaanxi Science and Technology Press
西　安

图书在版编目（C I P）数据

Mimics 3-matic 计算机辅助外科实例详解 / 江佩师，陈志伟编著. -- 西安 : 陕西科学技术出版社，2021.5（2022.12重印）
ISBN 978-7-5369-8025-9

Ⅰ. ①M… Ⅱ. ①江… ②陈… Ⅲ. ①外科手术－计算机辅助技术－应用软件 Ⅳ. ①R61-39

中国版本图书馆 CIP 数据核字（2021）第 028392 号

Mimics 3-matic 计算机辅助外科实例详解
MIMICS 3-MATIC JISUANJI FUZHU WAIKE SHILI XIANGJIE
江佩师 陈志伟 编著

责任编辑 孙雨来
封面设计 静谧时光

出 版 者 陕西新华出版传媒集团 陕西科学技术出版社
西安市曲江新区登高路 1388 号陕西新华出版传媒产业大厦 B 座
电话（029）81205187 传真（029）81205155 邮编 710061
http://www.snstp.com
发 行 者 陕西新华出版传媒集团 陕西科学技术出版社
电话（029）81205180 81206809
印 刷 广东虎彩云印刷有限公司
规 格 787mm×1092mm 16 开本
印 张 18
字 数 349 千字
版 次 2021 年 5 月第 1 版
2022 年 12 月第 2 次印刷
书 号 ISBN 978-7-5369-8025-9
定 价 86.00 元

Preface
序言

现代科学技术的飞速发展常取决于并常体现在多学科的交叉和融合上。随着与医学的不断深入融合，数字化技术在外科手术中的应用越来越广泛，计算机辅助外科技术以其精确性、预见性、可控性越来越受到外科医生的重点关注与广泛应用。临床实践中，计算机辅助外科技术的运用可以明显节省术前规划时间，提高手术精准性、手术效率和手术效果，开创了外科手术由依赖医生个人的主观经验向数字化精准设计规范模式转变的新时代。

近年来，数字医学的基础与应用研究在一些临床学科中进行了很好的尝试，运用三维重建、虚拟仿真和导航技术取得了一定临床效益，为我国临床治疗水平的提升做出了可喜的贡献，但其相关软件的临床应用专著较少。本书对 Mimics、3-matic 软件的基本功能进行了详细介绍，并结合骨科、口腔颌面外科、神经外科、整形美容外科和放疗科等科室的常见应用实例解析其操作方法与流程。内容贴近临床，旨在服务临床，使有医学背景的读者读起来更加易懂。同时，每个案例也都为非医学专业读者提供了必要的背景介绍，方便非医学背景读者学习。相信这本书可为从事数字医学，特别是计算机辅助外科研究与应用的同道提供实际参考。

中南大学湘雅医院院长 雷光华 教授

2020 年 9 月

计算机辅助手术软件已成为复杂外科手术的常用辅助工具，商业化的计算机辅助手术软件已经获得了广泛认同。因此，医学、增材制造专业在校研究生，外科医师，计算机辅助外科（computer assisted surgery，CAS）工程师既需要掌握手术方法，又需要学会使用计算机辅助手术软件的应用程序。

Mimics（Materialise's interactive medical image control system，Mimics）软件是广泛应用于数字医学的一个计算机软件，是显示和分割CT、MRI图像，以及对图像三维进行重建，渲染的交互式工具，其功能包括医学三维建模、计算机辅助设计、快速制造、虚拟手术规划、人体解剖学测量分析、组织工程支架孔隙率分析等计算机辅助医学的各个领域。

3-matic是Materialise公司出品的专为3D打印行业准备的一款基于计算机辅助设计（computer aided design，CAD)的正向工程软件，它可以帮助设计师很好地将产品从设计向制造过渡，同时还能对CAD模型进行优化，且操作界面简洁，因此是医学3D领域一个非常优秀的软件。

读者对象

本书的目的是为初学者提供常见计算机辅助手术策划中的基础理论及实践知识，使读者学会使用商业化的计算机辅助手术软件解决临床问题，本书可供医学、增材制造专业的在校研究生，各级临床医师，数字医学研究人员，CAS工程师参考阅读，也可供医工交互软件设计人员参考。

主要内容

第1章 Mimics简介
第2章 Mimics解决临床问题
第3章 3-matic简介
第4章 3-matic解决临床问题

计算机辅助手术规划软件的学习不同于传统专业课程，许多功能往往是在反复使用后才能较好地掌握。本书希望通过大量的可重复实践案例、可操作的模型文件，及案例解析让读者能够独立进行计算机辅助手术规划。

资源使用说明

本书配套光盘内包含有Mimics软件可识别的DICOM格式练习数据，及全部章节3-matic模型文件（分别按章节保存），读者直接在Mimics / 3-matic中导入即可。

由于本书内容涉及面广，书中不足之处在所难免，希望广大读者批评指正，也欢迎提出改进性建议。

编者

2020年9月

Contents
目录

1. Mimics 简介

1.1 计算机辅助外科概述

计算机辅助外科（computer aided surgery，CAS）是一种基于计算机对大量数据信息的高速处理及控制能力，通过虚拟手术环境或设计手术辅助器械为外科医生从技术上提供支援，使手术更安全更准确的学科。虽然计算机辅助外科可以使外科手术更加精确和容易，但是也存在许多制约计算机辅助外科发展的因素。

CAS 的基础和临床应用研究领域属于信息科学和医学的交叉学科。虽然科学家早已描绘了计算机辅助外科的美好未来，但现实中国内的大型三甲医院才有少量的应用，并且应用的质量良莠不齐。主要原因在于以传统模式培养的医务工作者缺乏必要医工结合领域的背景知识，而针对该领域工程人员的培养渠道较少，国内计算机辅助外科工程师往往由机械工程、 材料成型及控制工程等传统工科专业毕业人员担任，在校期间没有专门的医学影像三维建模课程，导致毕业后培养周期长，不能满足庞大临床的需求。

当前，我国 CAS 事业蓬勃发展，第一批 3D 打印医疗器械团体标准已于 2019 年 6 月 28 日正式发布，该标准的发布有力地推动了医工结合的进展，让行业从业人员有“法”可依，做到更好地服务于临床需求，将使 CAS 行业的未来发展更加的健康化、规范化、有序化。如何培养规范的 CAS 从业人员逐渐成为 CAS 届所关心的问题，因此关于 CAS 相关软件及其实际应用的系统指导书是目前所迫切需要的。

1.2 计算机辅助外科基础知识

1.2.1 STL

STL (STereoLithography，立体光刻) 是由 3D Systems 软件公司创立的、原本用于立体光刻计算机辅助设计软件的文件格式。许多软件支持这种格式，因此它被广泛用于快速成型、3D 打印和计算机辅助制造 (Computer Aided Manufacturing，CAM)。STL 文件仅描述三维物体的表面几何形状，没有颜色、材质贴图或其他常见三维模型的属性，STL 格式有文字和二进码 2 种形式。二进码形式因较简洁而较常见。

1.2.2 DICOM

DICOM（Digital Imaging and Communications in Medicine），即医学数字成像和通信，是医学图像和相关信息的国际标准（ISO 12052）。它定义了质量能满足临床需要的、可用于数据交换的医学图像格式。DICOM 被广泛应用于放射医疗、心血管成像以及放射诊疗诊断设备（X 射线、CT、核磁共振、超声等），并且在眼科和牙科等其他医学领域也得到了越来越深入广泛的应用。在数以万计的在用医学成像设备中，DICOM 是部署最为广泛的医疗信息标准之一。当前大约有百亿级符合 DICOM 标准的医学图像用于临床。

1.2.3 NURBS

NURBS（Non-Uniform Rational B-Splines）指曲面建模，许多三维软件都支持这种建模方式。NURBS 相对于传统的网格建模方式能更好地控制物理表面的曲度，从而创建出更逼真、生动的造型。Mimics 中可以创建“轮廓线”生成 NURBS 曲线，然后根据“轮廓线”创建 NURBS 曲面。

1.2.4 多边形建模

多边形建模即 Polygon 建模，是目前三维软件 2 大流行建模方法之一（另一个是曲面建模），用这种方法创建的物体表面由直线组成。在建筑方面应用较多，例如室内设计、环境艺术设计。Polygon 建模是一种常见的建模方式，其一般建模过程如下：首先使一个对象转化为可编辑的多边形对象，然后通过对该多边形对象的各种子对象进行编辑和修改来实现建模过程。

1.2.5 个性化定制手术导板

个性化定制手术导板 (Patient Specific Instrumentation，PSI) 是根据术中需要而采用计算机辅助设计（Computer Aided Design, CAD）、3D 打印制备的一种个性化手术器械，用于术中准确定位点，线的位置、方向和深度，辅助术中精确建立孔道、截面、空间距离、相互成角关系及其他复杂空间结构等。作为手术实施过程中的辅助手术工具，PSI 可以帮助医务工作者准确实施手术方案，目前，手术导板的类型包括关节类导板、截骨导板、肿瘤放疗导板、脊柱导板、口腔种植导板等。

1.2.6 术中导航定位系统

手术导航系统 (Surgical Navigation System, SNS) 是 CAS 的一个应用，它将病人术前影

像数据和术中病人解剖结构准确对应，在术中为医生实时进行导航。系统包括手术器械、光学跟踪系统、图形工作站和显示设备。一般工作流程如下：工程师通过医学三维重建软件（例如 Mimics、3Ddoctor、3DMed 等）对手术目标区域或操作路径进行标记，手术医师在术中对患者实体与影像数据重建的病灶进行配准，利用具有跟踪定位的手术器械，可实时显示手术器械相对病灶的位置。

1.2.7 混合现实

混合现实 (Mixed Reality,MR) 是虚拟现实技术的进一步发展，该技术通过在虚拟环境中引入现实场景信息，在虚拟世界、现实世界和用户之间搭起一个交互反馈的信息回路，以增强用户体验的真实感。通过医学混合现实技术，医生能够透过病例的各种立体影像，全面了解和探讨病情，从而精准地诊断和治疗疾病。医疗和保健领域已经有许多 MR 技术的应用，精确的医学解剖结构三维重建仍然是医学混合现实实现的基础。

1.2.8 Hounsfield unit

为了定量衡量组织对于 X 射线的吸收率，Hounsfield 定义了一个标度“CT 值”。为了表示对他的敬意，后人将 CT 值的单位定为亨氏单位（Hounsfield unit , HU）。

Name	Lower threshold (HU)	Higher threshold (HU)
Bone (CT)	226	3071
Soft Tissue (CT)	-700	225
Enamel (CT, Adult)	1553	2850
Enamel (CT, Child)	2042	3071
Compact Bone(CT, Adult)	662	1988
Compact Bone(CT, Child)	586	2198
Spongial Bone (CT, Adult)	148	661
Spongial Bone (CT, Child)	156	585
Muscle Tissue (CT, Adult)	-5	135
Muscle Tissue (CT, Child)	-25	139
Fat Tissue (CT, Adult)	-205	-51
Fat Tissue (CT, Child)	-212	-72
Skin Tissue (CT, Adult)	-718	-177
Skin Tissue (CT, Child)	-766	-202
Tooth (CT)	1200	3071
Prosthesis (CT)	800	3071

图 1.2.8-1 不同组织的 CT 值分布

1.2.9 Volume Rendering

容积再现（Volume Rendering , VR）是使假定的投射线从给定的角度上穿过扫描容积，对容积内的像素信息作综合显示，需结合深度、遮蔽表面显示技术、旋转技术及适当的信号强度切割技术共同施行。VR 可赋予影像不同的伪彩与透明度，给以近似三维结构的感受。该方式在重建中丢失的数据信息很少，可更佳地显示解剖结构的空间关系、突出显示血管与周围组织的关系，可显示血管三维立体结构，对管腔内病变敏感，目前在心脏与冠脉成像中应用较多。

1.2.10 Mask

蒙版“Mask”是 Mimics 软件中对分割结果的保存，是按照一定规则过滤后得到的像素点的集合。蒙版独立于原始断层图像，不具备原始断层图像的像素点的深度信息，Mimics 软件需基于蒙版创建 3D 对象。

1.2.11 快速成型

快速成型 (Rapid Prototyping,RP) 是 20 世纪 90 年代发展起来的一项先进制造技术，是由 CAD 模型直接驱动的快速制造任意复杂形状三维物理实体的技术总称。目前 RP 技术的快速成型工艺方法有 10 多种。比较成熟且常用的有：光固化成型（Stereo lithography Apparatus , SLA）、分层实体制造（Laminated Object Manufacturing , LOM）、选择域激光粉末烧结成型（Selective Laser Sintering , SLS）、熔融沉积成型（Fused Deposition Modelling , FDM）。

1.3 Mimics 总体介绍

比利时 Materialise 公司成立于 1990 年，源于欧洲十大学府之一的鲁汶 (Leuven) 大学。作为当时第一批欧洲快速成型技术服务机构之一，Materialise 长期以来一直致力于 RP 技术的开发、研究以及推广，处于世界快速成型技术的前沿。Mimics 是 Materialise 公司创建的交互式的医学影像控制系统，是显示和分割医学断层图像，对图像进行三维重建，渲染的交互式工具。目前 Mimics 软件的使用越来越普及，不仅在各大专院校、科研院所被广泛应用于科学研究，一些研究生、临床医师在工作学习中也用到了 Mimics 软件。在医学领域，Mimics 常被用于诊断、手术规划、计算机辅助设计，是医学与工程的桥梁。Mimics 软件功能强大，可以用 CT、MRI、三维彩超的断层图像进行三维重建，具备一定 CAD 功能，可输出为通用 3D 打印 STL 格式，故而被广泛应用于临床、生物医学工程、材料工程等领域，可结合正向工程软件进行个性化医疗器械设计，也可用于有限元分析的建模与网格划分。

Mimics 具备强大的图像分割工具，在其分割模块整合了常用的分割算法，用户可利用自己的医学背景知识对分割结果进行修改，并转换 2D 图像为 3D 模型，连接 3D 打印机后即可直接、精确地打印患者手术区域解剖结构，医师可在模型上进行手术设计及模拟，为临床疾病的诊断及治疗提供精确化、个性化的新型思路和方法，从而缩短手术时间，提高手术成功率。

手术导板是术前根据患者的手术需求而专门定制的个性化手术辅助工具，是将术前虚拟手术复制到实际手术中的桥梁。Mimics 的 CAD 功能较简单，多与其他正向工程软件（例如 3-matic、ProE）联合使用设计导板。导板设计的基础是精确的医学重建，丰富的图像分割模块使 Mimics 在医学重建上具有较强优势。同样，Mimics 可以结合其他正向工程软件设计定制化金属植入物、康复支具。

1.4 Mimics 的组成及功能简介

交互式医学图像控制系统 (Mimics) 是 Materialise 公司制造的一款用于可视化和分割医学图像 (如 CT 和 MRI) 以及绘制 3D 对象的软件工具。其主要由分割模块、测量模块、CAD 模块、模拟模块、配准模块、导出模块 6 个模块构成。

分割模块用于将感兴趣结构（如皮肤、软组织、骨骼等）从各二维图像中分割出来，在 Mimics 中被分割出来的像素集合称为 Mask（蒙版），一旦分割完成后，被分割的部分就能够以 3D 的方式显示。需要注意的是，医学图像的质量在一定程度上决定了医学模型三维重建的准确性，通常建议使用 6 个月之内获得的图像用于模拟与手术治疗方案评估。

测量模块可以用于 2D，3D 中的距离、角度、直径、面积的测量，并可以根据 CT 灰度测量断层图像局部的 CT 值。CAD 模块允许用户以二维断层图像为参考，创建基本几何结构（点、线段、平面、圆、球体、圆柱体等），所有的 CAD 对象都能以标准的 IGES 格式输出。模拟模块允许用户对重建医学解剖结构进行简单手术模拟，例如切割、移动、融合、分离、布尔运算、镜像、缩放等。配准模块用于快速移动 3D 对象到理想位置，或融合不同影像数据（如 CT 与 MRI）。3-matic 模块用于调用 3-matic 软件。导出模块可以将项目以不同形式导出（例如 Dicom、bmp、灰度值、视频等）。其一般使用流程如图 1.4-1 所示。

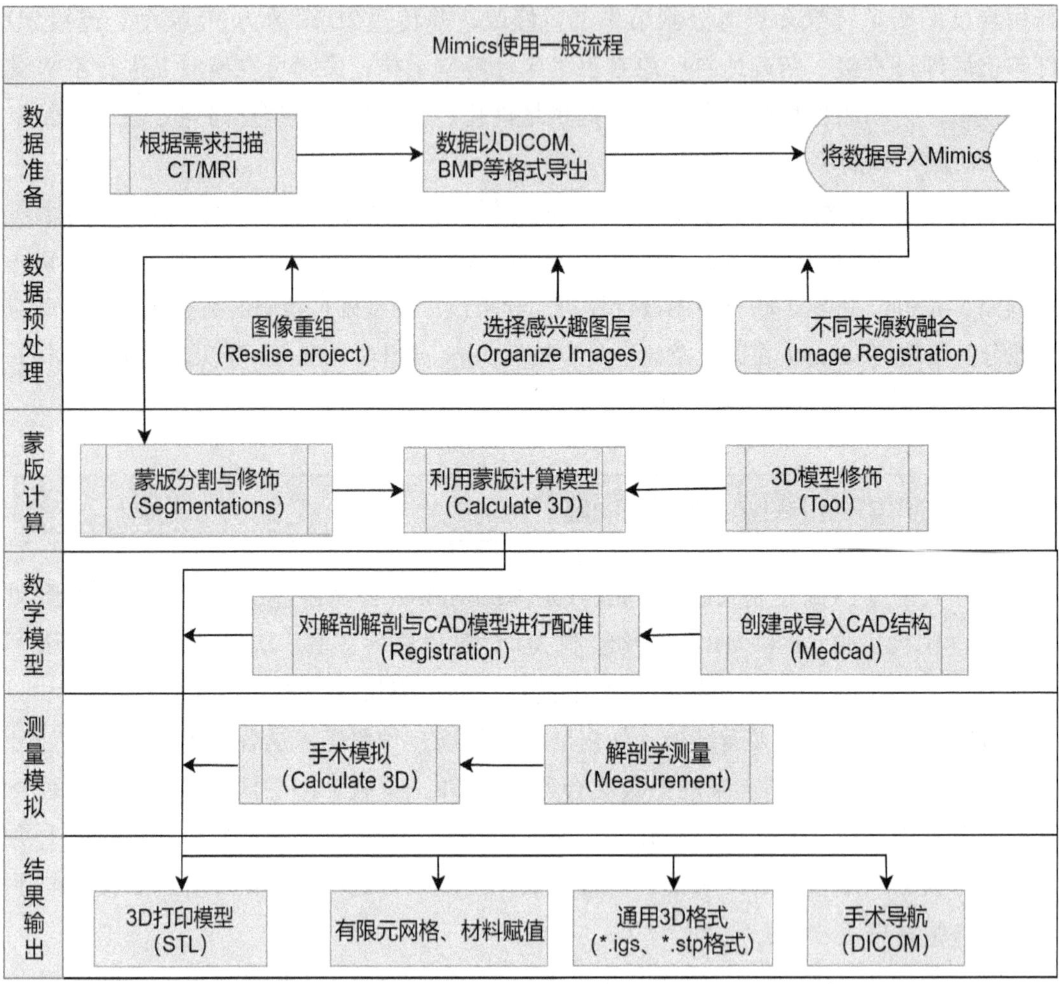

图 1.4-1 Mimics 使用一般流程

1.4.1 Segmentation（分割）模块

图像分割是三维重建、虚拟手术等后继图像处理的基础，医学重建软件的图像分割算法与用户解剖学知识掌握情况对图像分割的效率与精确性有重要影响，Mimics 具备强大的图像分割模块，用户可以根据分割对象的特点选择不同的工具进行图像分割。

1. Thresholding（阈值分割）

“Thresholding”工具可以根据设置的阈值范围进行图像分割，能够较好地分割灰度值相差较大的组织，阈值大小可以通过对话框中的滑块来改变，在视图区有实时的视觉反馈。Mimics 中预设了骨、软组织、肌肉、脂肪、牙齿、皮肤、金属假体等的阈值范围，用户可以在“Predefined thresholds sets”中进行选择（图 1.4.1-1）。

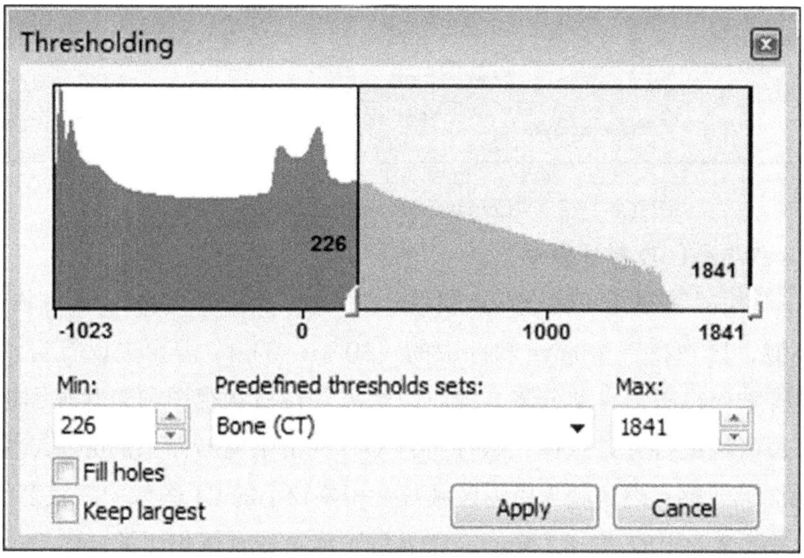

图 1.4.1−1 “Thresholding” 窗口

2. Region Growing（区域增长）

“Region Growing” 工具可对创建的蒙版进行进一步编辑，可以根据用户需求将蒙版中空间位置具有一定连续性的部分分割出来形成新的蒙版，单独使用时常用于去除蒙版中存在的离散噪点，常与 “Edit Masks 、Edit Masks Multiple slice edit” 工具组合使用，一般先使用 “Edit Masks 、Edit Masks Multiple slice edit 、Morphology Operations” 工具删除蒙版中感兴趣区域与周围连接的部分，然后选择 “Region Growing” ，点击感兴趣的区域中所包含体素，即可使该区域分离为新的蒙版。其对话框中 Multiple layer 代表在多个层面中进行分割，6-connectivity 代表筛选范围是与所点击体素的 6 个面共面的 6 个体素，26-connectivity 代表筛选范围是与所点击体素共边的 26 个体素，Leave Original Mask 含义是在原蒙版中删除新形成的蒙版所占部分（图 1.4.1-2）。

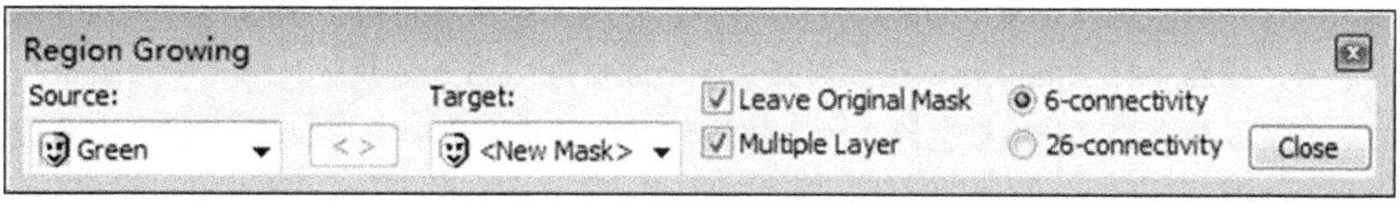

图 1.4.1−2 “Region Growing” 窗口

3. Dynamic Region Growing（动态区域增长）

“Dynamic Region Growing” 工具可以根据在一定灰度值范围内的连通性对蒙版进行分割，操作直接在原始断层图形上进行，可分割与点击体素点相通且灰度值与原像素点的差值在定义范围内的体素。常用来分割血管、神经，在窗口中可以选择是否填充空洞及编辑范围（图 1.4.1-3）。

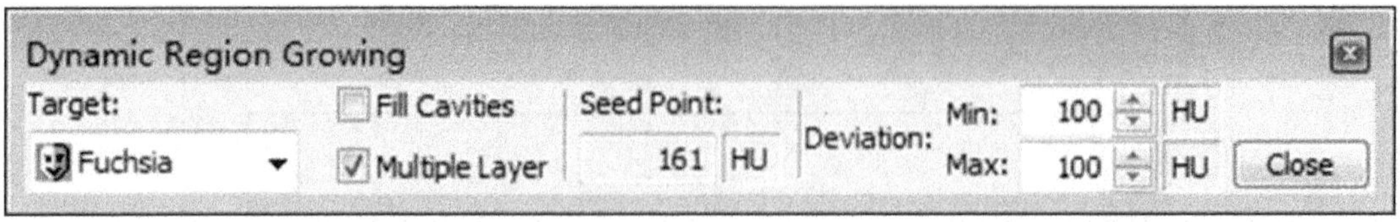

图 1.4.1-3 “Dynamic Region Growing”窗口

4. 3D LiveWire（3D 磁性套索）

“3D LiveWire”工具是一种交互式蒙版分割方法，其操作与 Photoshop 软件中的“磁性套索”类似，区别在于 Mimics 软件中的“3D LiveWire”需预先设置自动分割的方向，例如设置轴向视图为自动分隔方向时，则需要在冠状视图和矢状视图中对多层断层图像感兴趣区域进行套索选择，软件将自动计算出轴向断面上的分割结果。此工具在 MRI 断层图像或感兴趣区域与周围区域灰度相差较小的 CT 图像中有较多的应用（具体操作可参考第 2 章中的“2.1.2 Mimics 中肝脏三维重建及体积测量过程”）。

5. Morphology Operations（形态学操作）

“Morphology Operations”工具可以对蒙版进行 Erode、Dilate、Open、Close 运算，其中腐蚀（Erode）运算会对蒙版的边界进行部分删除，这是一个实用运算模式，执行腐蚀运算后执行区域增长（Region Growing）工具可高效分离感兴趣区域；膨胀（Dilate）运算可对蒙版的边界进行扩展；开（Open）运算即先腐蚀再膨胀，此运算可移除小边缘；闭（Close）运算即先膨胀再腐蚀，可关闭小的孔洞。用户可以在“Limited to”中选择蒙版作为限定操作的边界，8- connectivity 定义形态学操作在同一平面进行，26-connectivity 定义形态学操作在三维空间中进行（具体操作可参考第 2 章中的“2.3.2 Mimics 中下颌骨肿瘤截骨支撑导板制作过程”）。

6. Boolean Operations（布尔运算）

“Boolean Operations”工具可以在蒙版之间进行布尔运算，布尔并集为两个蒙版合并，运算完成后这两个蒙版将成为一个蒙版；布尔交集用来将两个蒙版相交的部分保留下来，删除不相交的部分；布尔剪集为 1 个蒙版减去另 1 个蒙版，第 1 个蒙版中与第 2 个蒙版相交的部分将被删除。（具体操作可参考第 2 章中的“2.6.2 Mimics 中孔隙率测量过程”）

7. Cavity Fill（空腔填充）

“Cavity Fill”工具可在已有蒙版的空腔位置创建新的蒙版，其操作对象是已创建好的蒙版。可以用鼠标左键点击蒙版中存在的空腔生成新的蒙版，新蒙版（Using mask）将覆盖所点击的空腔范围，在其窗口中可选择三维填充或二维填充（图 1.4.1-4）。

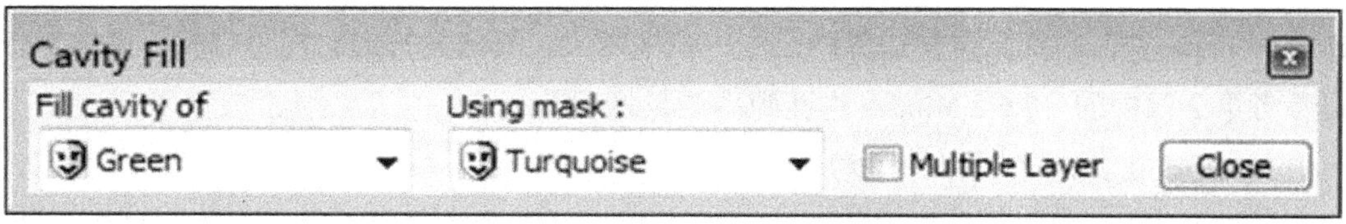

图 1.4.1−4 “Cavity Fill”窗口

8. Edit Masks（蒙版编辑）

“Edit Masks”工具可以通过不同类型的画笔（square 、rectangle、circle、ellipse、Lasso、Flood−fill、LiveWire）对蒙版进行添加与删除，并可在 Width、Height 中调节画笔的大小，用户可以直接在断层视图中进行添加删除操作。用户还可以框选“Threshold”设置相应的阈值进行添加、删除操作，使用此方法在画笔范围内且在选定阈值内的部分将被添加到原蒙版中，原蒙版中在此画笔范围内但不在选定阈值内的部分将被删除（图 1.4.1−5）。

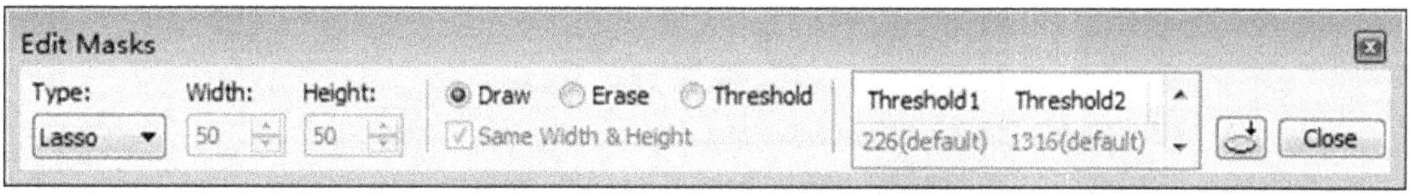

图 1.4.1−5 “Edit Masks”窗口

9. Multiple slice edit（多层编辑）

“Multiple slice edit”工具与“Edit Masks”工具功能相似，同样是对蒙版进行编辑，不同之处在于多层编辑可以将单层编辑操作复制到邻近的多个断层图像中，用户可以在窗口中的设置“Copy to slices”，结合上下箭头按钮定义多层编辑的范围（图 1.4.1−6）。

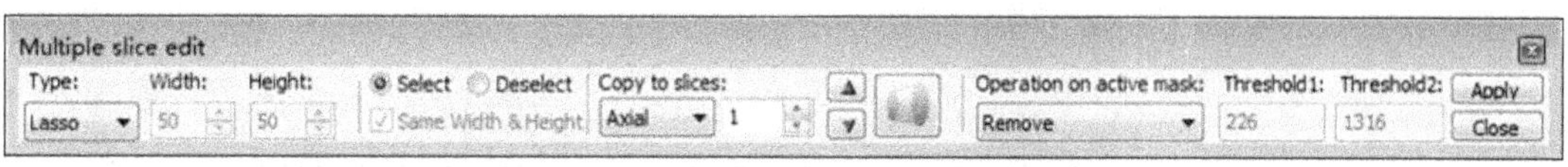

图 1.4.1−6 “Multiple slice edit”窗口

10. Edit Mask in 3D（蒙版三维编辑）

“Edit Mask in 3D”工具可以在 3D 视图中显示蒙版所对应的 3D 结构，用户对 3D 结构进行编辑后其原始蒙版将进行相应的改变，注意此处的 3D 模型是由蒙版渲染而成的，与常见放射科影像平台中 CT 容积重建相似，但不能直接用于 3D 打印及 CAD 设计（具体操作可参考第 2 章中的“2.3.2 Mimics 中下颌骨肿瘤截骨支撑导板制作过程”）。

11. Smart Expand（智能扩展）

“Smart Expand”工具可以根据灰度梯度在原始蒙版中寻找的边界，然后根据边界扩展原始蒙版形成新的蒙版，常用来填充蒙版中的孔洞，用户可以在窗口中设置“Maximum Expand Distance”来定义探索边界的范围，范围越大，算法运行的时间将越长（具体操作可参考第 2 章中的“2.6.2 Mimics 中孔隙率测量过程”）。

12. Smooth Mask（蒙版平滑）

手动分割的蒙版表面往往不平整，“Smooth Mask”工具可以对蒙版的轮廓进行平滑，去除蒙版边缘的毛刺或凹陷。此操作没有操作窗口，故而需在操作前选中蒙版。

13. Crop Mask（蒙版剪裁）

“Crop Mask”工具可以根据三维空间坐标对蒙版进行剪裁，在窗口中输入 2 个空间坐标即可形成 1 个长方体区域，点击“OK”即可根据原始蒙版与长方体的交集生成新的蒙版。

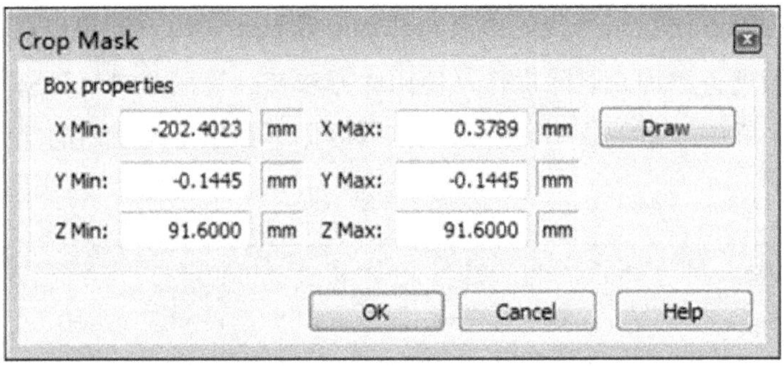

图 1.4.1-7 “Crop Mask”窗口

14. Calculate Polylines（创建轮廓线）

“Calculate Polylines”工具可以根据蒙版创建轮廓线。轮廓线的作用有很多，例如在手动蒙版编辑中作为参考、通过轮廓线填充蒙版、根据轮廓线创建“NURBS 曲面”等（图 1.4.1-8）。

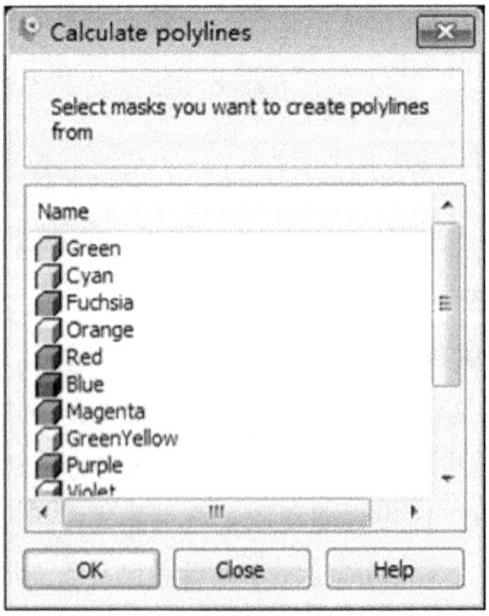

图 1.4.1-8 “Crop Mask”窗口

15. Update Polylines（更新轮廓线）

创建轮廓线后，若对原始蒙版进行了编辑，选中编辑后蒙版，使用“Update Polylines”工具即可更新根据此蒙版创建的轮廓线。此操作没有操作窗口，故而需在操作前选中蒙版。

16. Calculate 3D（创建 3D 模型）

“Calculate 3D”可以根据蒙版创建三角面片 3D 模型（STL 格式），在窗口中可以选择创建 3D 模型质量，点击“Options”，可以定义创建 3D 模型的范围、三角面片的减少方式、3D 模型中壳的数量、表面平滑等参数。STL 文件格式是一种为快速原型制造技术服务的三维图形文件格式，文件由多个三角形面片的定义组成，每个三角形面片的定义包括三角形各个定点的三维坐标及三角形面片的法矢量（图 1.4.1–9）。

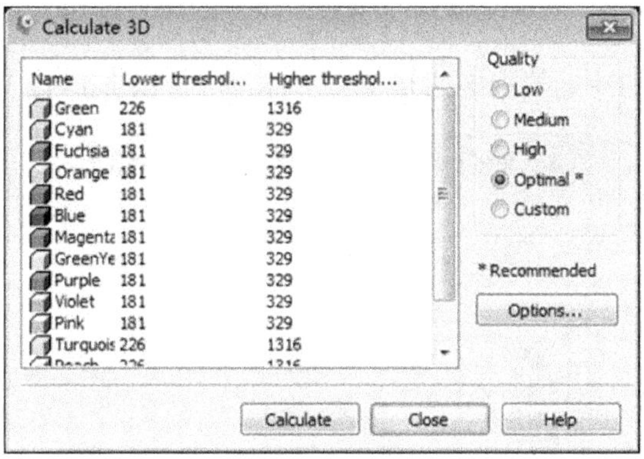

图 1.4.1–9 “Calculate 3D”窗口

17. Label（标签）

“Label”工具可以在指定位置构建标签蒙版，在窗口中可以设置标签文本、字体大小，方向等参数（图 1.4.1–10）。

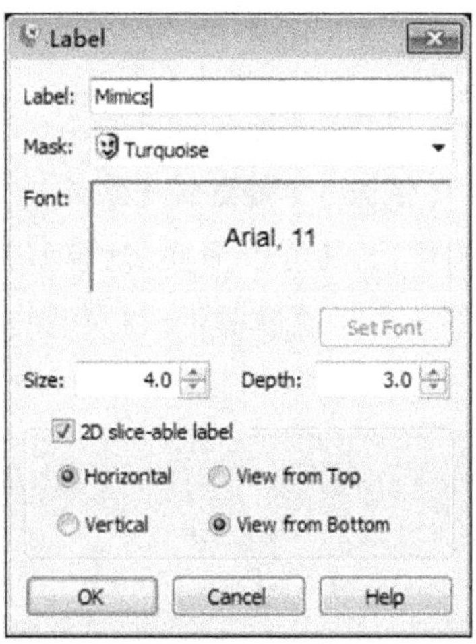

1.4.1–10 “Label”窗口

18. Cavity Fill from Polylines（根据轮廓线填充空腔）

“Cavity Fill from Polylines”工具可以根据轮廓线创建蒙版，是“Calculate Polylines”操作的逆向过程，其特点是在创建蒙版的过程中会根据轮廓线填充蒙版中的空腔（图 1.4.1-11）。

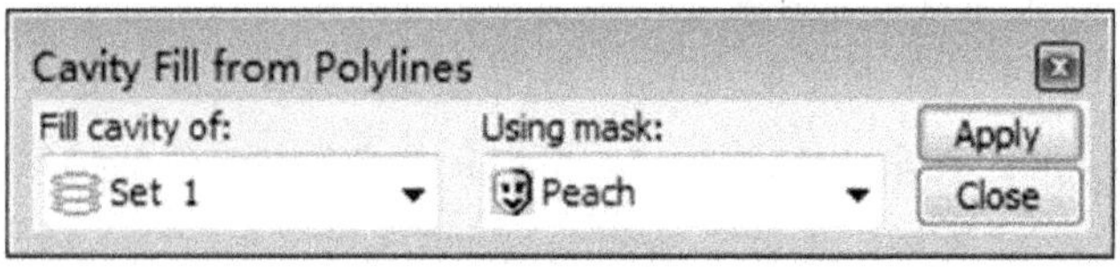

图 1.4.1−11 “Cavity Fill from Polylines”窗口

19. Calculate polylines from 3D（根据 3D 模型创建轮廓线）

“Calculate polylines from 3D”可以根据 3D 模型创建轮廓线，此操作创建的轮廓线是通过在 3D 模型的每个切片上提取 STL 的轮廓形成的（图 1.4.1-12）。

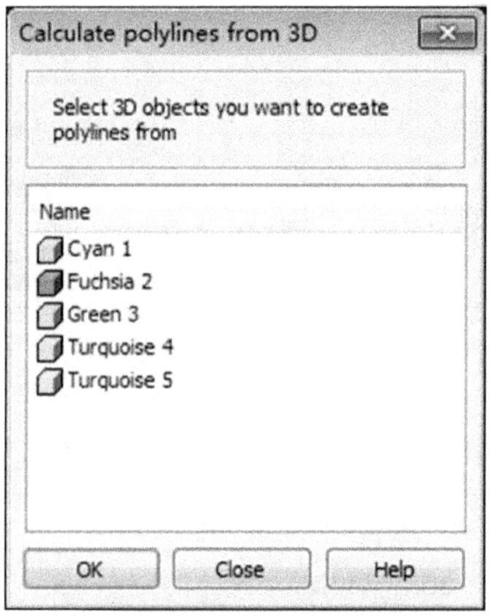

图 1.4.1−12 “Calculate polylines from 3D”窗口

20. Calculate mask from 3D（根据 3D 模型创建蒙版）

“Calculate polylines from 3D”工具可以根据 3D 模型创建蒙版，是“Calculate 3D”操作的逆向过程，此操作创建的蒙版是通过填充 3D 模型的每个切片上的轮廓形成的（图 1.4.1-13）。

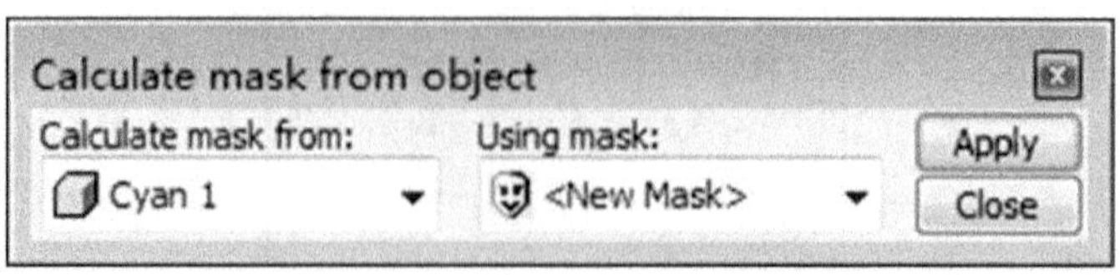

图 1.4.1−13 “Calculate mask from 3D”窗口

21. CT Bone Segementation（CT 骨分割）

相邻的骨之间距离较近，CT 图像中相邻骨或骨折两端之间的 CT 值往往有一定的连续性，导致骨与骨之间图像分割困难。“CT Bone Segementation”是一种快速骨分割工具，可以通过鼠标在视图区定义目标骨与非目标骨快速创建目标骨蒙版（具体操作可参考第 2 章中的“2.5.2 Mimics 中骨折复位过程”）。

1.4.2 Measurements（测量）模块

Mimics 可以通过“Measurements”模块精确地获得二维或三维解剖学信息，并以线图、直方图的形式展示所测量结果，右键点击视图中的测量结果可对结果进行删除或隐藏，用户可以在项目管理器中的“Measurement”页对测量结果进行管理。

1. Measure Distance（距离测量）

“Measure Distance”工具可以在二维断层图像或 3D 模型中测量两点之间的距离，在视图中点击鼠标左键即可形成第 1 个点，再次点击即可确定第 2 个点的位置并显示距离，默认长度单位为 mm，拖动测量两端点可对测量位置进行调整（图 1.4.2–1）。

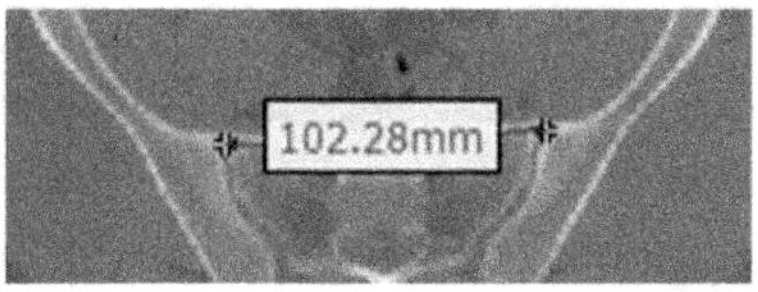

图 1.4.2–1 “Measure Distance”示例

2. Measure Angle（角度测量）

“Measure Angle”工具可以在二维断层图像或 3D 模型中测量 3 点之间形成的角度，在视图中点击 3 个点（其中第 2 个点为顶点），即可显示角度，拖动 3 点可调整所测量角度的位置（图 1.4.2–2）。

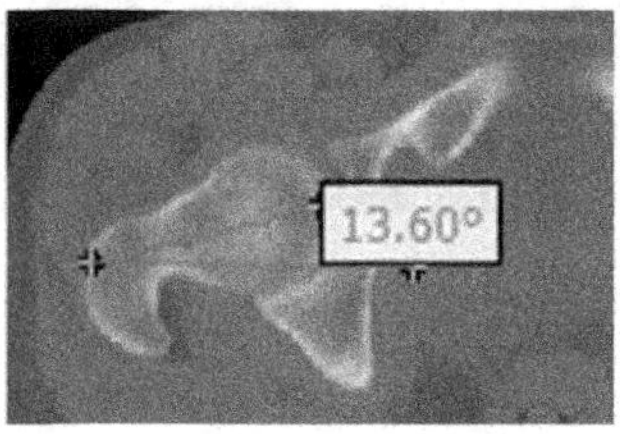

图 1.4.2–2 “Measure Angle”示例

3. Measure Diameter（直径测量）

“Measure Diameter”工具能够测量圆的直径，用户可以在断层图像或 3D 模型上用鼠标左键点选 3 个点，软件将自动得出通过这 3 点的圆，并显示其直径，默认单位为 mm，拖动 3 个点可调整所测量圆的位置（图 1.4.2–3）。

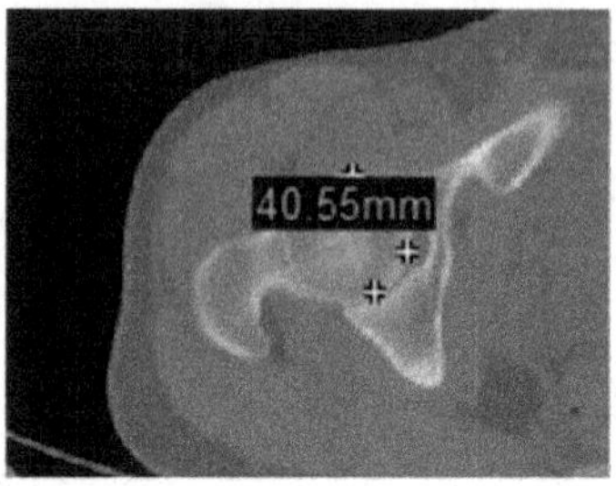

图 1.4.2–3 “Measure Diameter” 示例

4. Measure Area（区域测量）

“Measure Area”工具允许在断层图像中测量封闭的多边形的尺寸，通过鼠标左键在需要测量的区域绘制多边形，双击鼠标左键结束绘制，多边形绘制完成后将显示该区域面积、周长、直径和质心等（图 1.4.2–4）。

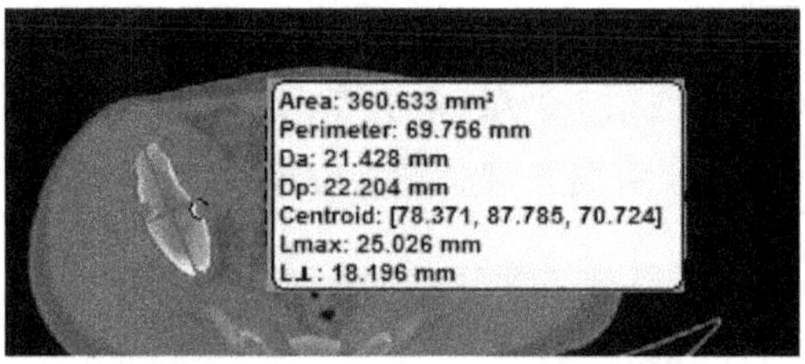

图 1.4.2–4 “Measure Angle” 示例

5. Measure Ellipse（椭圆测量）

“Measure Ellipse”工具可以在断层图像或 3D 模型中测量椭圆的相关参数，用户可以通过鼠标左键选择 3 点来确定椭圆的大小及位置，系统将自动显示长轴与短轴长度、离心率、面积等信息（图 1.4.2–5）。

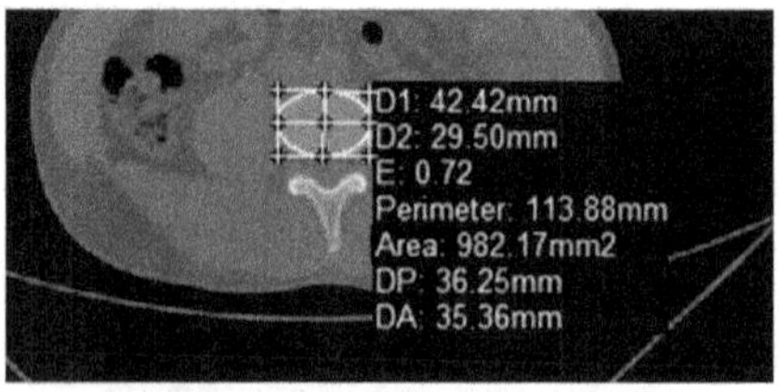

图 1.4.2–5 “Measure Ellipse” 示例

6. Measure Distance Over the Surface（表面距离测量）

“Measure Distance Over the Surface”工具可以测量 3D 模型表面路径的距离，用户可以在 3D 视图中通过鼠标左键点选一系列的点构成路径，双击鼠标左键结束路径绘制。软件将计算 3D 模型表面相邻 2 点之间的最短距离，累加之后得到路径距离，鼠标左键拖动创建的点可以调整所测量路径的距离。（图 1.4.2–6）。

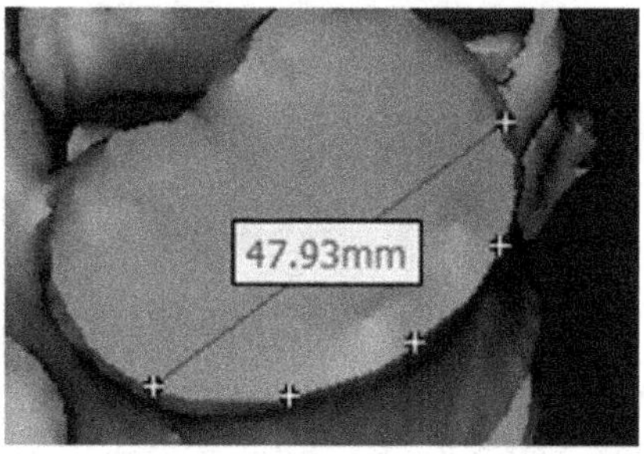

图 1.4.2-6 “Measure Distance Over the Surface” 示例

7. Measure Density in Rectangle（矩形内 CT 值测量）

CT 值是测定人体某一局部组织或器官密度大小的一种计量单位，通常称亨氏单位（Hounsfield unit，HU）。“Measure Density in Rectangle”工具可以测量矩形范围内的面积、平均 CT 值、CT 值的标准差，并得到所测量范围内 CT 值标准差，拖动矩形的边或角可以改变矩形的形状（图 1.4.2-7）。

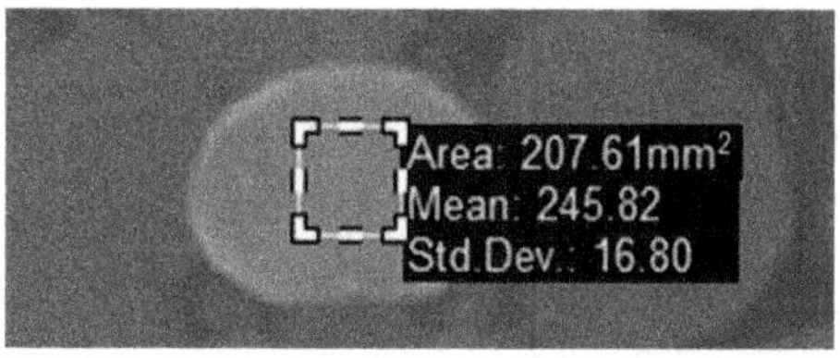

图 1.4.2-7 “Measure Density in Rectangle” 示例

8. Measure Density in Ellipse（椭圆内 CT 值测量）

“Measure Density in Ellipse”工具可以测量椭圆范围内的平均 CT 值，并得到所测范围内面积、CT 值、CT 值标准差，拖动椭圆短轴与长轴顶点可以改变椭圆的形状（图 1.4.2-8）。

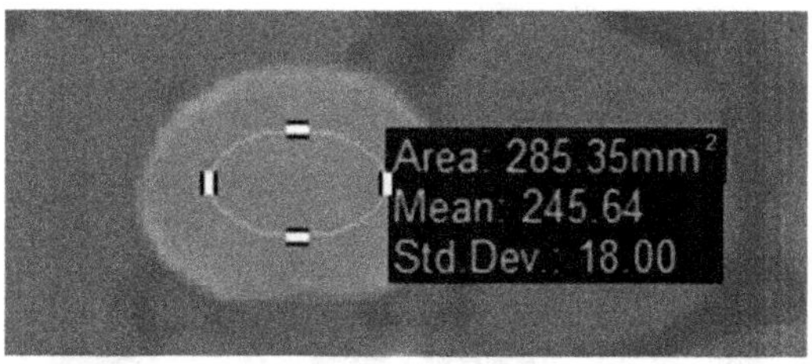

图 1.4.2-8 “Measure Density in Ellipse” 示例

9. Add Text Annotations（添加注释文字）

“Add Text Annotations”工具可以在断层视图或 3D 视图中添加注释，在窗口中可以设置箭头样式、注释文字、文本的对齐方式等。当输入的文本较长时，显示为 3 个点，鼠标悬停在这 3 个点上将显示所输入文本，鼠标左键双击文本可对文本内容进行编辑（图 1.4.2-9）。

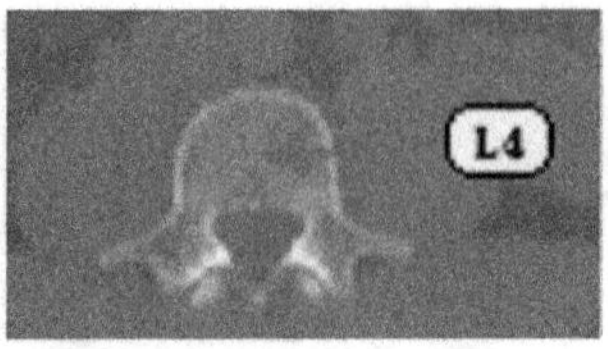

图 1.4.2-9 “Add Text Annotations”示例

10. Centerline Measurements（中心线测量）

中心线由“Medcad”模块中“Centerline”工具创建，用于拟合 3D 模型的中心，创建好中心线后方能使用“Centerline Measurements”工具，此工具可以根据中心线与 3D 对象测量下列参数：

（1）中心线上指定点对应 3D 对象截面最佳拟合直径（Centerline Best Fit Diameter），如图 1.4.2-10。

（2）中心线上指定点对应 3D 对象截面周长（Centerline Circumference）。

（3）中心线上指定点对应 3D 对象截面面积（Centerline Sectional Area）。

（4）中心线上指定点对应 3D 对象截面最小直径（Centerline Minimal Diameter）。

（5）中心线上指定点对应 3D 对象截面最大直径（Centerline Maximal Diameter）。

（6）中心线上指定点的曲率（Centerline Curvature），曲线的曲率是针对曲线上某个点的切线方向角对弧长的转动率，表明曲线偏离直线的程度。

（7）中心线上指定 2 点之间的迂曲度（Centerline Tortuosity），迂曲度定义为渗流通道的实际长度与穿过渗流介质的视长度(宏观距离)的比值。

（8）中心线上指定点对应 3D 对象截面水力直径（Centerline Hydraulic Diameter），水力直径是指过流断面面积与周长之比。

（9）中心线上指定点对应 3D 对象截面水力比（Centerline Hydraulic Ratio）。

（10）中心线上指定 2 点之间的距离（Distance Over Centerline）。

（11）中心线上指定点对应 3D 对象截面所拟合椭圆的椭圆率（Centerline Ellipticity）。

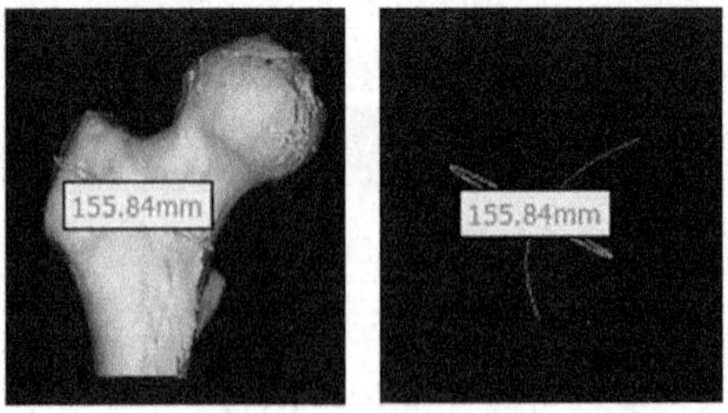

图 1.4.2-10 “Centerline Best Fit Diameter”示例

11. 3D Histogram（3D 直方图）

“3D Histogram”可以完整地显示项目 CT 值的分布。X 轴代表 HU 值、Y 轴代表具有该值的像素个数，用户可以在窗口中定义 X、Y 轴的显示范围，Y 轴的展示形式（原始或对数），并可以以 TXT 格式保存结果（图 1.4.2–11）。

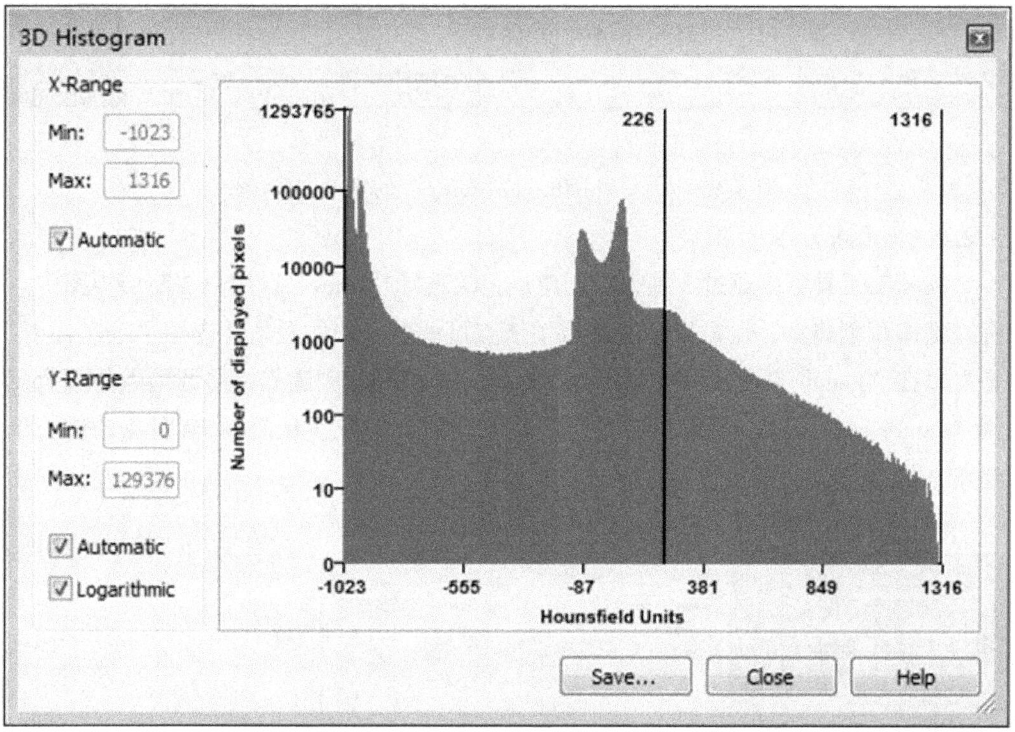

图 1.4.2–11 “3D Histogram”示例

1.4.3 Medcad（医学计算机辅助设计）模块

“Medcad”模块可以创建基本的 CAD 对象，例如点、线、圆、球体、圆柱等，也可以根据 3D 对象创建相对应的中心线。与传统 CAD 软件相比，其优点在于可以参考断层图像来确定创建的 CAD 对象位置，用户可以在项目管理器中“CAD Objects”页对创建的 CAD 对象进行管理。

1. Polyline Growing（轮廓线增长）

“Polyline Growing”工具可以对轮廓线进行区域增长，其实现方式与“Segementation”模块中“region growing”工具相似，用户可以在水平视图中通过绘制矩形选取某一层面的某个轮廓（矩形无须覆盖整个轮廓），软件将根据临近平面轮廓线的连续性自动生成具有连续性的轮廓集合。Correlation（%）的值为连续性轮廓线的纳入标准，相邻轮廓线之间的匹配程度大于所设置的值才会被纳入连续的轮廓集合。框选“Keep originals”

则执行此操作后原轮廓线将保持不变，所创建的连续的轮廓线集合可添加到已有轮廓线上或新建轮廓线上，使用“Freeform Surfaces”工具前可使用“Polyline Growing”工具保证每个截面上轮廓线只有一个封闭轮廓（图 1.4.3-1）。

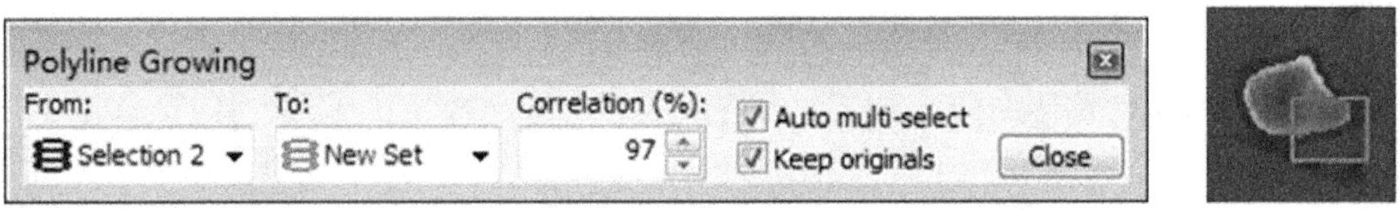

图 1.4.3-1 “Polyline Growing”的窗口及示例

2. Point（点）

“Point”工具可以通过 3 种方式创建点：①选择“Draw”，用户在断层视图中点击鼠标左键即可创建点，点击鼠标左键拖动该点可调整点的位置。②选择“Keyboard”，用户可以在“Point”属性页中输入点的 sX、Y、Z 坐标来创建点，并调整点的颜色。③选择“Center of gravity”，用户可以在窗口中选择 3D 对象，从而在 3D 对象的质心位置创建点（图 1.4.3-2）。

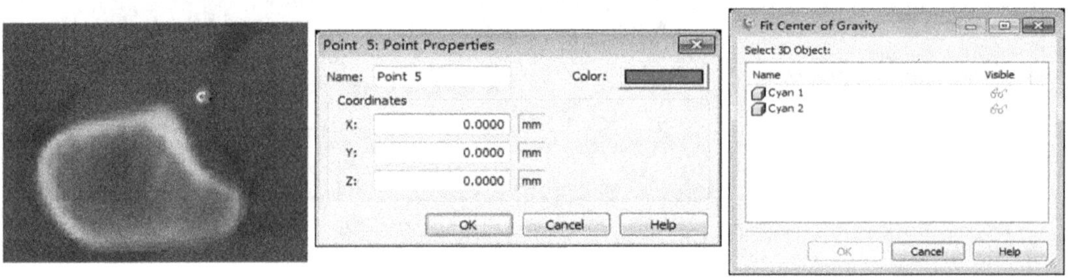

图 1.4.3-2 “Polyline Growing”的窗口及示例，从左至右分别为“Draw”演示“Keyboard”“Center of gravity”窗口

3. Line（线）

“Line”工具可以通过 4 种方式创建线段：①选择“Fit on Polylines”，用户可以在弹出窗口中选择相应的轮廓线长轴创建拟合线。②选择“Draw”，用户在断层视图中点击鼠标左键选择 2 个点即可创建线段，2 个点可在不同的断层图像上。③选择“Keyboard”，用户可以在“Line”属性页中输入起点与终点的 X、Y、Z 坐标来创建点，并可在对话框中定义直线的颜色。④选择“Ineitia Axes”，用户可以在弹出窗口中选择 3D 对象，Mimics 将根据 3D 对象的 3 个惯性轴创建 3 条线段（图 1.4.3-3）。

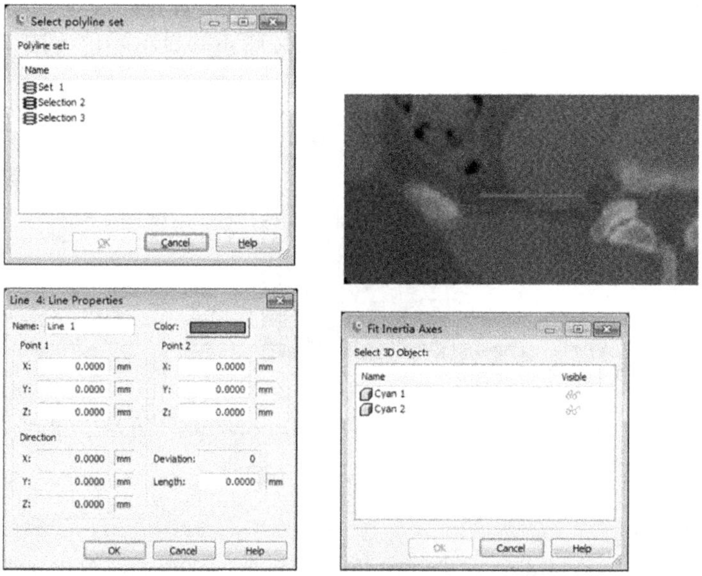

图 1.4.3−3 “Line” 的窗口及示例，左上为 “Fit on Polylines” 窗口、右上为 “Draw” 演示、左下为 “Keyboard” 窗口、右下为 “Ineitia Axes” 窗口

4. Circle（圆）

“Circle” 工具可以通过 3 种方式创建圆：①选择 “Fit on Polylines”，用户可以在弹出窗口中选择相应的轮廓线创建拟合圆。②选择 “Draw”，用户在断层视图中点击鼠标左键选择 3 个点，即可创建通过这 3 点的圆，3 点可于不同方向断层视图中选择。③选择 “Keyboard”，用户可以在 “Circle” 属性页中输入圆心的 X、Y、Z 坐标，方向，半径等参数来创建圆，并调整所绘制圆的显示颜色（图 1.4.3−4）。

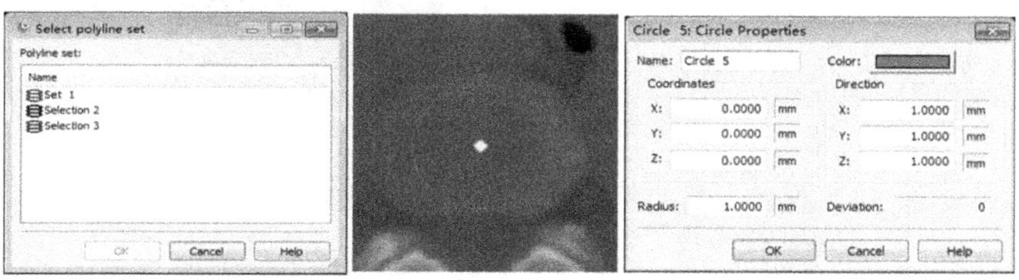

图 1.4.3−4 “Circle” 的窗口及示例，左为 “Fit on Polylines” 窗口、中为 “Draw” 演示、右为 “Keyboard” 窗口

5. Sphere（球体）

“Sphere” 工具可以通过 3 种方式创建球体：①选择 “Fit on Polylines”，用户可以在弹出窗口中选择相应的轮廓线创建拟合球体。②选择 “Draw”，用户可在断层视图中的同一层面或不同层面、不同方向视图窗口、3D 视图中点击鼠标左键选择 4 个点，即可

创建通过这 4 点的球体。③选择“Keyboard”，用户可以在“Circle”属性页中输入球心的 X、Y、Z 坐标，半径参数来创建球体，并可定义球体的显示颜色（图 1.4.3–5）。

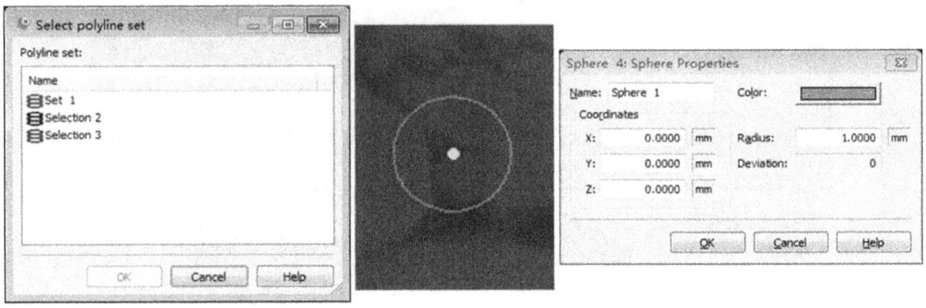

图 1.4.3–5 “Sphere”的窗口及示例，左为“Fit on Polylines”窗口、中为“Draw”演示、右为“Keyboard”窗口

6 .Plane（平面）

“Plane”工具可以通过 4 种方式创建平面：①选择“Fit on Polylines”，用户可以在弹出窗口中选择相应的轮廓线创建拟合平面。②选择“Draw”，用户在断层视图中同一层面或不同层面、不同方向视图窗口、3D 视图中点击鼠标左键选择 3 个点，即可创建通过这 3 点的平面。③选择“Keyboard”，用户可以在“Plane”属性页中输入平面中点的 X、Y、Z 坐标及方向等参数来创建平面，并可定义平面的显示颜色。④选择“Oringin and normal”，用户可以使用此选项，在中心线或“Splines”工具创建的曲线上用鼠标左键选取一个点作为原点，创建垂直于中心线或曲线的平面（图 1.4.3–6）。

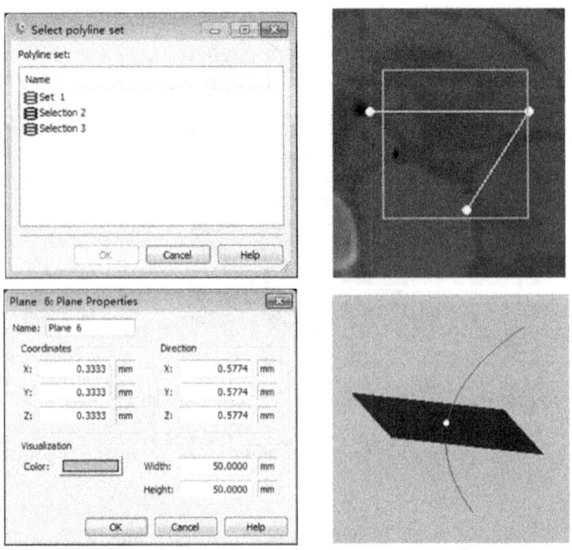

图 1.4.3–6 “Plane”的窗口及示例，左上为“Fit on Polylines”窗口、右上为“Draw”演示、左下为“Keyboard”窗口、右下为“Oringin and normal”演示

7. Cylinder（圆柱）

"Cylinder"工具可以通过 3 种方式创建球体：①选择"Fit on Polylines"，用户可以在弹出窗口中选择相应的轮廓线创建拟合圆柱。②选择"Draw"，用户在断层视图中同一层面或不同层面、不同方向视图、3D 视图中点击鼠标左键选择 3 个点创建圆柱，前 2 个点定义圆柱顶和底的中心，第 3 个点定义圆柱的截面半径。③选择"Keyboard"，用户可以在"Cylinder"属性页中输入圆柱顶与底中心点的 X、Y、Z 坐标、半径等参数来创建圆柱，并定义圆柱显示的颜色。圆柱创建完成后，鼠标拖动圆柱的顶底中点，即可移动其位置（图 1.4.3-7）。

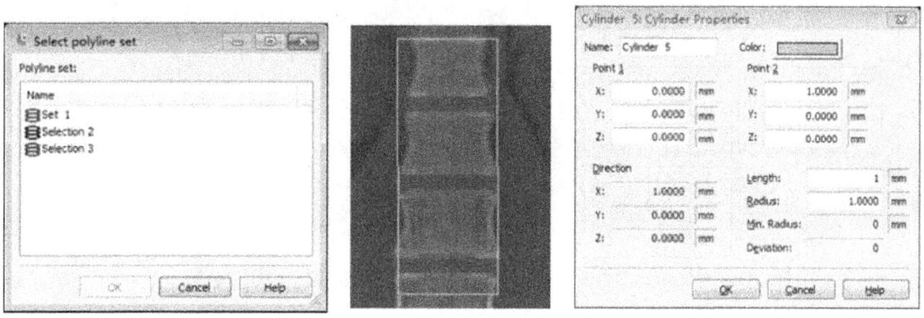

图 1.4.3-7 "Cylinder"的窗口及示例，左为"Fit on Polylines"窗口、中为"Draw"演示、右为"Keyboard"窗口

8. Splines（样条曲线）

"Splines"工具可以通过 2 种方式创建样条曲线：①选择"Fit on Polylines"，用户可以在弹出窗口中选择相应的轮廓线创建拟合样条曲线。②选择"Draw"，用户在断层视图中同一层面或不同层面、不同方向视图，3D 视图中点击鼠标左键创建样条曲线（图 1.4.3-8）。

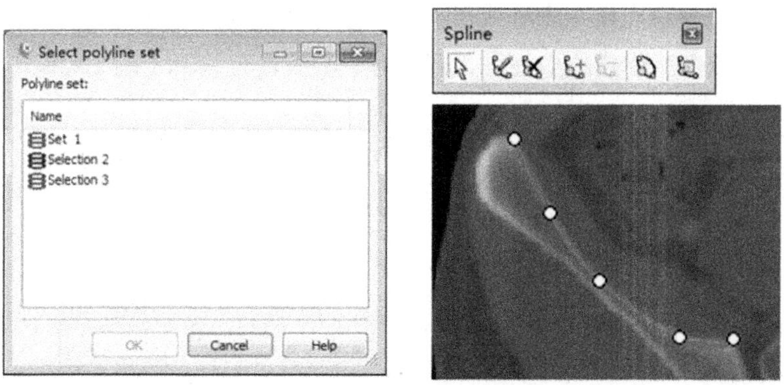

图 1.4.3-8 "Splines"的窗口及示例，左为"Fit on Polylines"窗口、右为"Draw"窗口及演示

9. Freeform Surfaces（NURBS 曲面）

"Freeform Surfaces"工具可以根据已有的轮廓线创建 NURBS 曲面。NURBS 曲面是

主流计算机 3D 建模软件常用的数据格式，有限元软件通常也使用 NURBS 曲面作为 3D 模型格式。“Freeform Surfaces”在使用前必须保证每个截面上只有 1 个轮廓，该功能有时不能满足用户需求，如图 1.4.3-9 所示，股骨大粗隆尖端部分无法进行曲面转换，逆向工程软件“Geomagic ”可以将 STL 格式三角面片转换为 NURBS 曲面。该方法常用于 Mimics 软件与有限元分析软件之间的衔接。

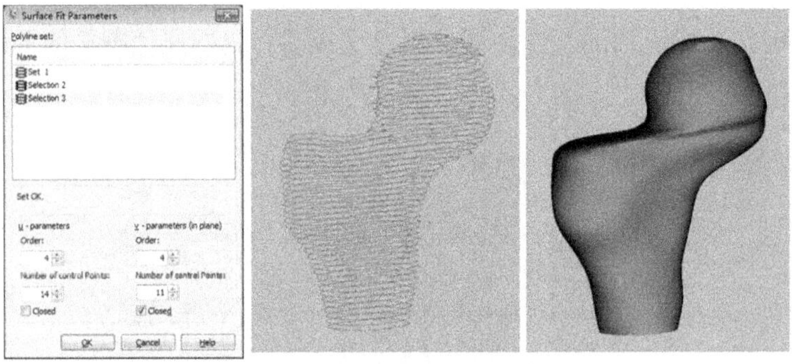

图 1.4.3-9 “Freeform Surfaces”的窗口及示例

10. Centerline（中心线）

“Centerline”工具可以创建 3D 模型的中心线，常用在血管模型分析中，在窗口中可以选择需要拟合的 3D 对象、所创建中心线的平滑因子，点击“Show Params”，用户可手动调整“Resolving resolution、Distance between control points”参数，前者定义拟合 3D 对象中能被识别管状结构的尺寸，数值越大分辨小管道能力越强；后者为构成 Centerline”的连续控制点之间的距离，该值越小所创建的中心线拟合能力越强。“variable/Fixed 复选框可定义 2 参数是否根据几何形态变化，在“Measurement”模块中可对创建的中心线进行各种参数测量，中心线也可以通过 Matlab 函数在 Matlab 软件中使用，在项目管理器中右键点击所创建的中心线，即可对中心线进行编辑（图 1.4.3-10）。

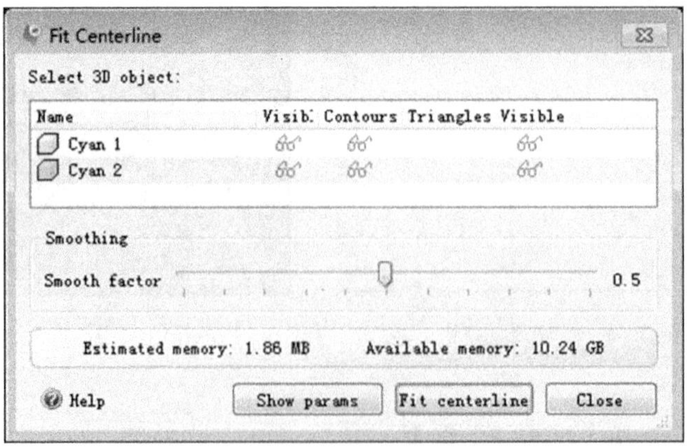

图 1.4.3-10 “Centerline”的窗口

11. Export all object to IGES（导出所有对象为 IGES）

“Export all object to IGES”工具可以将所创建的所有 CAD 对象导出到一个 IGES 文件中。在对话框中可定义文件保存路径与文件名，在项目管理器的“CAD Objects”页中，右键点击 CAD 对象，在弹出菜单中选择“Iges Export”可以为单个 CAD 对象创建 IGES 文件（图 1.4.3–11）。

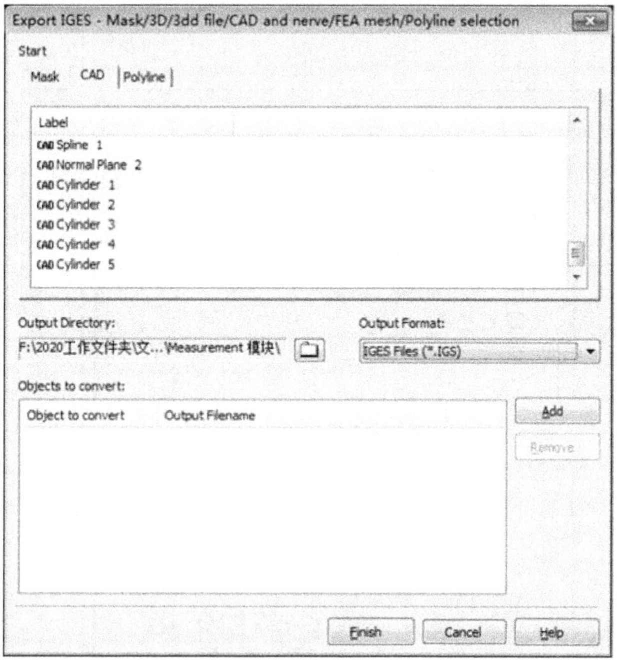

图 1.4.3–11 “Iges Export”的窗口

1.4.4 Simulation（模拟）模块

通过“Simulation”模块，用户可根据软件预设的测量模板或者用户自定义的模板对影像学数据进行解剖学测量；并可根据患者所需手术对重建的 3D 对象进行虚拟手术。软件为颌面外科的截骨与骨牵引设计了专门的工具，用户可以在项目管理器中的“Simulation Object”页对模拟项目进行管理。

1. Measure and Analyse（测量与分析）

“Measure and Analyse”工具可以根据软件预设的测量模板进行解剖学测量，在对话框中点击“Overview”，可查看预设模板，这些模板中已定义好“Points”“Planes”“3D measurements”之间的关系，用户只需要根据提示在断层视图或 3D 视图中选择相应的“Points”即可得到对应的解剖测量结果。此外，在“Overview”对话框中点击“New”即可建立新的模板，用户可根据自定义的“Points”“Planes”“3D measurements”关系进行解剖学测量，本节以通过“胸廓的前后径与左右径测量”演示“Measure and

Analyse”自定义模板的使用方法。

（1）点击“Measure and Analyse”窗口中的“Overview”，在“Analysis Overview”窗口中选择“New”，打开分析关系定义窗口“Change Analysis”，在“Analysis”中填入“AP LR”（图 1.4.4–1）。

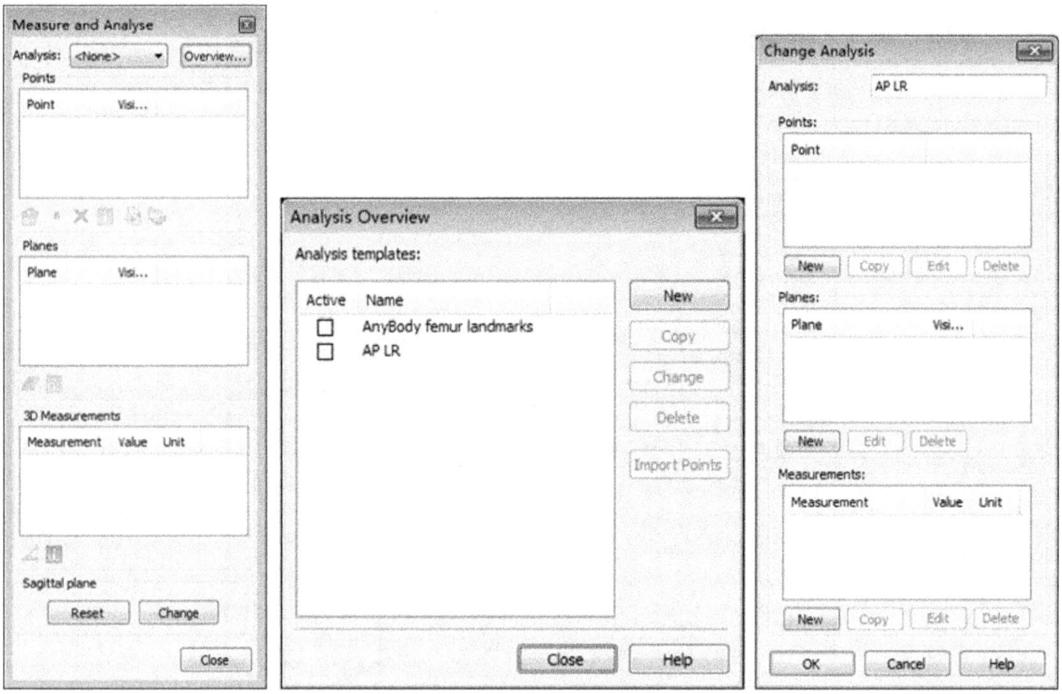

图 1.4.4−1 “Change Analysis”窗口的打开

（2）在关系定义窗口中的“Points”工作区域选择“New”，在弹出的“Change Point”中设置“Name”=“L”，“Short Description”=“左侧”；“Name”=“R”，“Short Description”=“右侧”；“Name”=“A”，“Short Description”=“前方”；“Name”=“P”，“Short Description”=“后方”（图 1.4.4–2）。

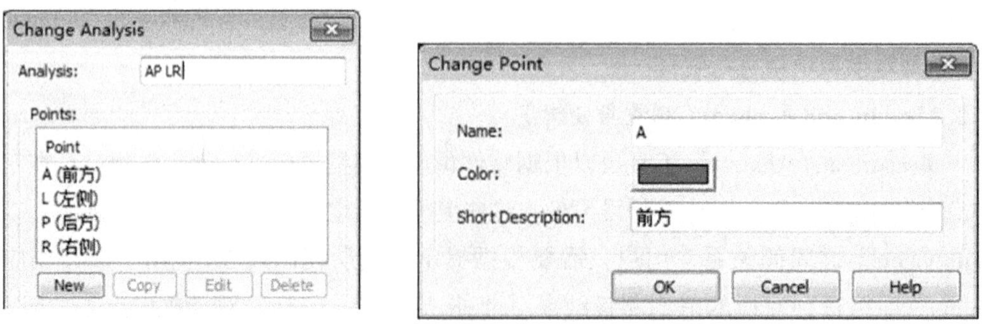

图 1.4.4−2 “Change Analysis”窗口中“Points”定义

（3）在关系定义窗口中的“Measurements”工作区选择“New”，在弹出的“Change measurements”中设置“Name”=“LR”，“Short Description”=“左右径”，“Type”=Distance（2 Points），“Point1”=“L”，“Point2”=“R”；“Name”=“AP”，“Short Description”=“前后径”，“Type”=“Distance（2 Points）”，“Point1”=“A”，“Point2”=“P”，点击 OK 后完成测量模板创建（图 1.4.4-3）。

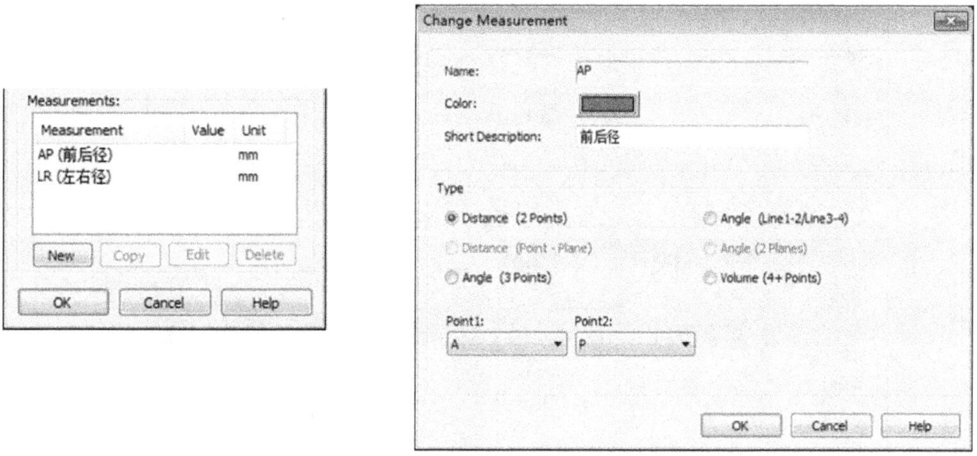

图 1.4.4-3 “Change Analysis”窗口中“Measurements”定义

（4）在“Measure and Analyse”窗口中“Analysis”下拉菜单中选择“AP LR”，在“Points”工作区选中点，点击“Indicate”，接着在视图中对应位置点击鼠标左键，即可生成测量结果，如 AP=202.24 mm，LR=178.82 mm（图 1.4.4-4）。

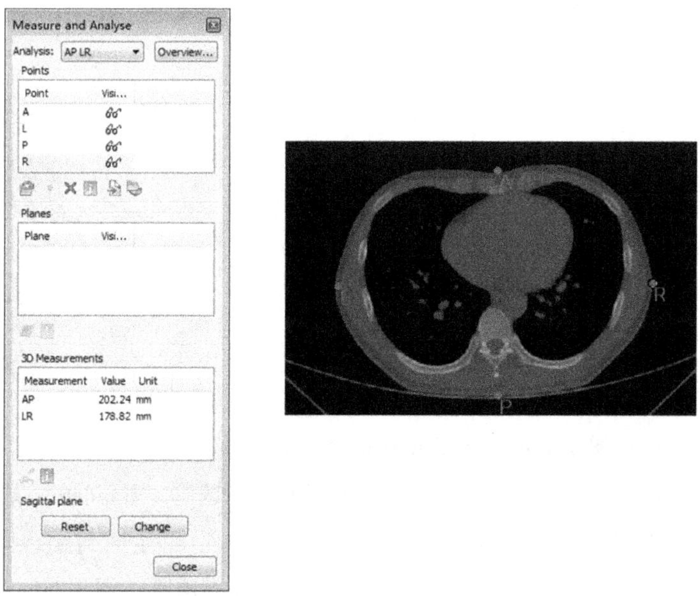

图 1.4.4-4 “Measure and Analyse”自定义测量模板的使用

2. Cut（切割）

“Cut”工具可以通过 3 种方式对 3D 结构进行切割：

（1）选择“With Poly Plane”，用户在窗口中点击“New”后即可在断层视图或 3D 视图中点击鼠标左键创切割路径。“Cuting Paths”的“Properties”页中可以设置切割路径的切割深度、厚度及两端延伸距离、路径是否封闭等参数（图 1.4.4–5）。

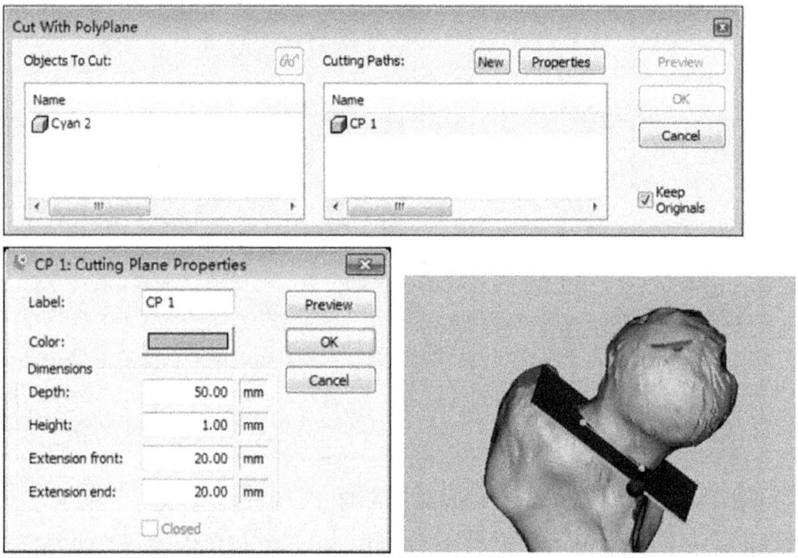

图 1.4.4–5　“Cut With PolyPlane”窗口及示例

（2）选择“With Curve”，用户可以在 3D 视图中使用鼠标左键围绕 3D 对象表面定义一系列的点组成闭合折线，闭合折线将自动生成 1 个截骨面，点击“Preview”可以对截骨进行预览（图 1.4.4–6）。

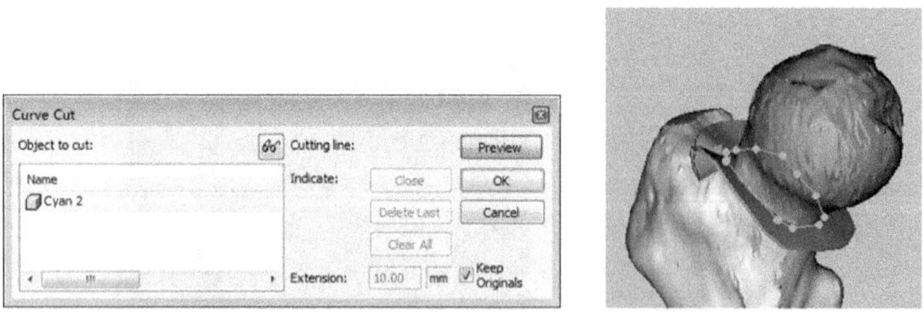

图 1.4.4–6　“Cut With Curve”窗口及示例

（3）选择“Orthogonal to Screen”，用户在窗口中选择“Indicate”后即可在 3D 视图中围绕需要切割的部分定义一系列的点，点击“Close”可生成封闭线段，点击 Delete Last 可删除最后绘制的点点击“Preview”可以对截骨进行预览（图 1.4.4–7）。

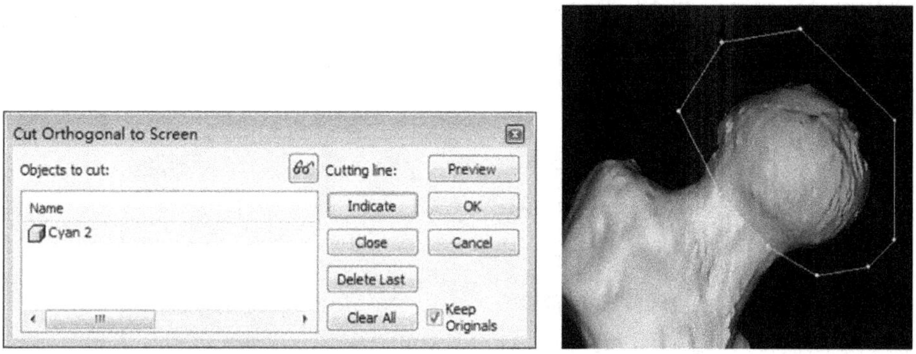

图 1.4.4-7 “Orthogonal to Screen ”的窗口及示例

3. Reposition（重置位置）

“Reposition”工具可对 3D 对象进行位置重置，在窗口中可直接点击相应按钮移动或旋转 3D 对象，也可在窗口中点击“Restrict DOF”对平移和旋转方向进行约束，使 3D 对象沿着线、平面进行移动，绕点、轴进行旋转，单击“Motion Analysis”按钮，可以显示重置位置后 3D 对象相对原始位置的改变值（图 1.4.4-8）。

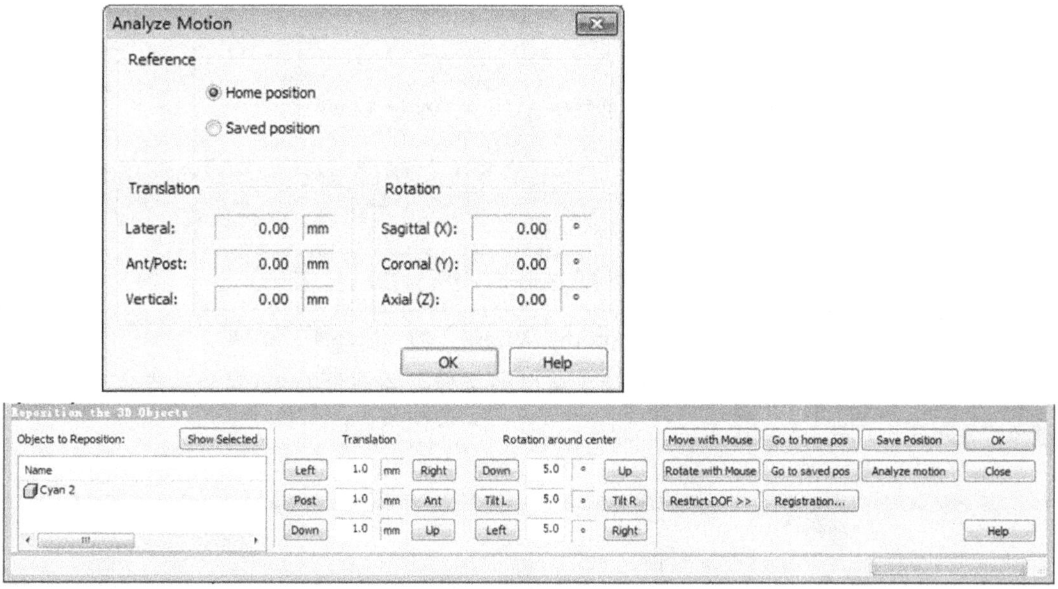

图 1.4.4-8 “Reposition”与“Motion Analysis”的窗口

4. Wizards（模拟向导）

“Wizards”工具是为了特定的手术模拟设计的虚拟手术工具，手术类型包括颌面外科截骨手术、颌面外科手术截骨后牵引器撑开手术。后者是本节 5. Place Distractor 、6. Align Distractor、7. Reposition with Distractor 功能的集成，因此不在此进行介绍。本节主要介绍“Wizards”中“Osteotomy Wizard”功能，主要分为 4 个步骤。

（1）Step 1：用户可以在“Step 1”窗口中选择标准截骨手术术式，例如 Lefort Ⅰ－Ⅲ、Genioplasty 等，也可选择按照自己需求设置平面、曲面来进行截骨，本例采用“Custom Planar”方式进行截骨（图 1.4.4-9）。

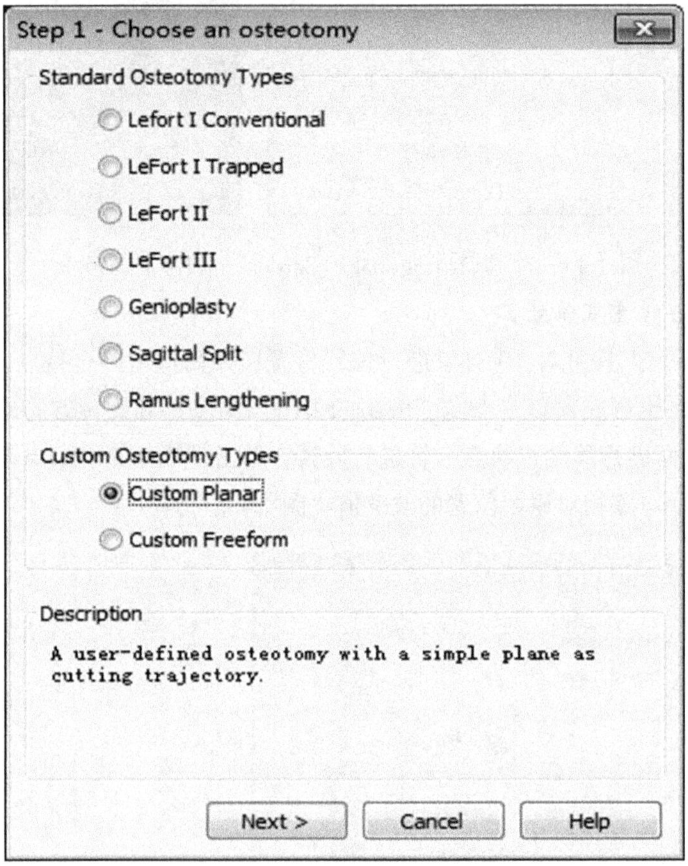

图 1.4.4-9 “Osteotomy Wizard”的“Step 1”窗口

（2）Step 2：用户可以在“Step 2”窗口中选择需要截骨的 3D 对象，点击“Next”进入“Step 3”（图 1.4.4-10）。

图 1.4.4-10 “Osteotomy Wizard”的“Step 2”窗口

（3）Step 3：用户可以在“Step 3”窗口中选择不同的截骨面创建方式，本例选择通过绘制 3 个新点创建截骨平面，在断层图像或 3D 视图中点选 3 个点，系统将自动生成通过这 3 点的平面，点击“Next”可进入“Step 4”（图 1.4.4-11）。

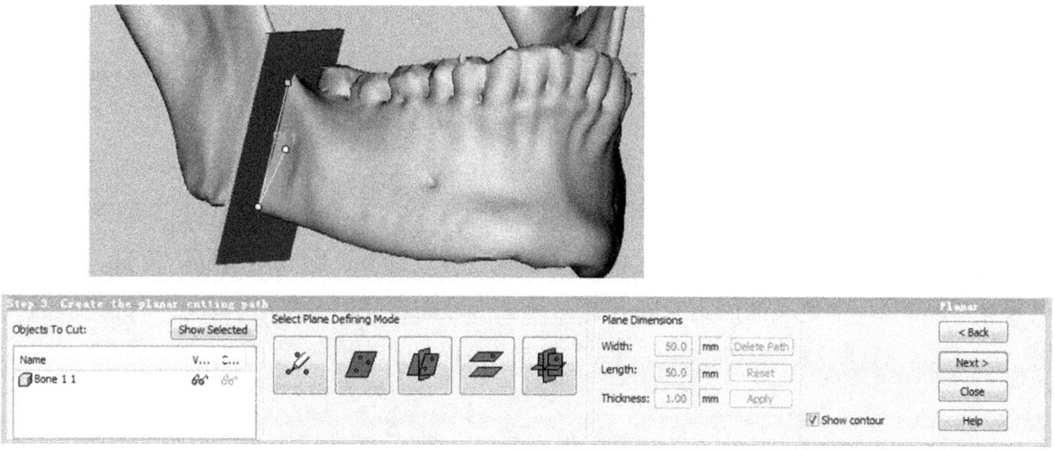

图 1.4.4-11 “Osteotomy Wizard” 的 “Step 3” 窗口及示例

（4）Step 4：用户可以在 “Step 4” 窗口中点击 “Split” 可以进行截骨模拟，点击 “Make additional cut” 可以进行新的截骨（本例对另侧对称位置进行了截骨，过程略），点击 “Next” 可以进入 “Step 5” （图 1.4.4-12）。

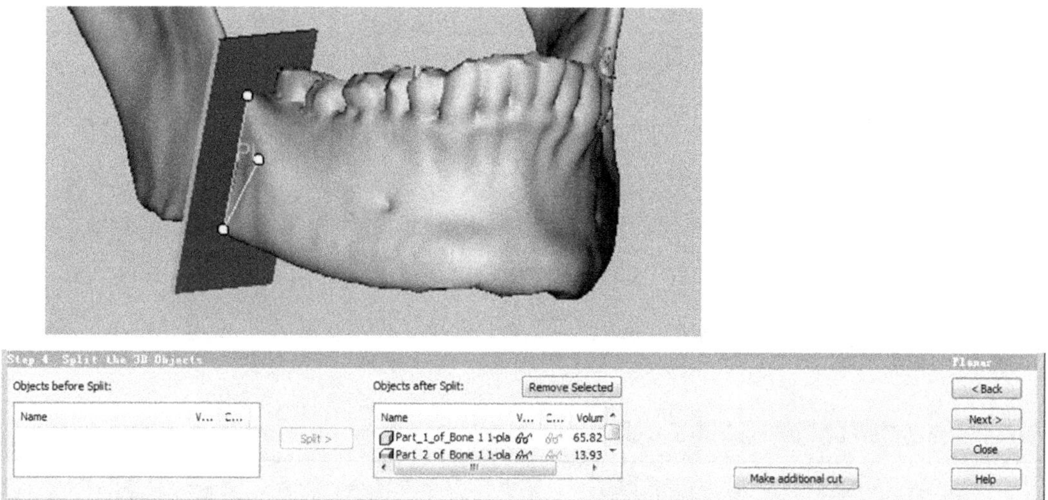

图 1.4.4-12 “Osteotomy Wizard” 的 “Step 4” 窗口及示例

（5）Step 5： “Step 5” 即 “Reposition” 步骤，在窗口中可以选择需要移动的 3D 对象，其操作与 “3. Reposition” 中操作方法相同（图 1.4.4-13）。

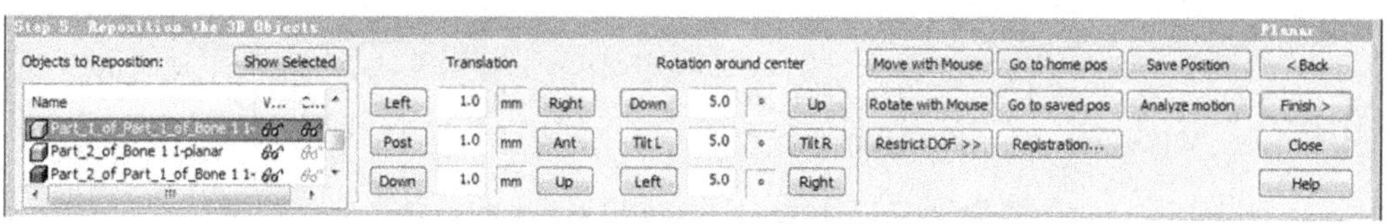

图 1.4.4-13 “Osteotomy Wizard” 的 “Step 5” 窗口及示例

5. Place Distractor（放置牵引器）

Mimics 软件中内置了多种型号的牵引器模型，“Place Distractor”工具可以选择合适的牵引器模型放置在模型上，并与模型形成关联。具体操作方法如下：首先在“Step1”窗口中选择固定的对象（本例为下颌支），点击“Next”即可打开牵引器模型库，根据手术需求选择合适的牵引器，在牵引器选择窗口框选“Show preview”后可以对牵引器进行预览，确认选择后即可在 3D 模型中通过鼠标左键点选 2 点定义牵引器的位置，第 1 个点需在“Step 1”中定义的固定对象表面，第 2 个点需在移动的部分表面，安置完成后点击“Next”，即可进入“Align Distractor”界面（图 1.4.4-14）。

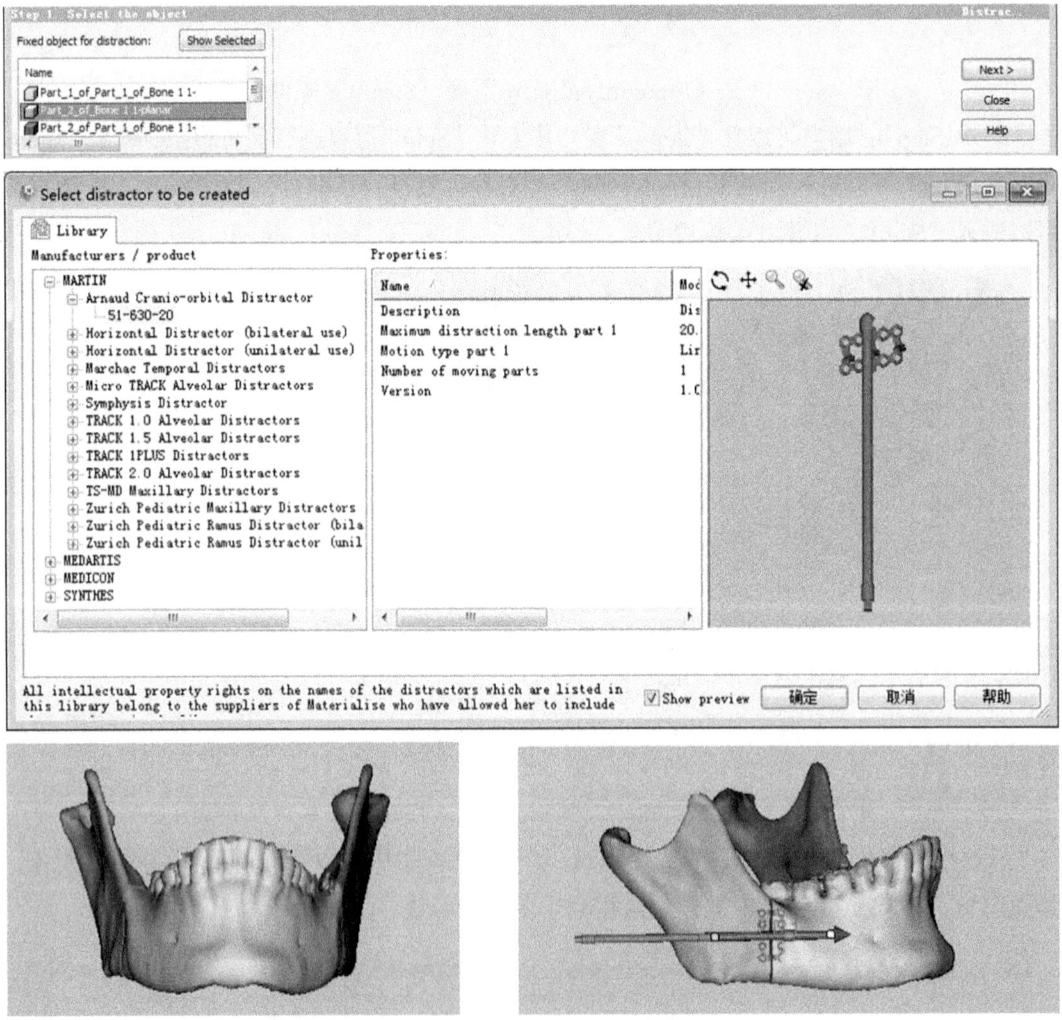

图 1.4.4-14 “Place Distractor”的相关窗口及示例 上为“Step 1”窗口、中为“Distractor”选择窗口、下为“Place Distractor”示例

6. Align Distractor（牵引器校准）

在“Place Distractor”操作完成后，选择“Align Distractor”能对牵引器进行位置校准，可通过“Parallel to sagital”“Parallel to Plan”“Parallel to Axial Slices”等方式实现，也可拖动“Place Distractor”操作放置牵引器选择的 2 点、或 2 点之间的线段调整其位置（图 1.4.4–15）。

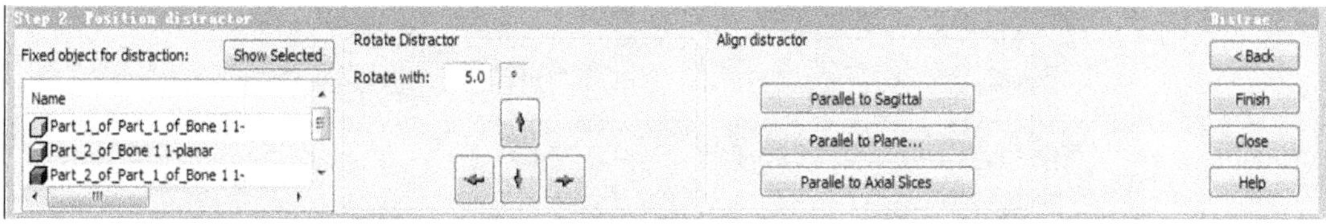

图 1.4.4–15 “Align Distractor”操作窗口

7. Reposition with Distractor（通过牵引器重置位置）

“Reposition with Distractor”工具可根据放置的牵引器进行骨撑开模拟。据图操作如下：在“Step 1”窗口的“Object to Reposition”中选择需要移动的对象（本例为下颌体部分），接着在“Translate distractors”点击“+”“–”按钮来调整牵引器的撑开距离，在视图区可以查看下颌体位置的移动情况，点击“Analysis motion”可以查看具体的牵引结果（图 1.4.4–16）。

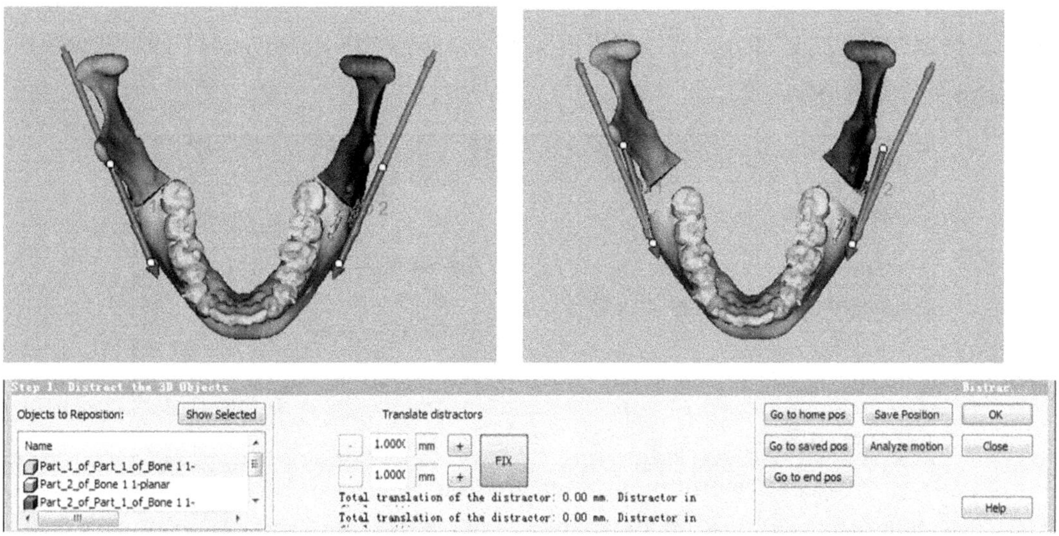

图 1.4.4–16 “Reposition with Distractor”窗口及示例

8. Merge（合并）

“Merge”工具可以将多个 3D 模型合并为 1 个模型，用户可以在“Objects to Merge”中定义需要进行合并的对象（图 1.4.4–17）。

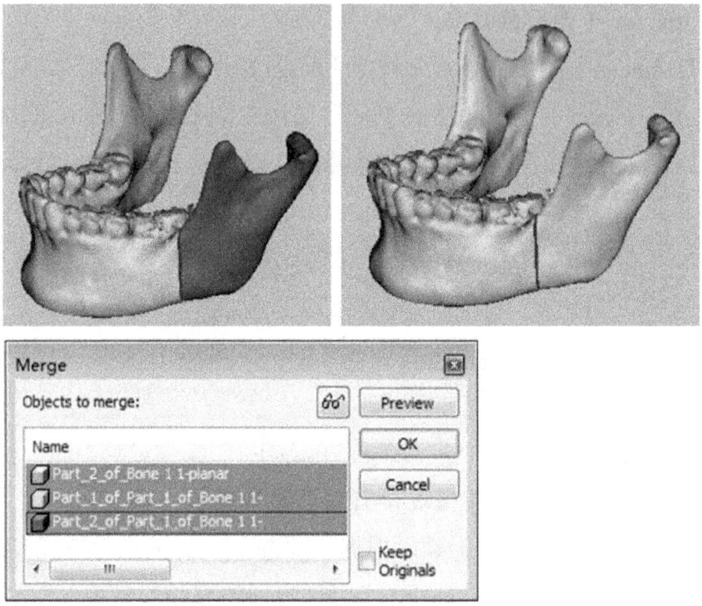

图 1.4.4-17 “Merge”窗口及示例

9. Split（分离）

“Split”工具可以将包含多个不连续部分的三维模型分离成为多个模型，有 3 种分离后保留方式可供用户选择，即“All parts”“Largest part”“Two largest parts”。“Largest part”为保留体积最大的部分，常被用于消除噪点，框选“Keep Originals”即可在分离后保留原始模型（图 1.4.4-18）。

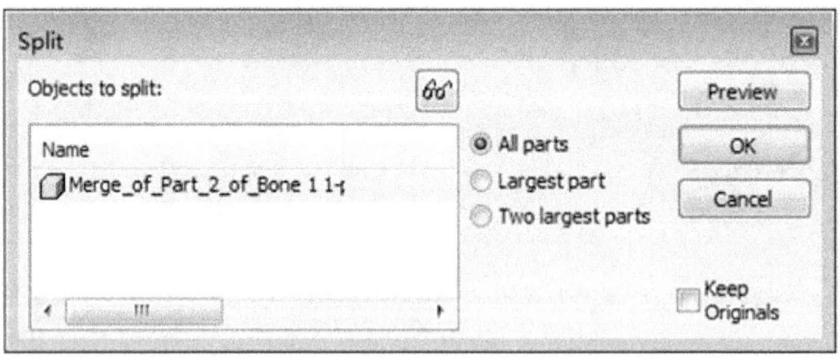

图 1.4.4-18 “Split”窗口

10. Mirror（镜像）

“Mirror”工具可以根据镜像平面为 3D 对象创建镜像模型，用户可以在“Mirror”中的“Objects to mirror”中选择需要镜像的对象，“Mirror plane”可以选择已有的平面，也可点击“New”在 2D 或 3D 视图中通过鼠标左键选择 3 点来创建新的平面（图 1.4.4-19）。

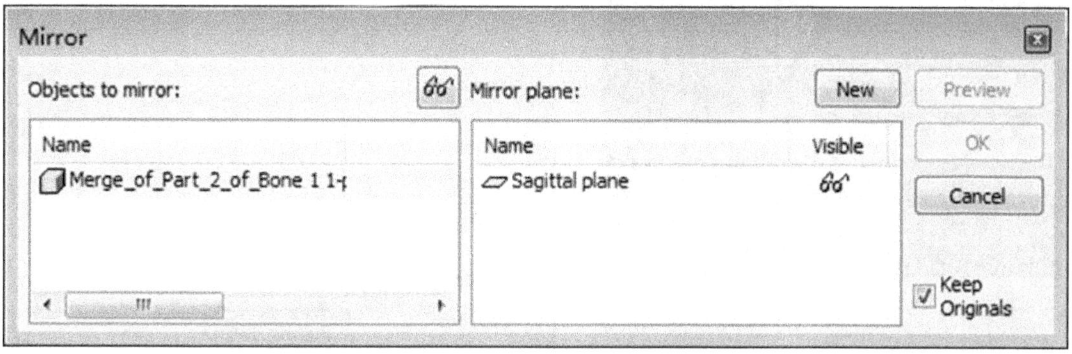

图 1.4.4–19 “Mirror” 窗口

11. Boolean（布尔）

“Boolean” 工具可以在 STLs、MedCAD、基于蒙版创建的 3D 模型之间进行布尔运算，用户在窗口内 “Operation” 中可选择 “Minus” “Unite” “Intersect” 3 种运算方式，当布尔运算对象被选中后将在视图中以绿色与蓝色显示（具体操作可参考第 2 章中的 “2.3.2 Mimics 中下颌骨肿瘤截骨支撑导板制作过程”）。

12. Rescale（缩放）

“Rescale” 工具可以对 3D 模型进行缩放，当框选 “Uniform” 时，各方向将同比例缩放，也可以为 X、Y、Z 方向设置不同的比例进行缩放，在对话框中的 “Size” 内输入相应的值可定义缩放后 3D 对象各方向的大小，输入后 Factor 的值将自动生成 “Rescale” 窗口（图 1.4.4–20）。

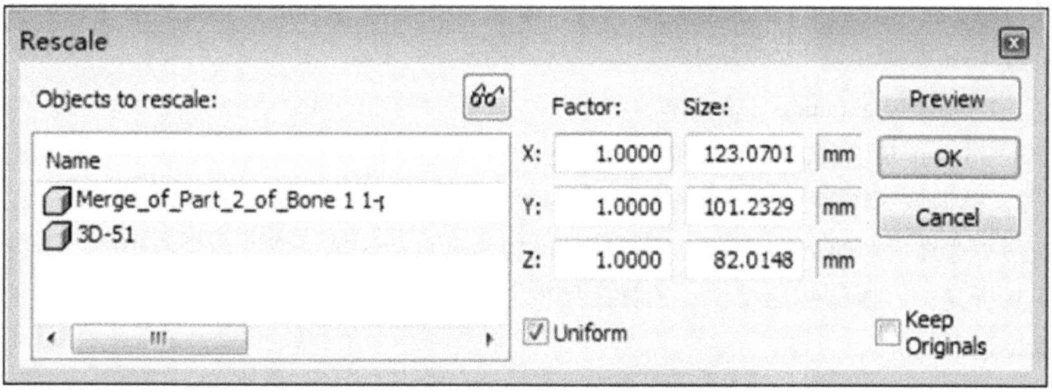

图 1.4.4–20 “Rescale” 窗口

13. Draw/Manipulate Nerves（神经工具）

“Draw/Manipulate Nerves” 工具可以在断层图像中绘制神经，并同步在 3D 视图中显示神经的位置，在 “Properties” 页中可以设置神经的直径、颜色等参数（图 1.4.4–21）。

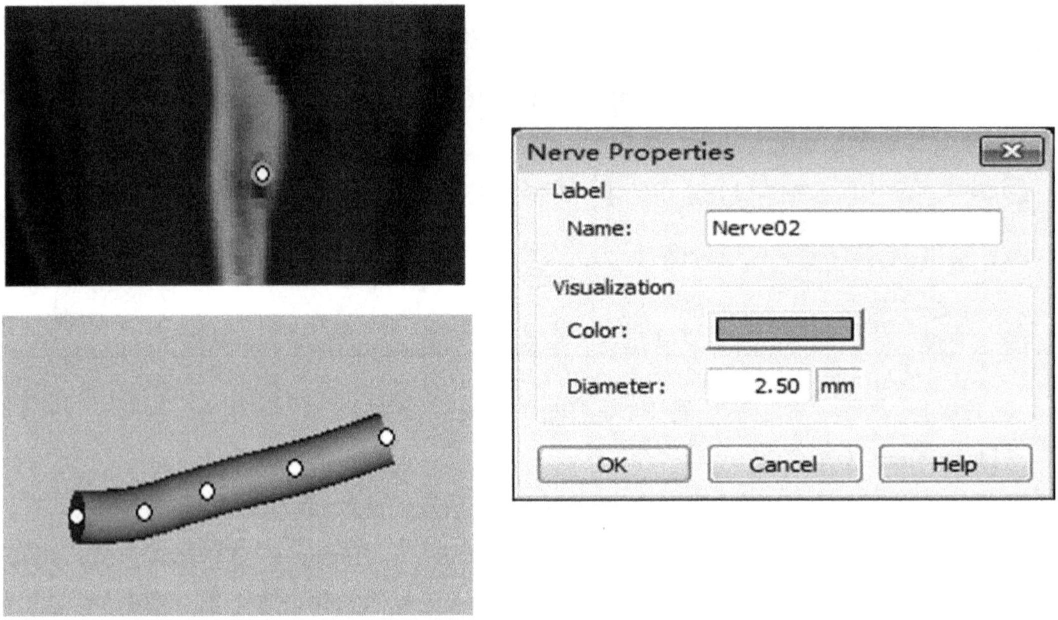

图 1.4.4-21 “Nerves”的“Properties”窗口及视示例

1.4.5 Registration（配准）模块

“Registration”模块共包含 4 个工具，其中“Point Registration”“Global registration”用于 3D 模型、STL 模型之间配准，“STL Registration”用于 STL 与蒙版之间配准，“Image Registration”用于 2 个 Mimics 项目内图像之间配准，可对 MRI 与 CT 数据进行融合（MRI 与 CT 数据层厚需一致，通常 MRI 层厚为 5mm，调整扫描序列后可设置 1mm 层厚）。

1. Point Registration（点配准）

“Point Registration”可通过标记的点与点之间的位置关系快速移动三维模型（3D 模型或 STL 模型），在窗口中点击“Add Point”后，在视图中用鼠标左键在视图中选择成对的 2 点，Mimics 将通过设置的点自动计算最适合的转换矩阵，常用于骨折复位、假体装配模拟。（具体操作可参考第 2 章中的“2.5.2 Mimics 中骨折复位过程”）

2. Global registration（全局配准）

“Global registration”可以将通过使 2 个三维模型（3D 模型或 STL 模型）上点之间的距离最小化移动三维模型，在窗口中可以选择移动部分与固定部分，两模型参与运算点的距离阈值、迭代次数等参数，可用于“Point Registration”之后的微调。（图 1.4.5-1）。

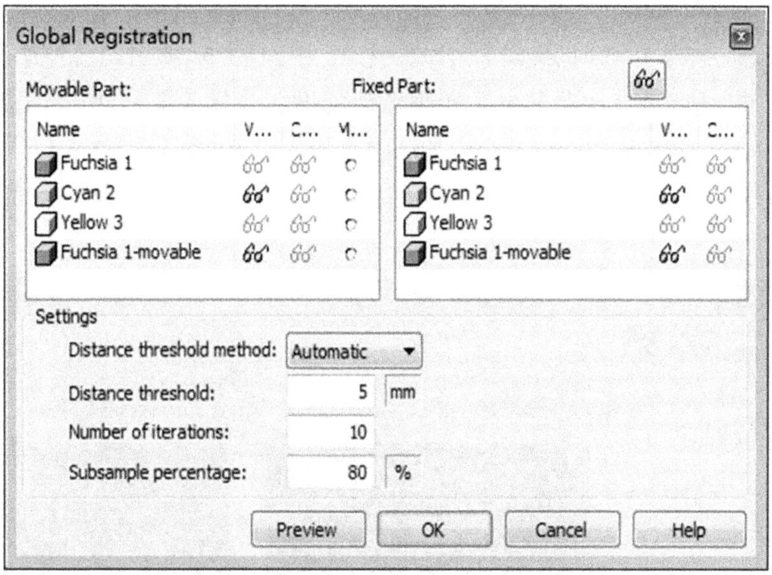

图 1.4.5-1 “Global registration”的窗口

3. STL Registration（STL 配准）

“STL Registration”工具可以通过最小、最大距离过滤的方式快移动 STL 模型到蒙版所在位置。在窗口中，用户可以选择“Global Registration” “Local Registration”2 种配准方式，并设置过滤距离阈值（图 1.4.5-2）。

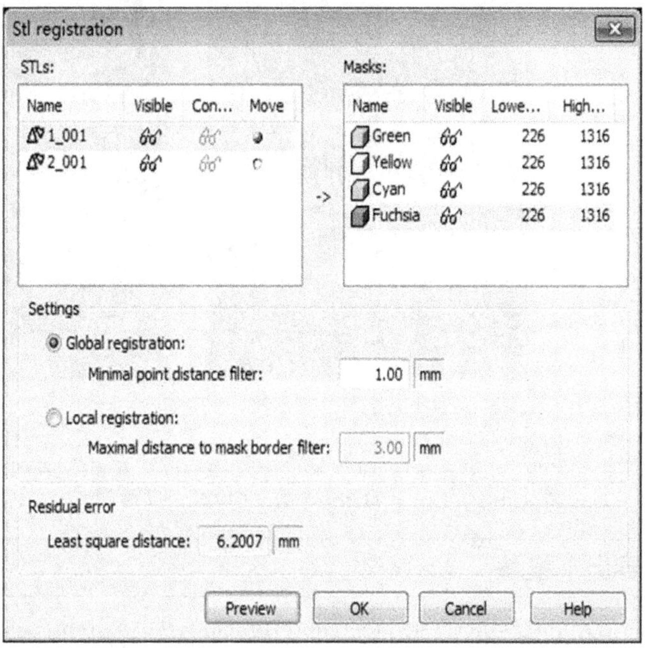

图 1.4.5-2 “STL Registration”的窗口

4. Image Registration（图像配准）

图像配准是将1幅或多幅图片最优映射到目标图片上的方法，“Image Registration”提供点对点注册的方法实现图像配准，并具备多种基于不同灰度运算的“Fusion Method”，包括 Add、Subtract、Multiply、Divide、Difference、Average、Min、Max、AND、OR、XOR、Transparent、Opaque。可实现 CT，MRI、SPECT 等数据之间的融合（图 1.4.5-3）。

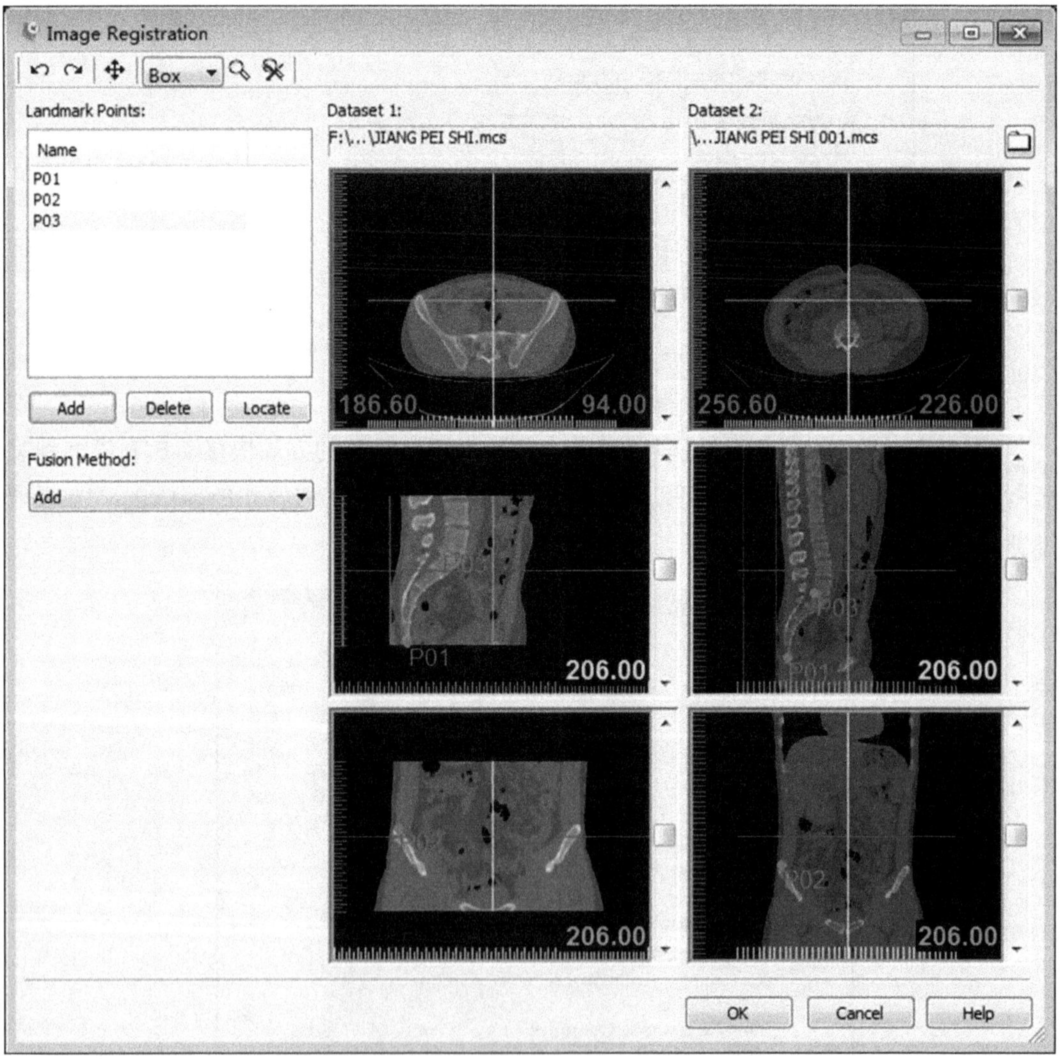

图 1.4.5-3 “Image Registration”的窗口

1.4.6 Export（导出）模块

Mimics 可以将“Mask”“3D”“STL”“CAD”“Simulation”以断层图像、3D 格式、空间坐标、HU 值等形式导出，并可将“FEA”模块形成的网格、赋值以有限元分析软件兼容的格式导出。

1. DICOM（医学图像格式）

Mimics 可以将项目导出为“Dicom 格式”，其特点是可以将 Mimics 中形成的蒙版、3D 模型、STL、CAD 等叠加到导出的 Dicom 断层图像中，此功能可为手术导航系统提供便利。如图 1.4.6-1 所示，在原始项目中存在 L4、L5 椎体蒙版，于“Export Dicom”窗口中选中此蒙版，在导出 DICOM 文件后，将导出文件重新导入 Mimics，即如图 1.4.6-1 所示，原 L4、L5 椎体蒙版区域 CT 值统一为 400HU，数据导入手术导航系统后即可让用户快速定位 L4、L5 椎体部位。

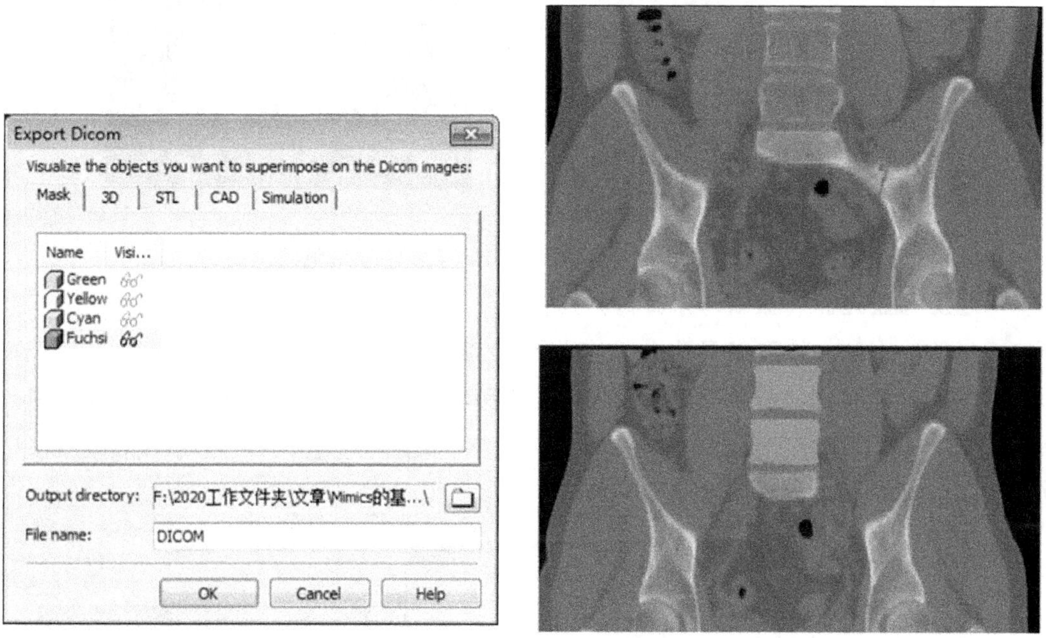

图 1.4.6-1 “DICOM”窗口与示例

2. DICOM Tags

“DICOM Tags”工具可以将项目的基本信息导出并保存到 1 个“txt”文档中，其中包括使用的软件的版本号，项目创建日期、存储位置。

3. BMP/JPEG（图像文件）

“BMP/JPEG”工具可以将项目输出为 2D 图像，用户可以在“Export BMP/JPEG”窗口中选择导出为图像的方向（轴向、冠状、矢状）以及导出的范围，软件将自动识别当前相应方向视图中的图像（包含蒙版、3D 对象等）并将其导出到指定文件夹。如图 1.4.6-2，右上为 Mimics 中轴向视图窗口（骨骼蒙版为显示状态），右下为导出的“BMP”图像，与导出时视图窗口图像相同。

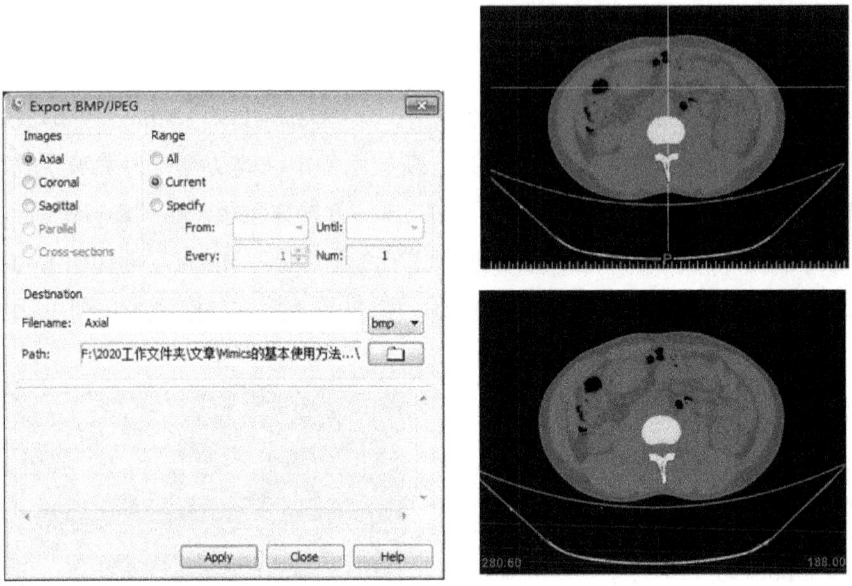

图 1.4.6-2 “BMP/JPEG” 窗口与示例

4. 2D Mask Area（蒙版二维面积）

“2D Mask Area” 可以导出包含各层面蒙版面积的 “txt” 文档，在 “Export Mask Area” 窗口中可以选择需要导出的蒙版，计算面积的断层方向、导出断层图像的范围、导出路径等参数，如图 1.4.6-3 记事本内左列数字代表断层位置，右列数字代表蒙版在此层面对应的面积，单位取 mm^2。

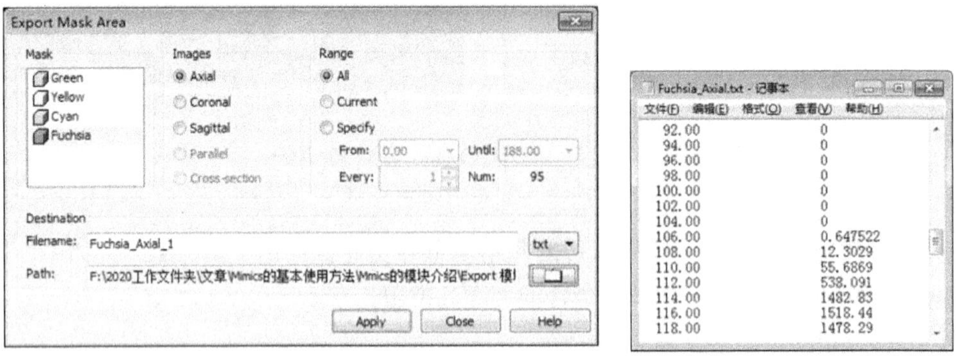

图 1.4.6-3 “2D Mask Area” 窗口与示例

5. Masks（蒙版）

“Masks” 工具可将蒙版以 “DICOM” 格式的压缩文件形式导出，与 “DICOM” 工具的区别在于 “Masks” 工具仅导出蒙版，“DICOM” 工具则是将蒙版添加到断层图像中一起导出，如图 1.4.6-4 右上为椎体蒙版，右下为使用 “Masks” 工具导出该蒙版后再导入 Mimics 中的显示情况。

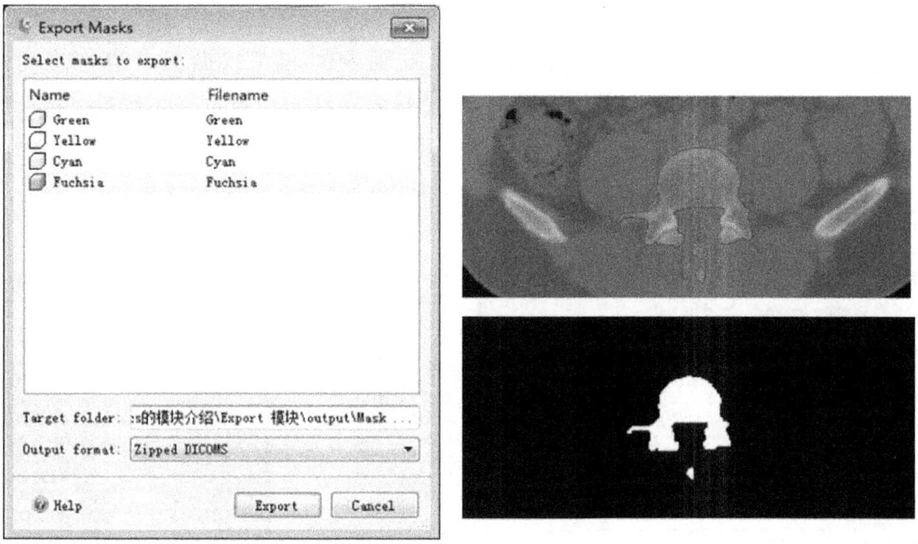

图 1.4.6-4 “Masks”窗口与示例

6. STL+（计算机辅助制造文件格式）

Mimics 软件可以导出 2 种 STL 格式，分别为 ASCII 格式、二进制格式。此外，Mimics 还提供“DXF”“VRML”“PLY”等模型导出格式，“PLY”为彩色 3D 打印使用的模型格式；“VRML”为增强现实技术通用格式；“DXF”最是 Autodesk 公司开发的用于 AutoCAD 与其他软件之间进行 CAD 数据交换的文件格式，是一种开源的 CAD 数据文件格式（图 1.4.6-5）。

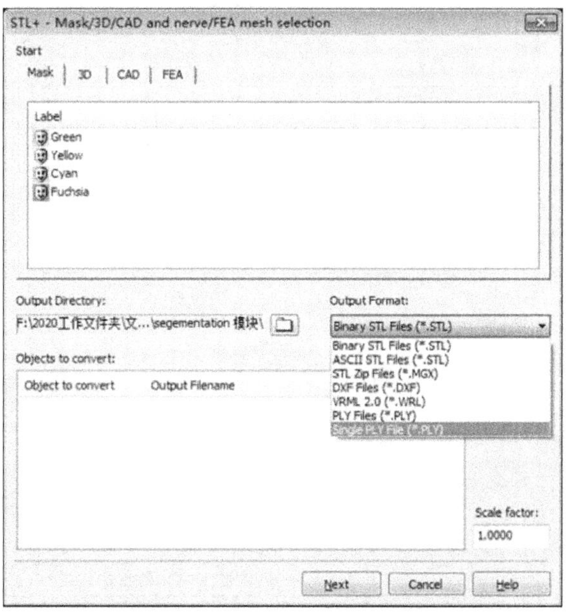

图 1.4.6-5 “STL+”窗口与示例

7. Point Cloud（点云）

在逆向工程中通过测量仪器得到的产品外观表面的点数据集合也称之为点云，“Point Cloud”工具可以将 Mimics 中创建的 3D 对象转换为包含点云坐标的“txt”文档，如图 1.4.6-6，右侧“txt”文档内容即为 3D 对象的点云空间坐标。点云数据可以通过 imageware、geomagic、copycad、rapidform 等逆向软件进行编辑和处理（图 1.4.6-6）。

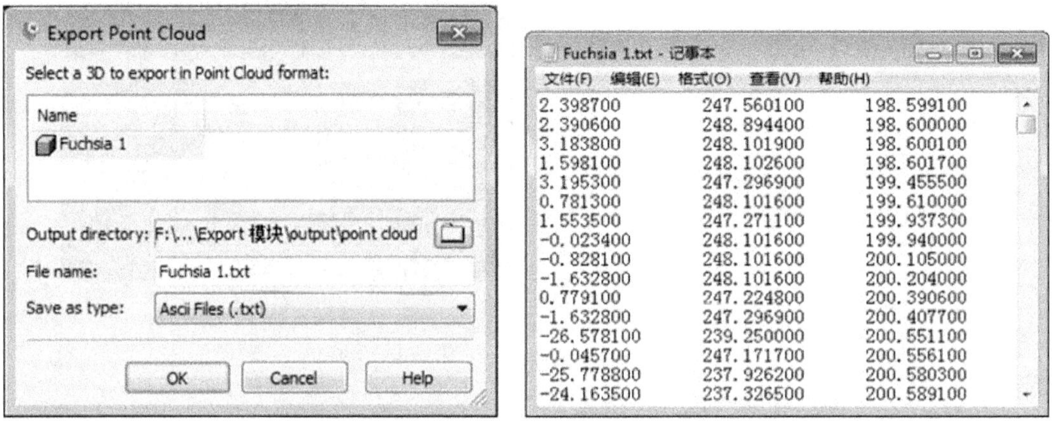

图 1.4.6-6 “Point Cloud”窗口与示例

8. IGES（信息交换标准格式）

IGES（Initial Graphics Exchange Specification，又称 IGS）是三维绘图及加工软件通用转换格式，“IGES”工具可以将“Mask”“CAD”“Polyline”导出为 IGES 格式（图 1.4.6-7）。

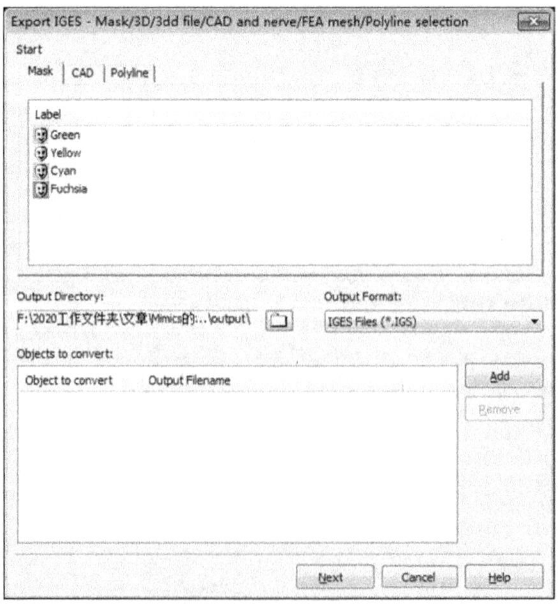

图 1.4.6-7 “IGES”窗口

9. Gray values

“Gray values”工具允许将蒙版的灰度值或 CT 值以“txt”的形式导出，用户可以在窗口中选择需要导出的蒙版、导出的形式（Hounsfiled 、Grayvalues）、文件保存路径等，如图 1.4.6–8，“txt”文档中左侧为体素点的空间坐标，右侧为该体素对应的灰度值（图 1.4.6–8）。

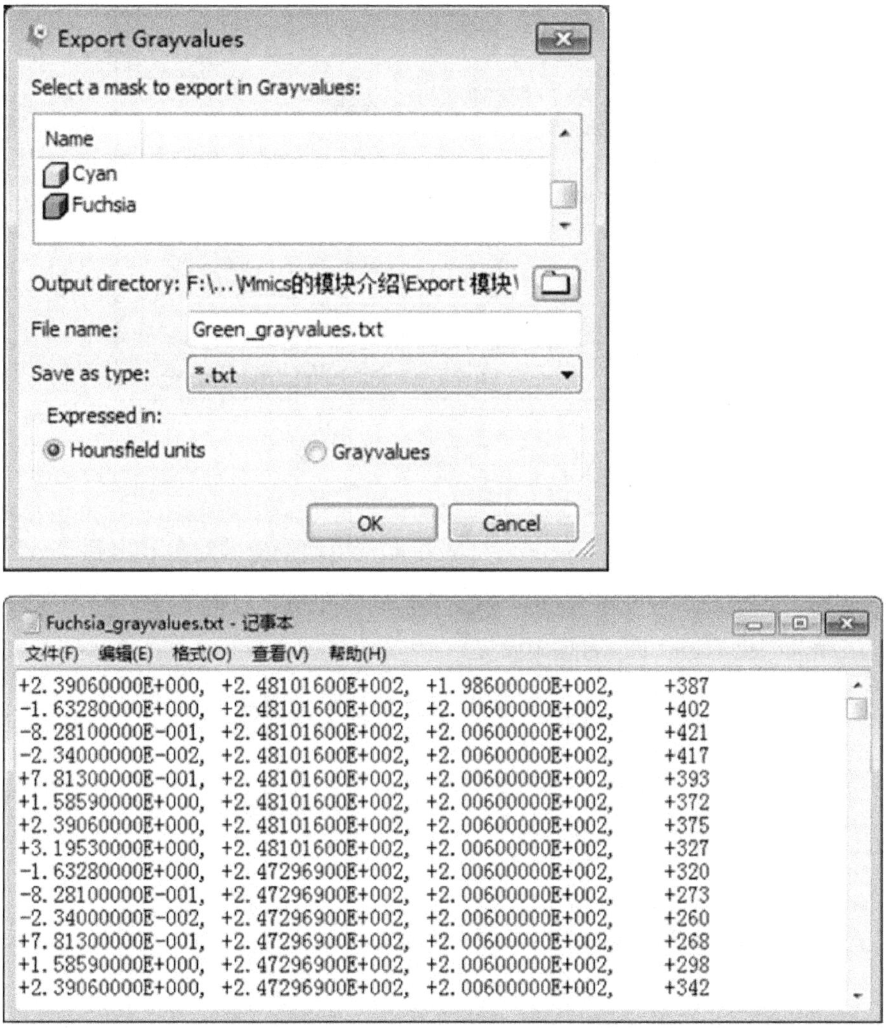

图 1.4.6–8 “Gray values”窗口与示例

10. FEA Files

Mimics 的“FEA”模块可以对模型进行网格划分与赋值，并将网格与赋值导出为 Patran Neutral、Abaqus、 Ansys、 Flent 等有限元分析软件能够识别的格式（图 1.4.6–9）。【具体操作可参考第 4 章中的“4.14 有限元分析一般过程（3–matic、Mimics、Ansys Workbench）”】

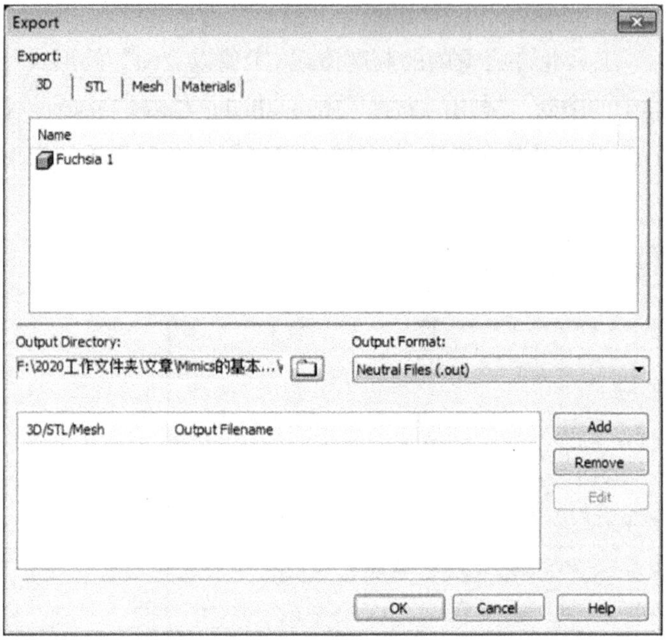

图 1.4.6–9 “FEA Export”窗口

11. Txt（导出文本）

“Txt”工具可以将“Measurements”“Medcad”模块创建的对象导出到“txt”文档，如图 1.4.6–10，即为“Density in Ellipse”的测量结果导出，“txt”文档中包含测量结果各字段的注释及测量数值（图 1.4.6–10）。

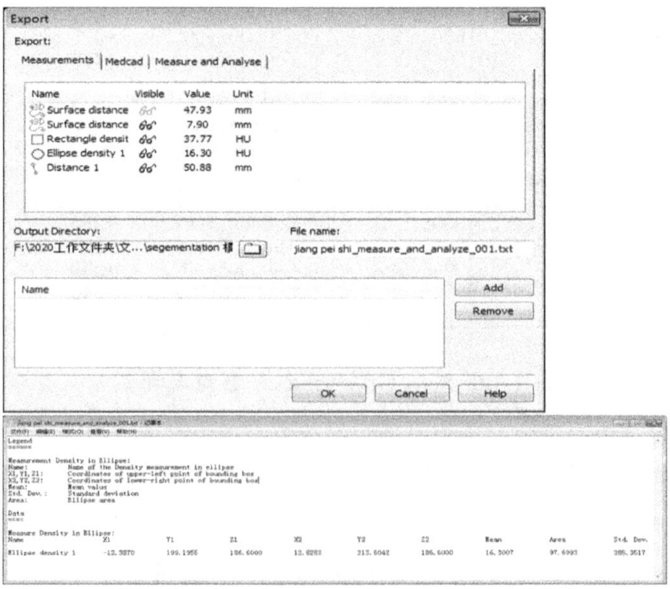

图 1.4.6–10 “Txt”窗口与示例

12. Capture Movie（视频捕捉）

“Capture Movie”可以录制 Mimics 的工作界面形成视频，其窗口包含“开始”“暂停”“结束”按钮，以及保存路径、文件名等主要录制功能，选择“Option”可以设置水印、自动播放、捕捉光标，3D 视图窗口自动旋转等参数（图 1.4.6-11）。

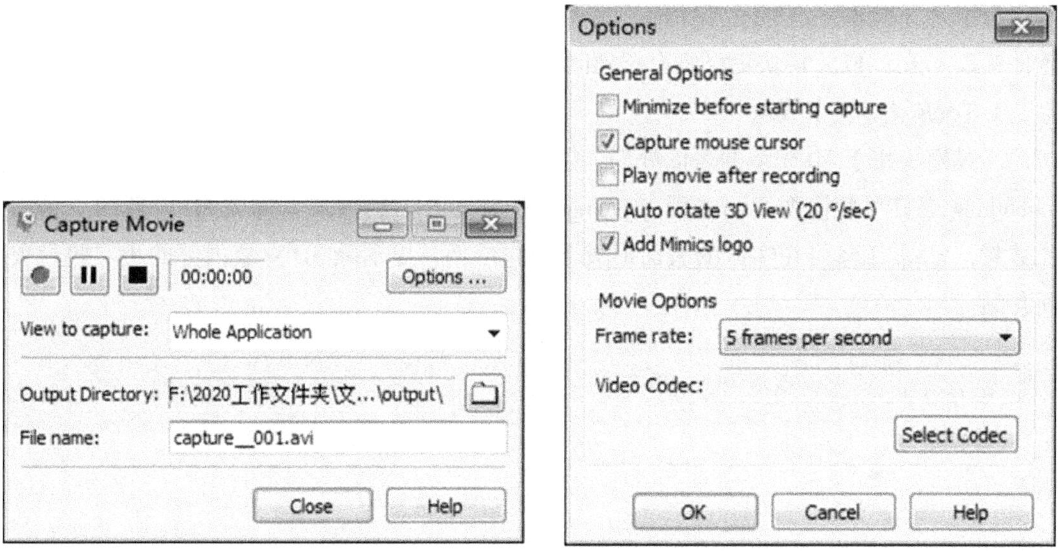

图 1.4.6-11 “Capture Movie”相关窗口

1.4.7 其他模块

1. View（浏览）模块

Mimics 可以导入“DICOM”“BMP”“TIFF”等连续断层图像，可在工作界面 3 个正交断面视图窗口中浏览图像，并能够通过“online reslice”“reslise project”对图像进行重组，形成用户定义的方向上的断层图像。

容积再现（Volume Rendering，VR）是使假定的投射线从给定的角度上穿过扫描容积，对容积内的像素信息作综合显示（医院影像科通常使用此方法进行三维重建）。通过“volume rendering”工具，用户可以在不建立蒙版的情况下通过调整显示的灰度值范围显示 3D 模型。通过 View 模块中“Simulation Layout”工具，可调出 X 线仿真视口（关于 View 模块更详细介绍请阅读 Mimics 帮助文件）。

2. 3-matic（正向工程软件）模块

此模块中包含 3-matic 中的“Measure”“Model”“Design”“CAD link”“Anatomical reverse engineering”模块，在窗口中选择 3D 对象，即可打开 3-matic 软件并自动导入 3D 对象（关于 3-matic 模块更详细介绍请阅读“第 3 章 3-matic 简介”）。

3. FEA（有限元）模块

限元分析（FEA，Finite Element Analysis）利用与数学近似的方法对真实物理系统（几何和载荷工况）进行模拟，其一般分析过程为几何建模、网格划分、材料赋值、边界设置、施加载荷、执行求解，其中几何建模、网格划分、材料赋值都可在 Mimics 中完成。FEA 模块提供、网格划分、非流形网格划分、网格优化、赋值功能，并在 Export 模块中提供常用有限元分析软件（包括“Ansys”“Abaqus”“Patran”“Fluent”“Nastran”等）的软件接口（关于 FEA 模块更详细介绍请阅读 Mimics 帮助文件）。

4. Tools（工具）模块

工具模块用于 3D 模型的表面处理，包含 Smoothing、Triangle Reduction、Wrap 工具，Smoothing 工具可使模型表面光滑，Triangle Reduction 工具可减少构成 3D 对象的三角面片数量，Wrap 工具可在实体的表面形成 1 个包络面，以消除 3D 对象内部的小空腔和表面孔洞。

2. Mimics 解决临床问题

2.1 肝脏三维重建及体积测量

2.1.1 背景介绍

消化器官，主要分泌产生各种酶和胆汁以帮助人体消化，是人体新陈代谢的枢纽，同时也是人体的解毒器官，其体积大小对人体的重要性不言而喻。肝脏体积（liver volume,LV）测量不仅可以定量评价肝脏大小，还能间接反映肝功能情况，具有广泛而重要的临床应用价值，在评估肝硬化肝功能储备、肝脏肿瘤手术方式选择和预后评价、肝移植中都有重要意义。如今螺旋 CT 已被广泛应用于临床，国内外许多文献报道，多排螺旋 CT 测量肝脏体积精确、可重复性强，是肝脏体积的最常用方法。

2.1.2 Mimics 中肝脏三维重建及体积测量过程

1. 运行 Mimics

程序→【Mimics Medical】，进入 Mimics 平台。

2. 导入 Dicom 格式图像文件

步骤操作如图 2.1.2-1 ~ 图 2.1.2-3 所示。

（1）在主菜单中选择【File】→【New project wizard】，进入导入项目向导。

（2）在导入向导中打开“肝脏”文件夹，选择名字为“SVTB24PL”的子文件夹。

（3）点击【Next】按钮，进入导入向导的第 2 步。

提示

直接选择【Next】则“SVTB24PL”文件夹下所有文件都将导入，若只需要部分断层文件，用户可以通过用鼠标点击第 1 个文件，然后按住【Shift】键点击最后一个文件，则中间部分文件将被选中，接着点击【Next】。

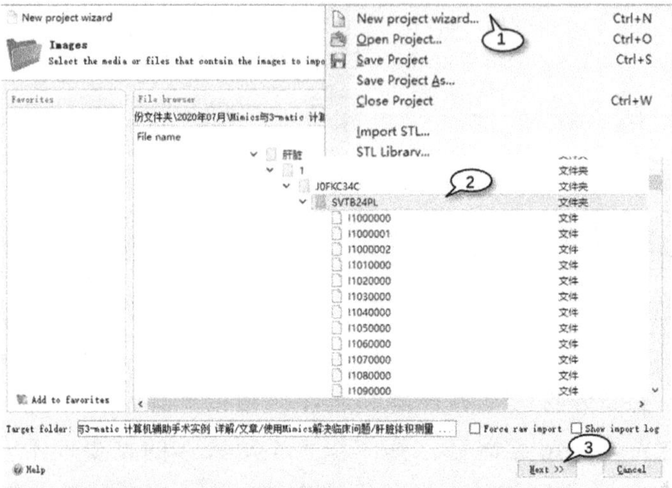

图 2.1.2-1 图像文件导入窗口

（4）在【New project wizard】窗口用户可以查看关于项目的信息，例如图像数量、像素等参数，用户应当注意“Slice Thickness”参数是否正确，应当与 CT 平扫参数一致，否则将导致后续操作与实际不符。

（5）点击【Convert】，在转换过程中会出现 1 个进度条。

提示

DICOM 格式图像文件是按照 DICOM 标准而存储的文件，一般由 DICOM 文件头和 DICOM 数据集合组成，文件头（DICOM file meta information）包含了标识数据集合的相关信息，如病人姓名、图像大小、层厚、层距、分辨率等。

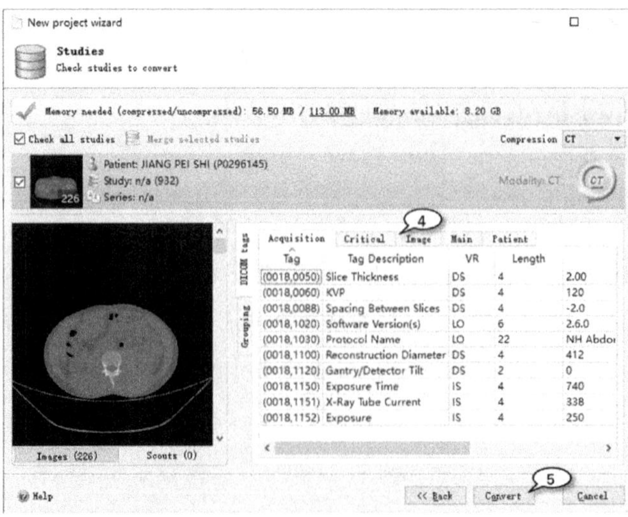

图 2.1.2-2 项目导入检查窗口

（6）进入定位窗口，检查定位参数是否正确。

（7）点击【OK】，即可打开 Mimics 项目。

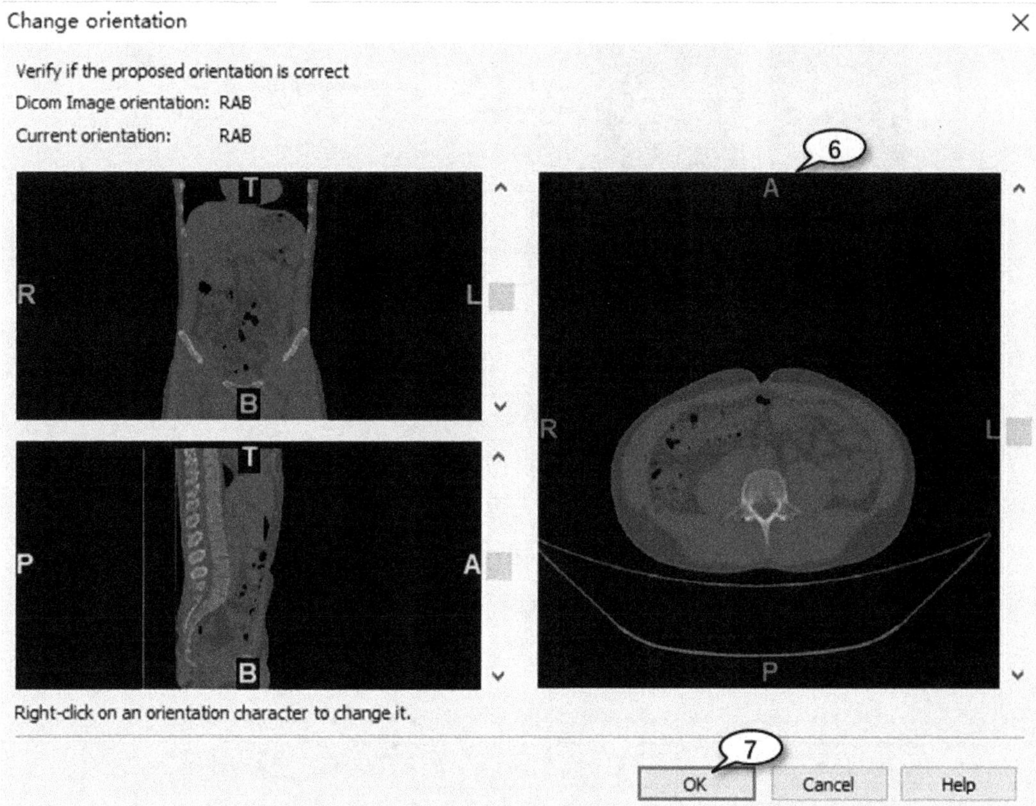

图 2.1.2-3 图像定位窗口

3. 肝脏三维重建及体积测量

步骤操作如图 2.1.2-4~ 图 2.1.2-7 所示。

（1）在导航栏中选择【Segmentation】，进入分割模块。

（2）选择【3D Live Wire】，启动 3D 磁性套索工具。

（3）在【3D Live Wire】窗口中选择【Axial】为自动分割断面。

（4）在冠状面与矢状面视图中用磁性套索绘制肝脏轮廓，每隔 5~15 个断层图片绘制 1 个层面。

（5）在两个正交断面绘制足够多的轮廓线后，自动分割断面【Axial】将为每个断层自动生成轮廓线，检查轮廓正确后点击【Segment】按钮，生成“肝脏”蒙版。

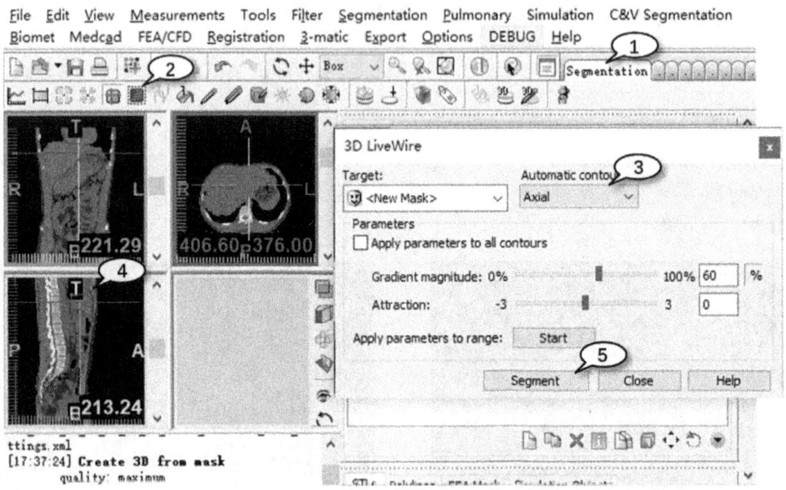

图 2.1.2-4 使用“3D Live Wire”工具分离肝脏

（6）在导航栏中选择【Segmentation】，进入分割模块。

（7）选择【Calculate 3D】，启动 3D 模型创建工具。

（8）在【Calculate 3D】的对话窗口中选中肝脏蒙版。

（9）点击【Calculate】生成肝脏 3D 模型，在 3D 视图中可以查看所构建模型。

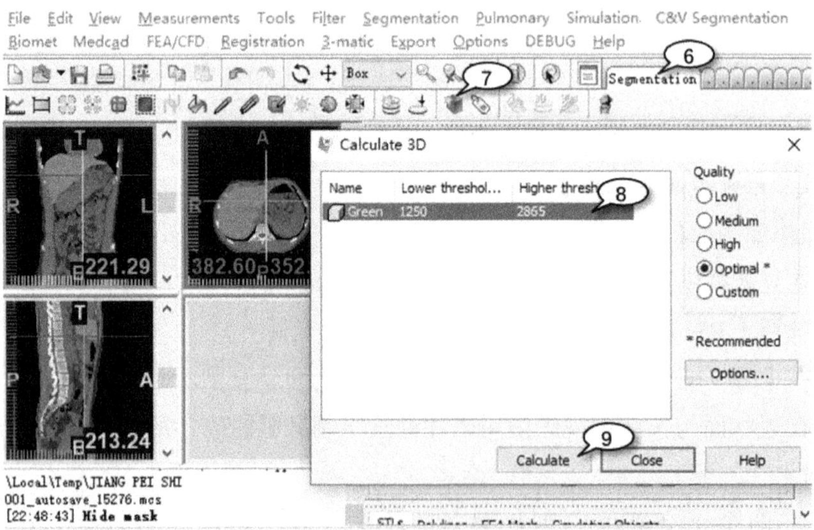

图 2.1.2-5 肝脏 3D 模型创建

（10）在导航栏中选择【Tool】，进入工具模块。

（11）选择【Smoothing】，启动平滑工具。

（12）在【Smoothing】的对话窗口中选中第（3）步骤中创建的 3D 模型，设置

【Iterations】=4，【Smooth factor】=0.4，即平滑迭代次数为 4，平滑因子为 0.4。

（13）点击【OK】对肝脏进行平滑操作，在 3D 视图中可以查看所构建模型。

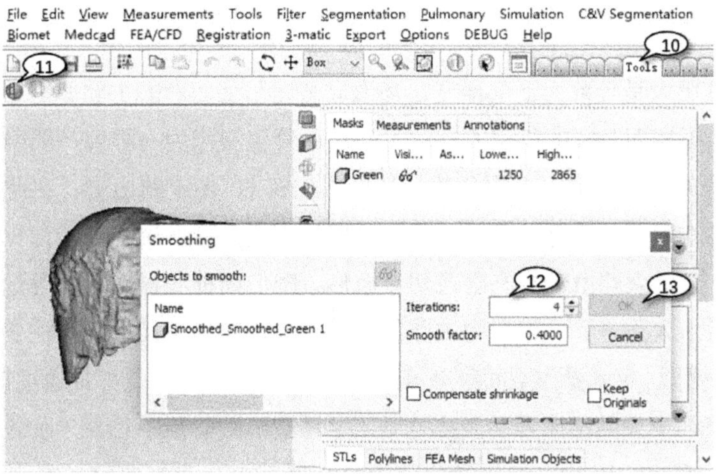

图 2.1.2-6 肝脏平滑操作

（14）在项目管理器的“3D Object”中选中肝脏模型，点击【Property】。

（15）在【Property】中查看肝脏模型的具体信息，可见本例肝脏体积为 1262198.72mm^3，肝脏的表面积为 82231.76mm^2。

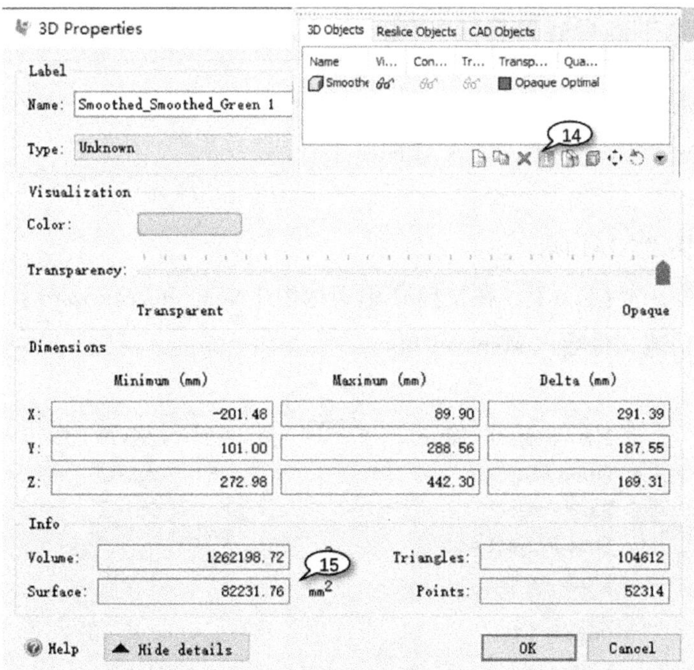

图 2.1.2-7 肝脏 3D 模型的属性窗口

2.2 下颌骨截骨导板的制作

2.2.1 相关背景

下颌角骨性肥大是导致面下部增宽，是形成“国”字面形的主要原因之一。因不符合东方女性下颌角圆润而隐蔽的审美要求，下颌角截骨整形作为一种效果明确的治疗方式获得了越来越多的关注与诉求。下颌角截骨整形术已有 60 多年的历史，在此期间，手术方式及手术器械都在不断地改进及发展，如由早期的直线截骨发展为弧线截骨，手术入路由口外转为口内。口内入路由于具有隐藏切口瘢痕、降低面神经损伤风险等优点，逐渐成为国内外主流的手术入路方式。但口内入路以牺牲部分术野显露换取显著的美容优势，不可避免地带来视野受限、手术操作空间狭小等困难，而传统的手工截骨方式通过骨性标志定位，极度依赖手术医师个人的临床经验及操作技巧，易造成截骨量不精确、血管神经束损伤、双侧不对称等并发症。因此，如何做到下颌骨精确截骨一直是研究的热点。近年来，计算机数字化技术的高速发展使得医学影像三维重建、快速成形技术得以实现，并被广泛应用于颌面外科。通过三维数字化模型设计进行模拟手术、设计手术导板，将术前设计的手术方案及各个测量数据精确地复制到术中患者的下颌骨上，可以实现下颌骨精确截骨，大幅提升手术的安全性和有效性，完成依靠术者经验到数字化手术的转变。

2.2.2 Mimics 中下颌骨截骨导板制作过程

1. 运行 Mimics

程序→【Mimics Medical】，进入 Mimics 平台。

2. 导入文件

步骤操作如图 2.2.2-1 所示。

（1）导航栏中选【File】，在快捷菜单中选中【New project wizard】，将下颌骨 CT 断层扫描 Dicom 格式文件导入 Mimics 中。

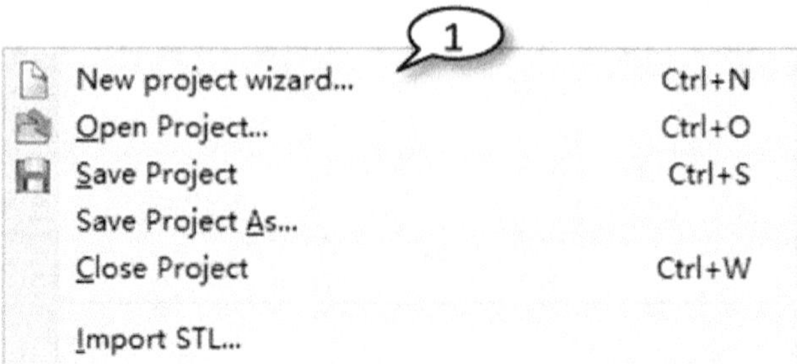

图 2.2.2-1 导入文件

3. 下颌骨的三维重建

步骤操作如图 2.2.2-2~2.2.2-6 所示。

（1）在导航栏中选择【Segmentation】，进入分割模块。

（2）在分割模块中选择【Thresholding】，使用阈值分割工具构建骨骼蒙版。

（3）在【Thresholding】窗口中的“predefined threshold sets”中选择 Bone（CT），即 CT 阈值范围为（1250, 4095）。

（4）点击【Apply】，生成骨骼蒙版。

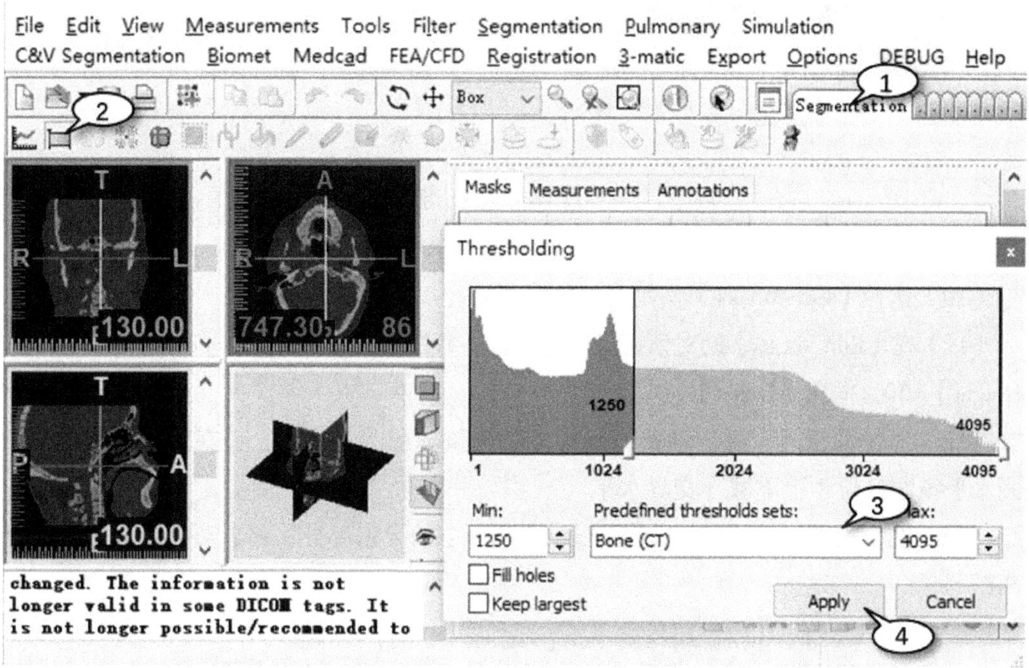

图 2.2.2-2 骨骼蒙版构建

（5）在导航栏中选择【Segmentation】，进入分割模块。

（6）选择【Region Growing】，使用区域增长工具消除骨骼蒙版噪点，此工具将依据一定范围内灰度的连通性分割蒙版。

（7）在【Region Growing】的对话窗口中选择合适参数，框选【Multiple layer】，对所有层面的进行区域增长，框选【26-connectivity】，即区域增长范围包括三维视图中相邻的像素。

（8）在视图中鼠标左键点击第（4）步骤中创建的骨骼蒙版。

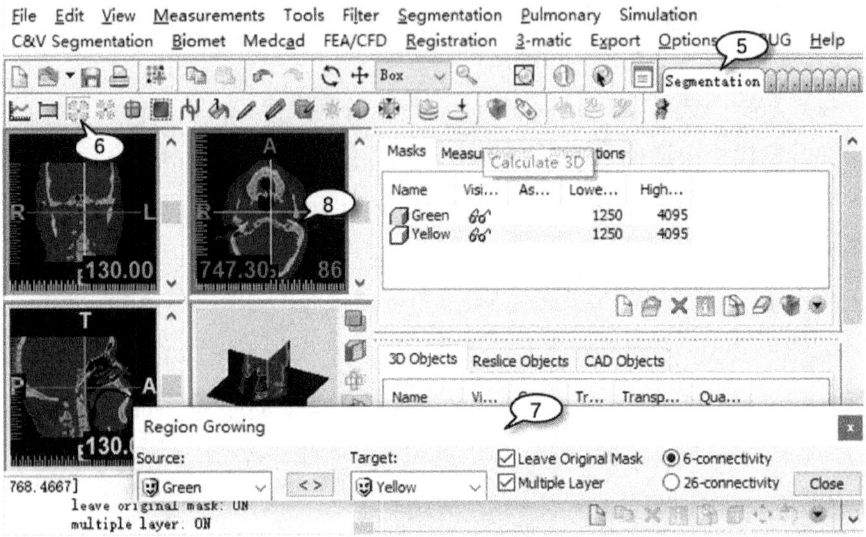

图 2.2.2-3 骨骼的蒙版消除噪点

（9）在导航栏中选择【Segmentation】，进入分割模块。

（10）选择【Edit Masks】，使用编辑蒙版功能。

（11）在【Edit Masks】的对话窗口中选择合适参数，设置【Type】=circle、【Width】=【Height】=50，框选【Erase】。

（12）通过轴视图右侧滑动条或鼠标滑轮调整轴视图的高度，使在冠状面中代表轴视图水平线刚好位于上下磨牙交界水平。

（13）在轴视图中擦除（8）步骤创建的蒙版中的牙齿部分，将蒙版分割成 2 个相互分离的部分。

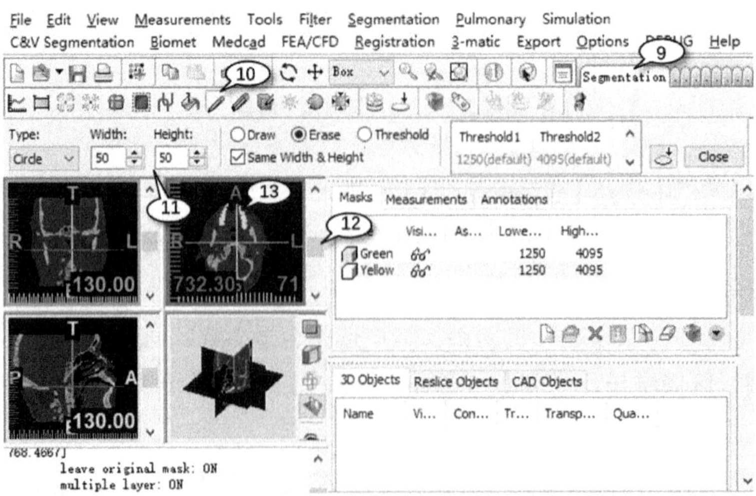

图 2.2.2-4 骨骼的蒙版编辑

（14）在导航栏中选择【Segmentation】，进入分割模块。

（15）选择【Region Growing】，使用区域增长工具从骨骼蒙版中分离下颌骨蒙版。

（16）【Region Growing】的对话窗口中选择合适参数，框选【Multiple layer】，对所有层面的进行区域增长，框选【26-connectivity】，即区域增长范围包括三维视图中相邻的像素。

（17）在视图中鼠标左键点击下颌骨的任何部分，即可分离下颌骨蒙版（本例中通过“Edit masks”与“Region Growing”工具构建下颌骨蒙版，这是 Mimics 创建蒙版的常用方式，也可单独使用“CT Bone Segmentation”工具进行下颌骨蒙版构建）。

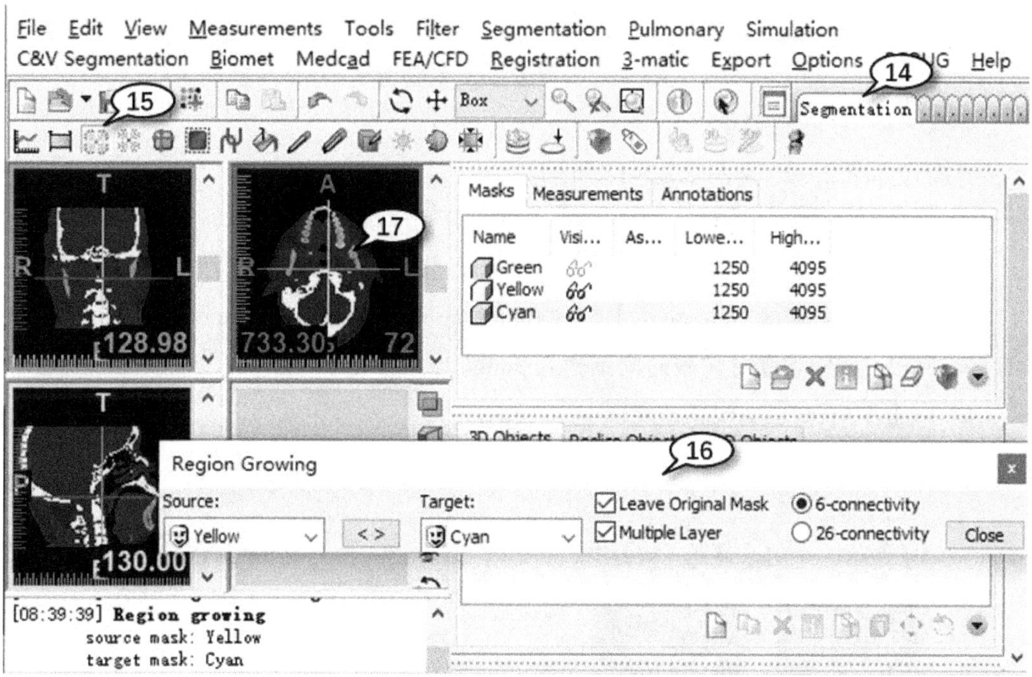

图 2.2.2-5 下颌骨蒙版分离

（18）在导航栏中选择【Segmentation】，进入分割模块。

（19）选择【Calculate 3D】，为下颌骨蒙版创建 3D 模型。

（20）在【Calculate 3D】的对话窗口中选中第（17）步骤中创建的下颌骨蒙版。

（21）点击【Calculate】生成下颌骨模型，在 3D 视图中可以查看所构建模型。

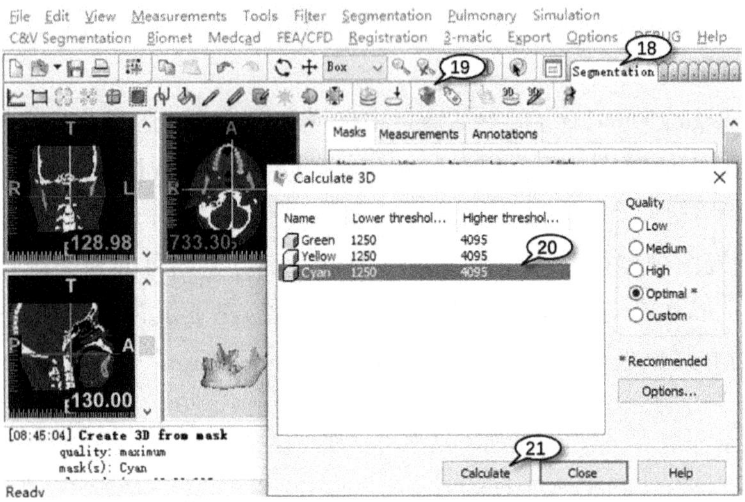

图 2.2.2-6 下颌骨 3D 模型创建

4. 导板部分 3D 模型创建

步骤操作如图 2.2.2-7~ 图 2.2.2-13 所示。

（1）在导航栏中选择【Segmentation】，进入分割模块。

（2）选择【Morphology Operations】，对下颌骨蒙版进行形态学操作。

（3）在【Morphology Operations】窗口中【Operation】选择“Dilate”；【Number of pixels】=“3”，即使下颌骨蒙版向周围膨胀 3mm。

（4）点击【Apply】生成新的蒙版。

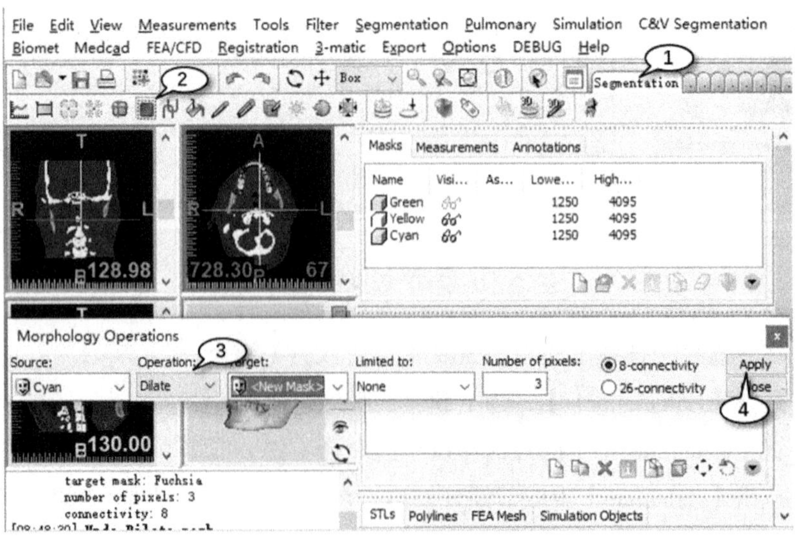

图 2.2.2-7 蒙版膨胀创建

（5）在导航栏中选择【Segmentation】，进入分割模块。

（6）选择【Edit Mask in 3D】，对下颌骨蒙版进行编辑。

（7）在【Edit Mask in 3D】窗口中【Type】选择“Lasso”，点击【Select】。

（8）使用套索工具在 3D 视图中选择导板需要贴附的部分。

（9）点击【Separate】，生成新的蒙版。

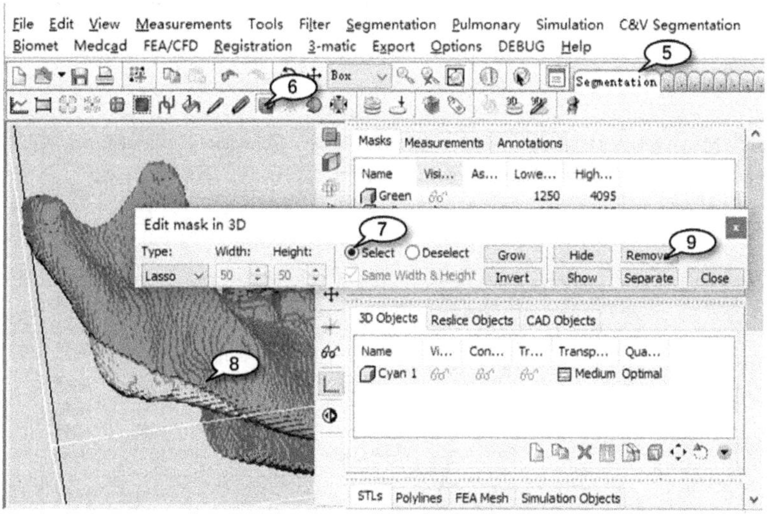

图 2.2.2-8 蒙版 3D 编辑

（10）在导航栏中选择【Segmentation】，进入分割模块。

（11）选择【Calculate 3D】，为导板部分蒙版创建 3D 模型。

（12）在【Calculate 3D】的对话窗口中选中第（9）步骤中创建的蒙版。

（13）点击【Calculate】，生成贴附部分模型，在 3D 视图中可以查看所构建模型。

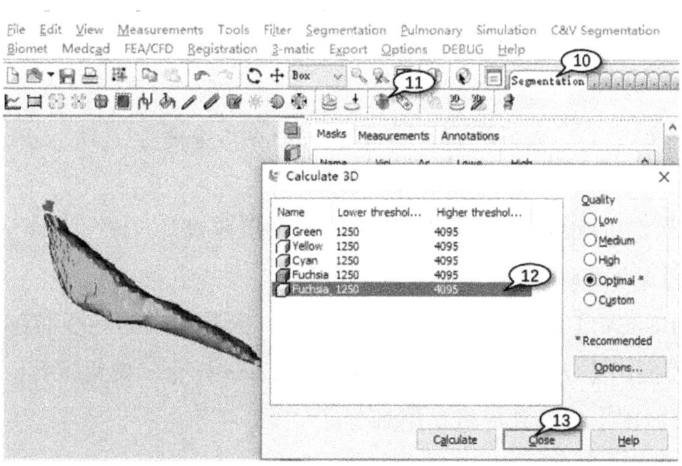

图 2.2.2-9 导板贴附部分 3D 模型创建

（14）在导航栏中选择【Tool】，进入工具模块。

（15）选择【Smoothing】，对导板贴附部分进行平滑操作。

（16）在【Smoothing】的对话窗口中选中第（13）步骤中创建的 3D 模型，设置【Iterations】=2，【Smooth factor】=0.4，即平滑迭代次数为 2，平滑因子为 0.4。

（17）点击【OK】，对导板整体进行平滑操作，在 3D 视图中可以查看所构建模型。

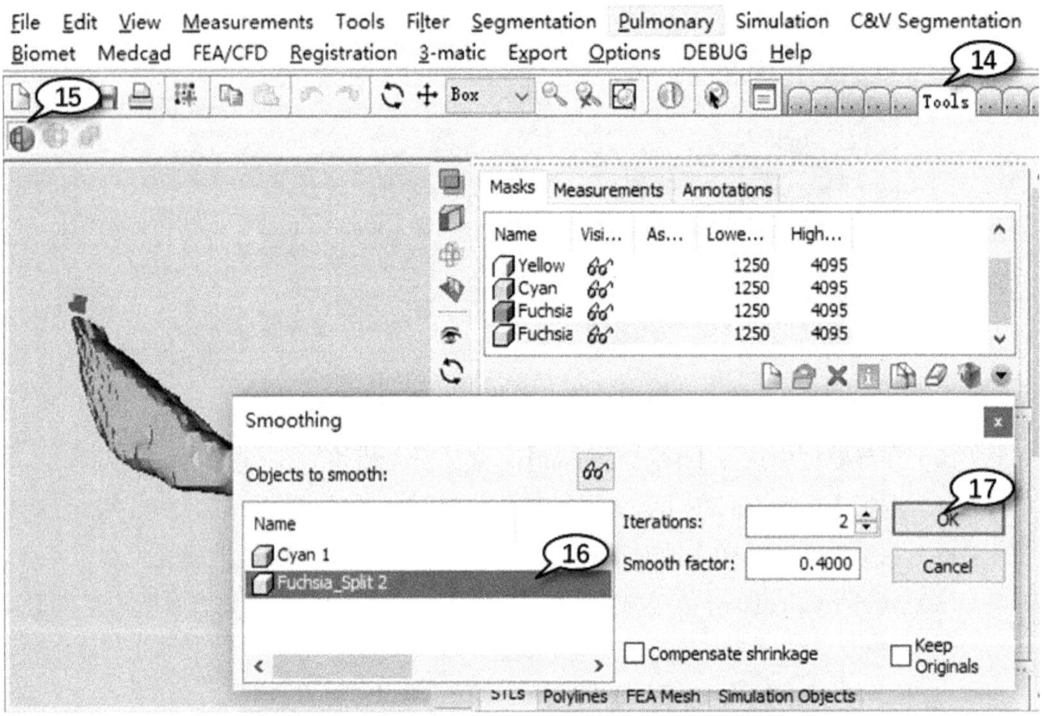

图 2.2.2-10 导板贴附部分平滑操作

（18）在导航栏中选择【Simulation】，进入模拟模块。

（19）选择【Boolean】，打开布尔运算窗口。

（20）在【Boolean】窗口的左侧选择第（17）步骤形成的导板整体 3D 模型、右侧选择下颌骨 3D 模型，【Operation】选择“Minus”，进行布尔减集运算。

（21）点击【OK】，得到导板贴附部分。

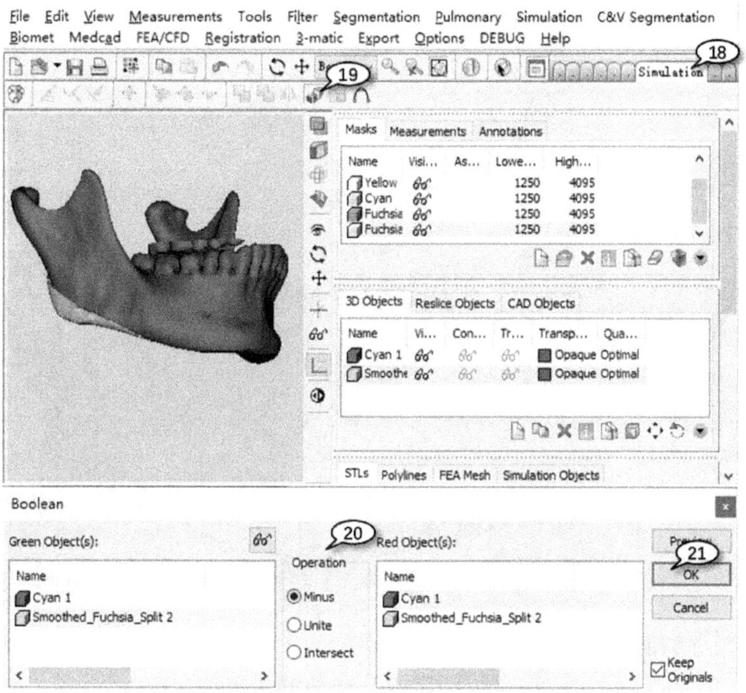

图 2.2.2-11 导板整体与下颌骨布尔减集操作

（22）在导航栏中选择【Simulation】，进入模拟模块。

（23）选择【Split】，启动分割工具。

（24）在【Split】窗口中选择第（17）步骤形成的 3D 模型，并框选【Largest part】。

（25）点击【OK】，得到下颌骨截骨导板，如图 2.2.2-13 所示。

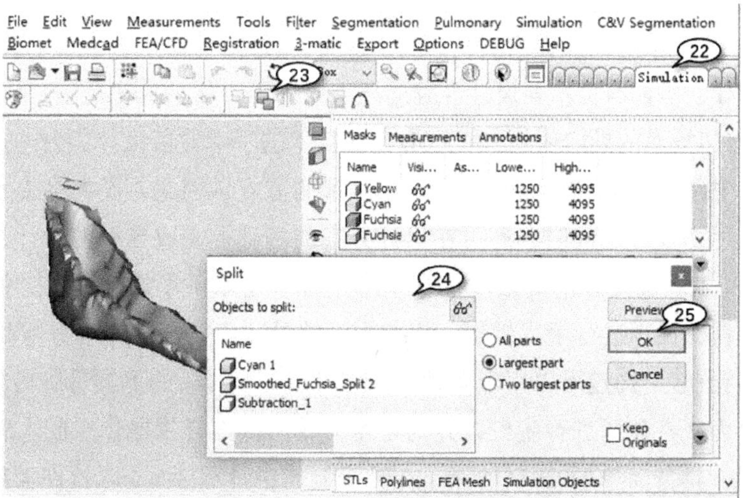

图 2.2.2-12 导板模型修饰

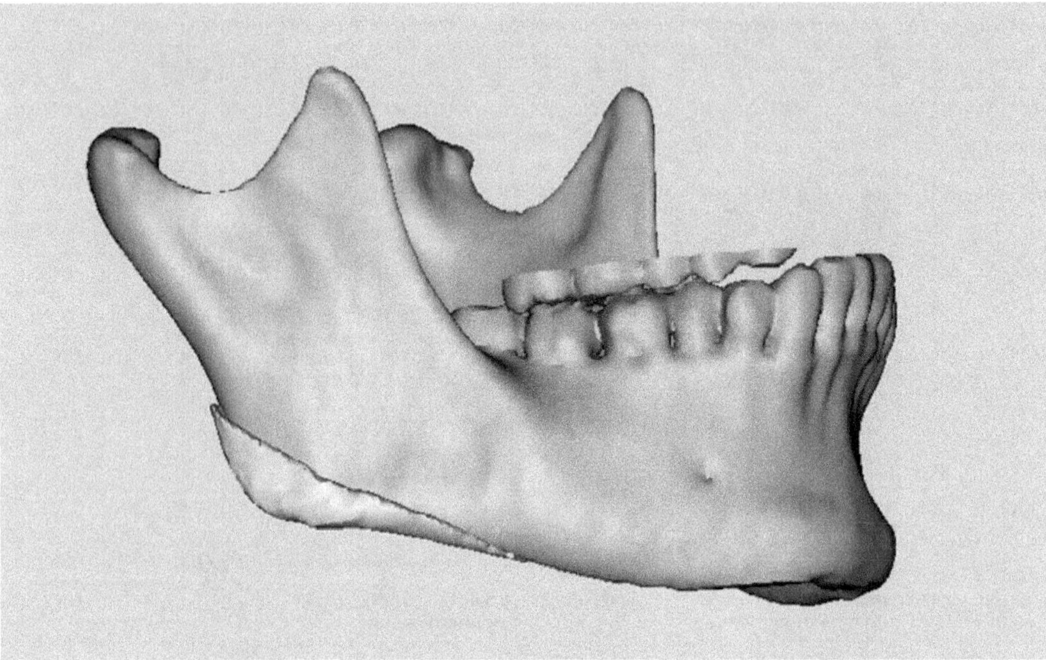

图 2.2.2-13 导板模型

2.3 下颌骨肿瘤截骨支撑导板设计

2.3.1 背景介绍

对于肿瘤手术而言，因患者肿瘤生长部位、类型、大小不同，导致手术方式差异性很大，再加之患者间年龄、体型、体质等差异，因此十分有必要为患者进行一对一的个体化手术设计。Mimics 为手术前设计提供了良好的工作平台，能够让医生很容易地进行数字化的、精准的手术设计，但如何将术前设计准确的还原应用于实际手术却是一个难题。

随着 3D 打印技术的推广使用，基于 3D 打印技术的手术导板设计、制作工艺应运而生。手术方案设计是结果，而导板则是达到这种结果的方式，因此，导板是手术设计的逆向工程产物。在手术设计的同时，即可在设计方案的基础上完成导板的设计，生成的文件用于 3D 打印加工。加工好的导板能够在手术过程中还原手术设计方案，引导手术者顺利地按照手术前的设计进行手术操作。本节为下颌骨肿瘤案例（肿瘤为作者于 Mimics 软件 Mask 中自行创建）构建可以用于截骨，同时可以为截骨后的下颌骨维持解剖位置的导板，此导板可为截骨位置进行定位，并为手术截骨后操作提供操作空间。Mimics 软件着重于医学重建，具备简单的 CAD 功能，在导板制作中常需 3-matic 软件辅助设计，本节存在部分 3-matic 软件内容。

2.3.2 Mimics 中下颌骨肿瘤截骨支撑导板制作过程

1. 运行 Mimics

程序→【Mimics Medical】，进入 Mimics 平台。

2. 导入文件

（1）导航栏中选【File】，在快捷菜单中选中【New project wizard】，将下颌骨 CT 断层扫描 Dicom 格式文件导入 Mimics 中。

3. 下颌骨蒙版创建（见“2.3.2 Mimics 中下颌角截骨导板制作过程”）

4. 贴附部分设计

步骤操作如图 2.3.2–1~2.3.2–6 所示。

（1）在导航栏中选择【Segmentation】，进入分割模块。

（2）选择【Morphology Operations】，启动形态学操作工具。

（3）在【Morphology Operations】窗口中【Operation】选择“Dilate”；【Number of pixels】=“3”，即使下颌骨蒙版向周围膨胀 3mm。

（4）点击【Apply】，生成新的蒙版。

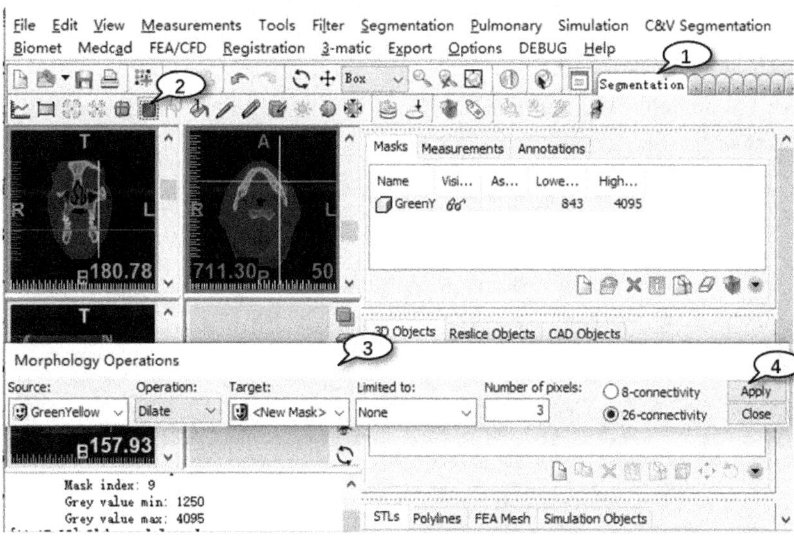

图 2.3.2–1 下颌骨膨胀蒙版创建

（5）在导航栏中选择【Segmentation】，进入分割模块。

（6）选择【Edit Mask in 3D】，启动蒙版编辑工具。

（7）在【Edit Mask in 3D】窗口中【Type】选择“Circle”；设置【Width】=【Height】=“30”；框选【Select】。

（8）在 3D 视图中选择导板需要贴附的部分。

（9）点击【Separate】，生成新的蒙版。

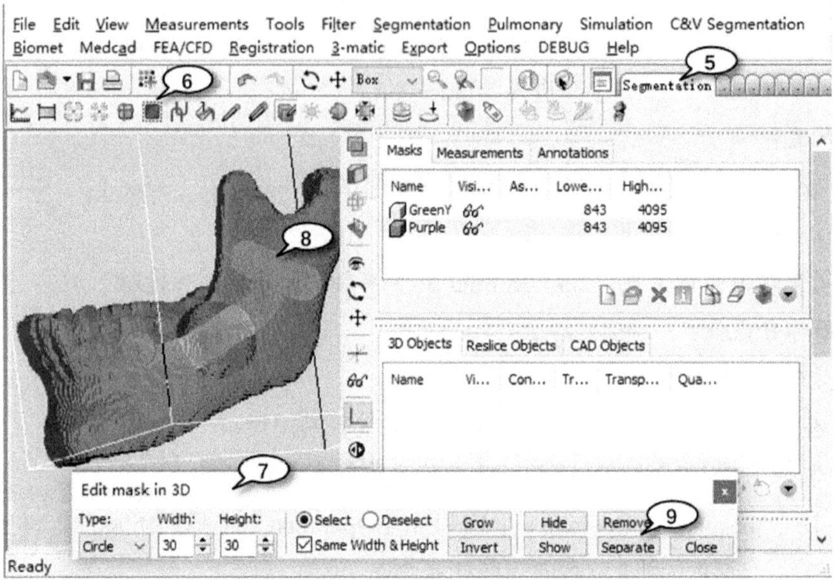

图 2.3.2-2 导板贴附部分蒙版创建

（10）在导航栏中选择【Segmentation】，进入分割模块。

（11）选择【Calculate 3D】，启动 3D 模型创建工具。

（12）在【Calculate 3D】的对话窗口中按住 Ctrl 键同时选中第（9）步骤中创建的蒙版与下颌骨蒙版。

（13）点击【Calculate】生成贴附部分模型，在 3D 视图中可以查看所构建模型。

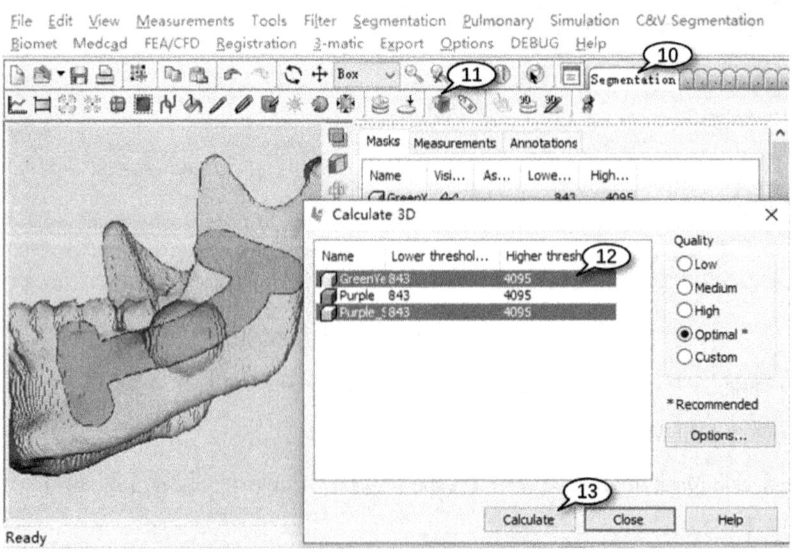

图 2.3.2-3 导板及下颌骨 3D 模型创建

（14）在导航栏中选择【Simulation】，进入模拟模块。

（15）选择【Boolean】，启动布尔运算工具。

（16）在【Boolean】窗口的左侧选择导板整体 3D 模型、右侧选择下颌骨 3D 模型，【Operation】选择“Minus”，进行布尔减集运算。

（17）点击【OK】得到导板贴附部分。

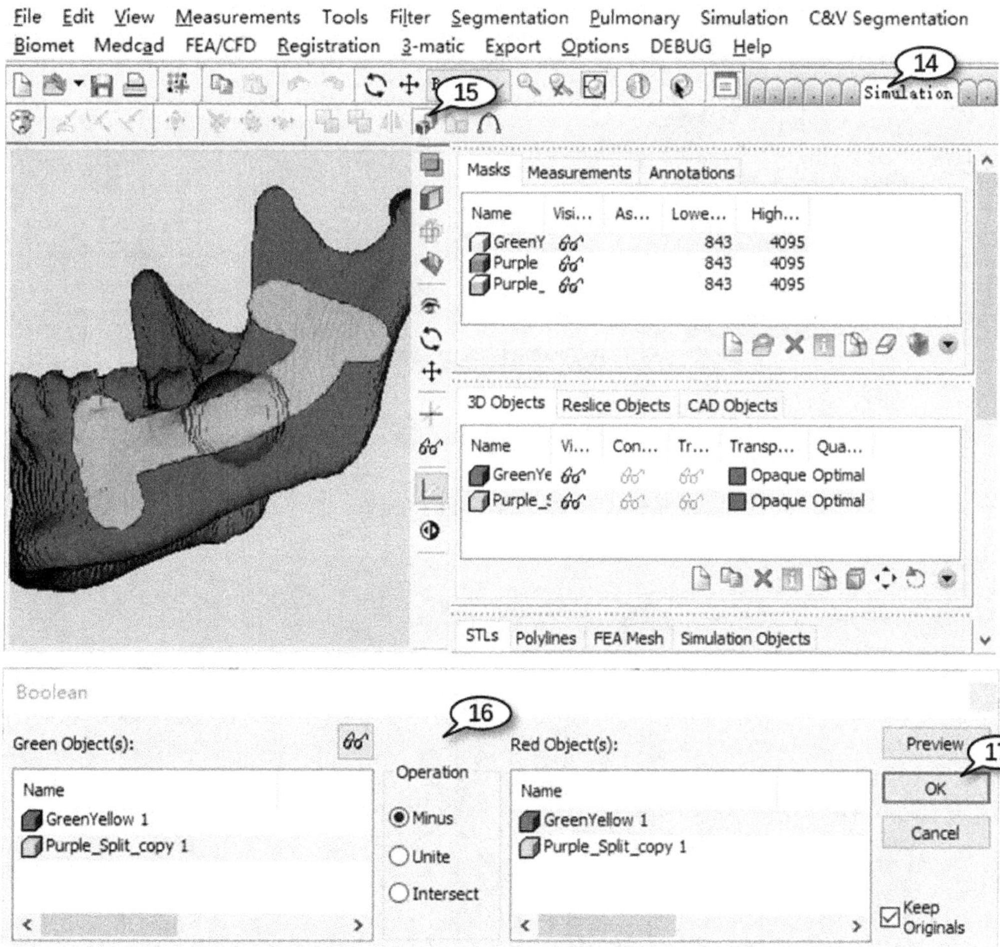

图 2.3.2-4 导板与下颌骨 3D 模型的布尔运算

（18）在导航栏中选择【Simulation】，进入模拟模块。

（19）选择【Split】，启动分割工具。

（20）在【Split】窗口中选择第（17）步骤形成的 3D 模型，并框选【Two largest parts】。

（21）点击【OK】，隐藏内侧贴片，得到下颌骨截骨导板贴附部分，如图 2.3.2-6 所示。

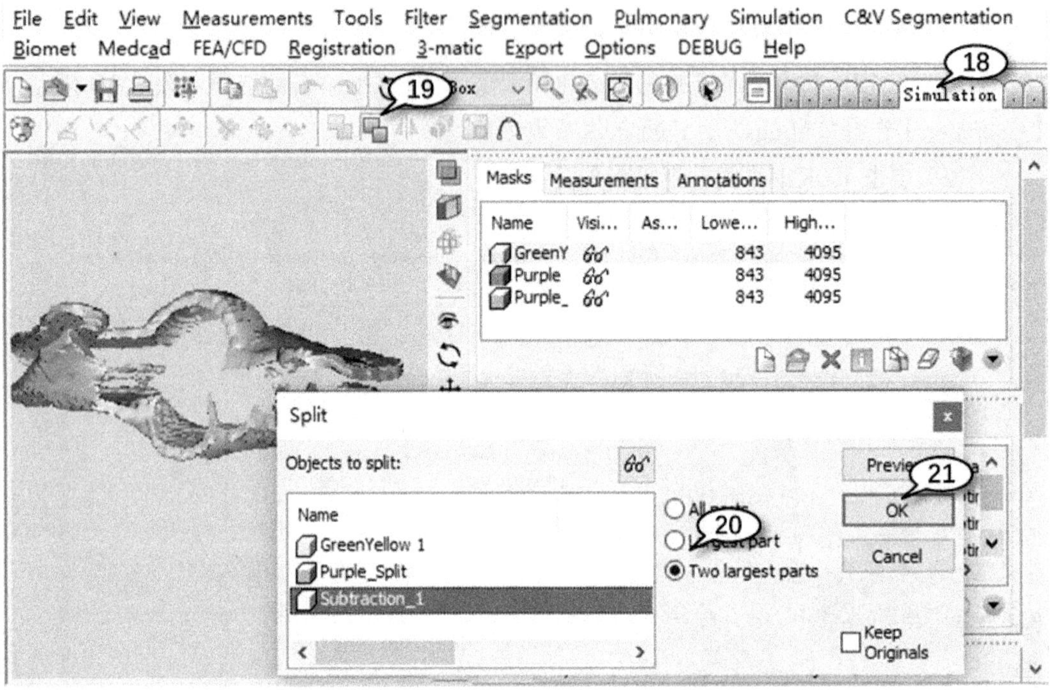

图 2.3.2-5 分离导板贴附部分

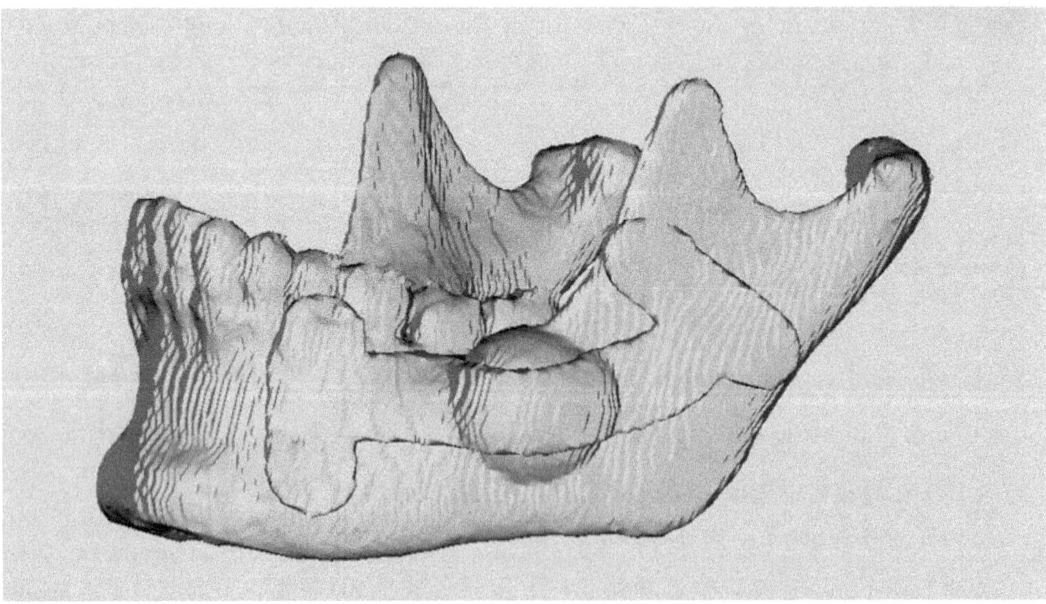

图 2.3.2-6 导板贴附部分

5. 截骨槽设计（部分操作在 3-matic 中进行）

步骤操作如图 2.3.2-7~ 图 2.3.2-15 所示。

（1）打开 3-matic 软件，在导航栏中选择【Design】，进入设计模块。

（2）选择【Create Box】，创建三角面片长方体。

（3）在“Operation”中设置【X extent】=20mm；【Y extent】=14mm；【Z extent】=2mm。

（4）点击【Apply】，生成长方体。

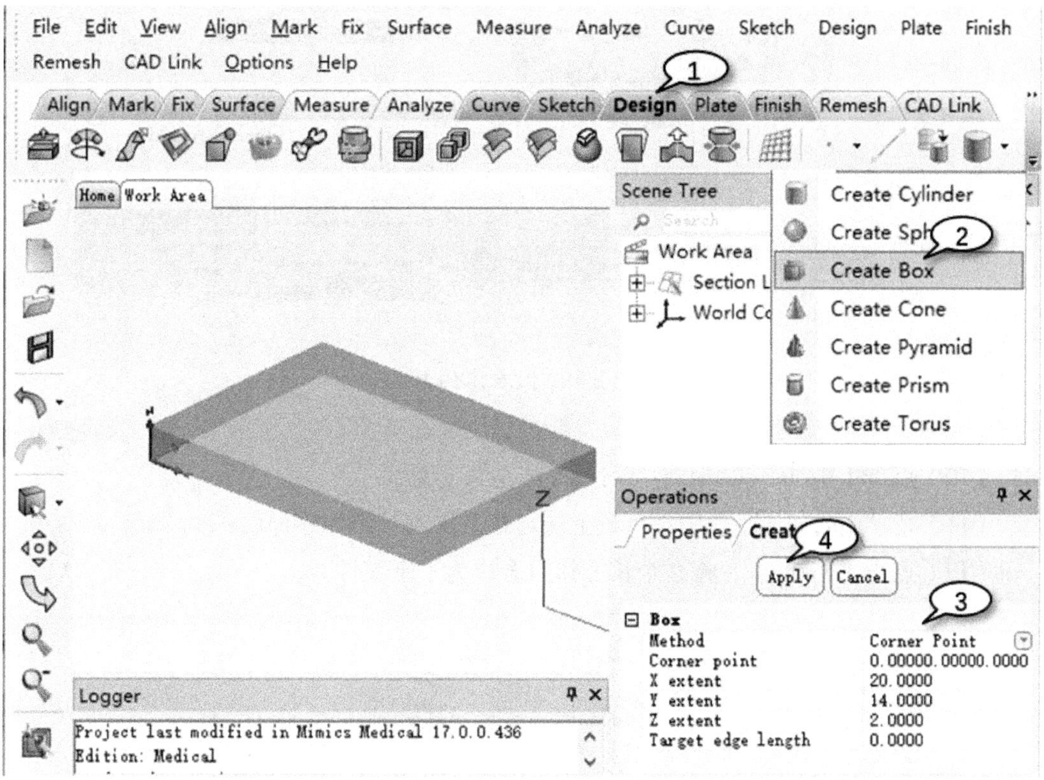

图 2.3.2-7 长方体创建

（5）在“Scene Tree”中用鼠标右键点击第（4）步骤创建的长方体，在弹出菜单中选择【Duplicate】，重复此操作为长方体创建 2 个副本，在导航栏中选择【Aign】，进入校准模块。

（6）选择【Interactive Translate】，启动交互式移动工具。

（7）在“Operation”页中框选【Enable snapping】，设置【Translation step】=2 mm。

（8）在“Scene Tree”中选择第（5）步骤中创建的副本，在“Work Area”中鼠标沿 Z 轴正方向拖动坐标系，使 2 个副本分别移动 2 mm 与 4 mm。

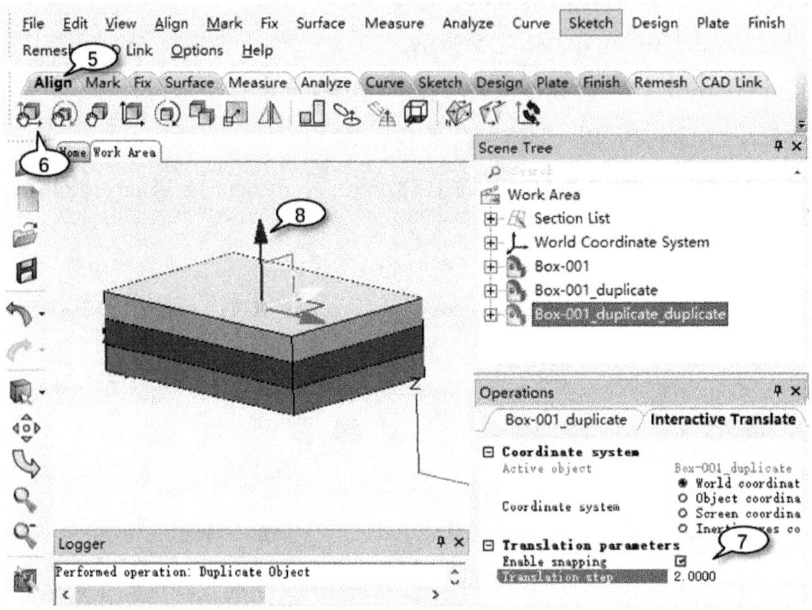

图 2.3.2-8 长方体的移动

（9）在导航栏中选择【Design】，进入设计模块。

（10）点击【Boolean Union】，启动布尔交集工具。

（11）在“Operation”页中填入最上层与最下层的长方体零件。

（12）点击【Apply】，将 2 个长方体组合成为 1 个零件。

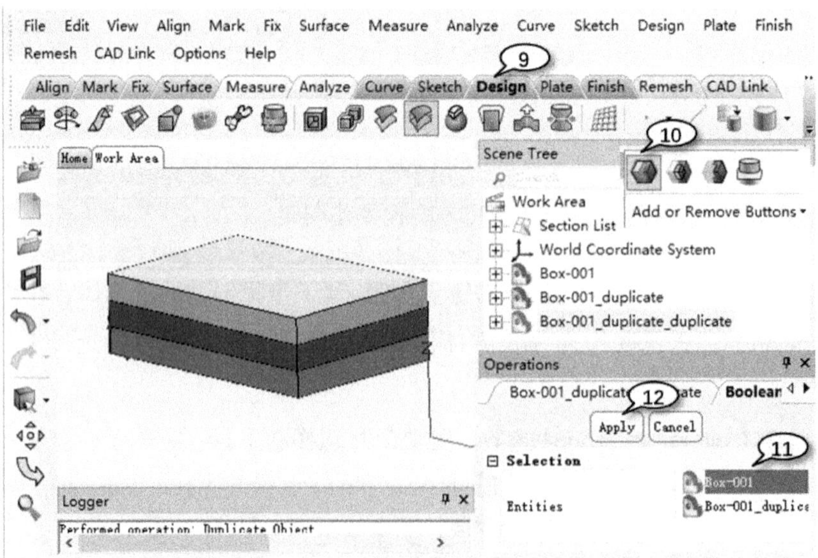

图 2.3.2-9 长方体的布尔加法运算

（13）在“Scene Tree”中双击构建的长方体分别命名为“导向板”“截骨槽”，在主菜单中选择【File】→【Export】→【STL】，将这 2 个零件导出为 STL 文件。

（14）在“Operation”页中选中“导向板”“截骨槽”2 个零件。

（15）点击【Apply】，导出 2 个零件。

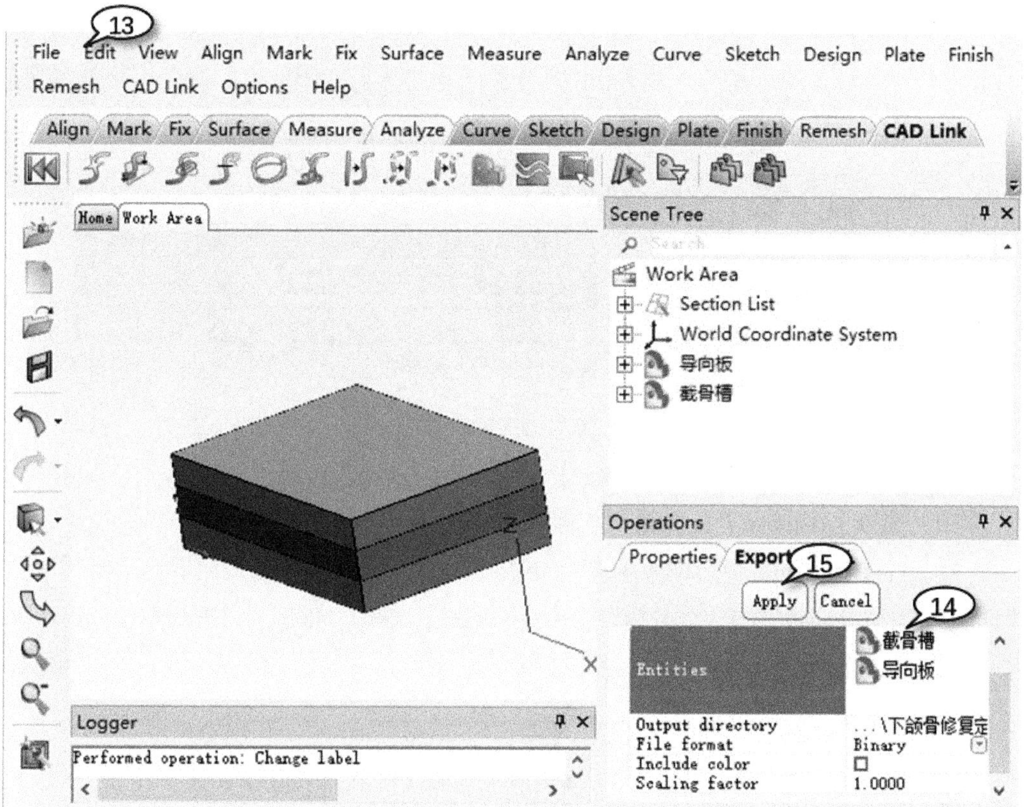

图 2.3.2-10 STL 零件导出

（16）在 Mimics 软件中点击【File】→【Import STL】，选中第（15）步骤中创建的 2 个零件。

（17）在项目管理器 STLs 窗口中按住键盘 Ctrl 键同时选中导入的 2 个零件，点击鼠标右键，在弹出菜单中选择“Duplicate”，为零件创建副本。

（18）通过项目管理器 STLs 窗口下方的中平移旋转工具将截骨零件移动到理想位置。

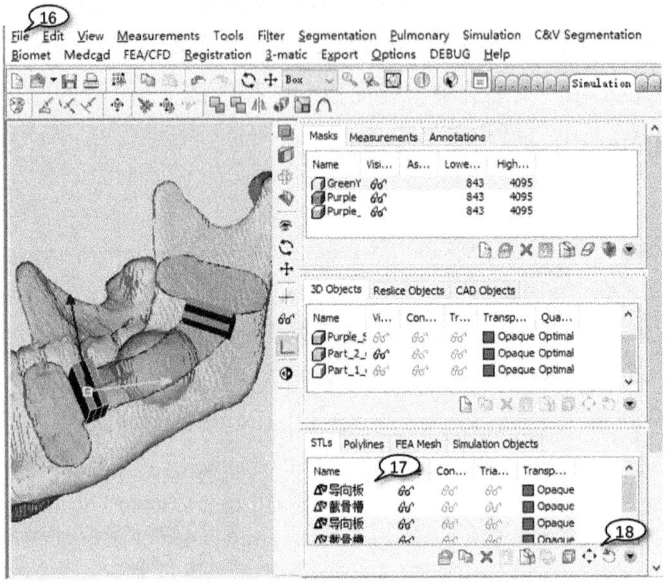

图 2.3.2-11 STL 零件导入

（19）在导航栏中选择【Simulation】，进入模拟模块。

（20）选择【Boolean】，启动布尔运算工具。

（21）在【Boolean】窗口的左侧选择导板贴附部分，窗口右侧按住键盘【Ctrl】键的同时选中 2 对“导向板”与“截骨槽”，【Operation】选择“Minus”，进行布尔减集运算。

（22）点击【OK】，得到布尔运算结果。

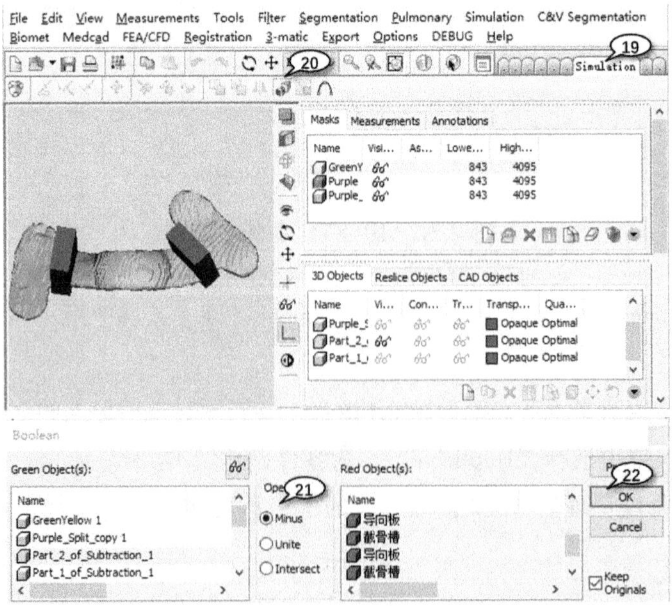

图 2.3.2-12 导板贴附部分与截骨模块之间的布尔减集运算

（23）在导航栏中选择【Simulation】，进入模拟模块。

（24）选择【Boolean】，启动布尔运算工具。

（25）在【Boolean】窗口的左侧选择第（22）步骤中的布尔减集运算结果，窗口右侧在按住键盘【Ctrl】键同时选中 2 个“截骨槽”，【Operation】选择“Unite”，进行布尔并集运算。

（26）点击【OK】，得到布尔运算结果。

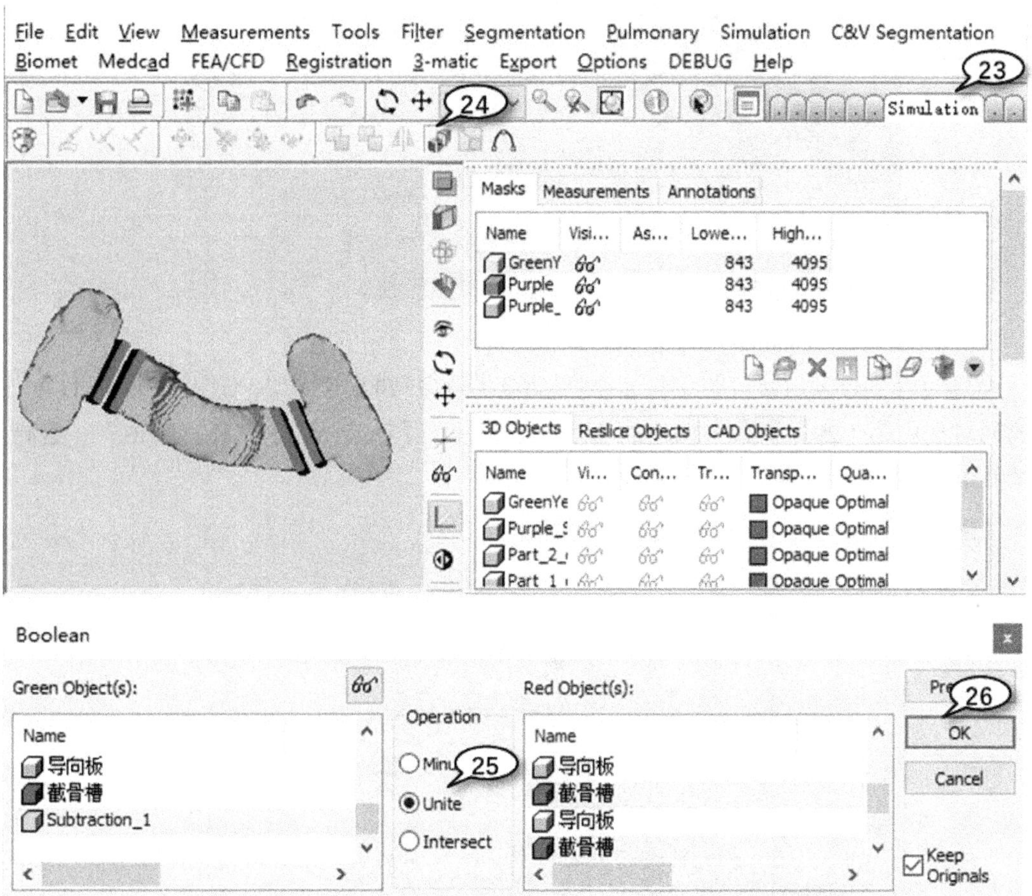

图 2.3.2-13 导板贴附部分与截骨槽之间的布尔并集运算

（27）在导航栏中选择【Medcad】，进入医学计算机辅助设计模块。

（28）点击【Create Cylinder】，启动圆柱创建工具。

（29）Mimics 可以通过 3 点创建圆柱，第 1、2 点为圆柱的顶与底的中点，第 3 点确定圆柱半径，创建完成后鼠标拖动圆柱 2 个顶点或圆柱体部分可以修改圆柱体长度与空间位置，在 3D 视图中用鼠标点击“截骨槽”侧板，在侧板之间设置圆柱连接。本例于每个截骨槽的上中部创建 2 个连接圆柱。

（30）在创建的 CAD Cylinder 的“Property”窗口中设置【Length】=3.0 mm；【Radius】=1.0 mm。

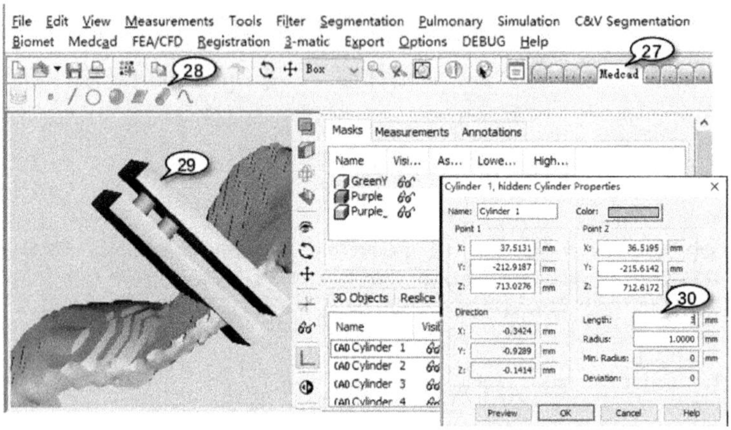

图 2.3.2-14 截骨槽连接圆柱创建

（31）在导航栏中选择【Simulation】，进入模拟模块。

（32）选择【Boolean】，启动布尔运算工具。

（33）在【Boolean】窗口的左侧选择第（26）步骤得到的 3D 模型，右侧按住键盘【Ctrl】键的同时选中第（29）步骤中创建的 2 个连接圆柱，【Operation】选择“Unite”，进行布尔并集运算。

（34）点击【OK】，得到布尔运算结果。

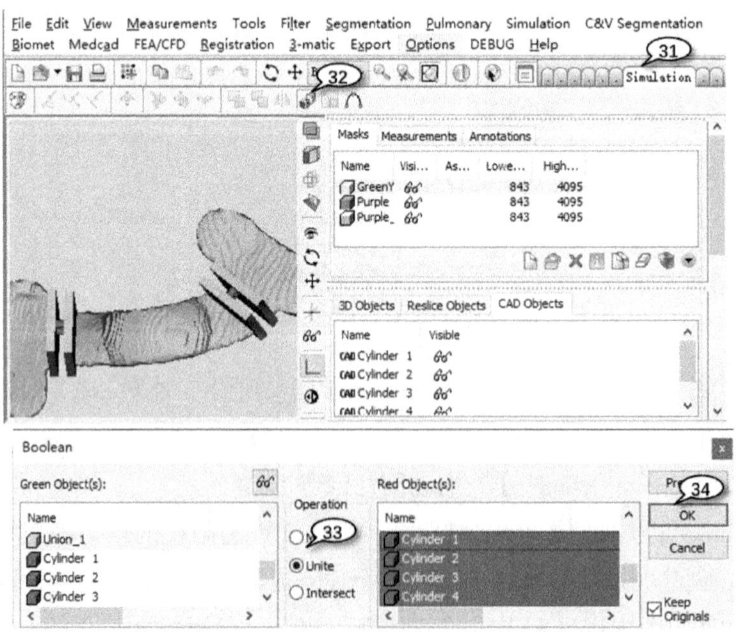

图 2.3.2-15 导板主体部分与连接圆柱之间的布尔并集运算

6. 固定孔设计

步骤操作如图 2.3.2-16~ 图 2.3.2-18 所示。

（1）在导航栏中选择【Medcad】，进入 CAD 模块。

（2）点击【Create Cylinder】，启动圆柱创建工具。

（3）在 3D 视图中用鼠标点击导板与下颌骨内侧面，共创建 4 个圆柱体，圆柱位置即为 2.0 mm 克氏针固定导板的位置。

（4）在创建的 CAD Cylinder 的“Property”窗口中设置【Length】=20 mm；【Radius】= 1.0 mm。

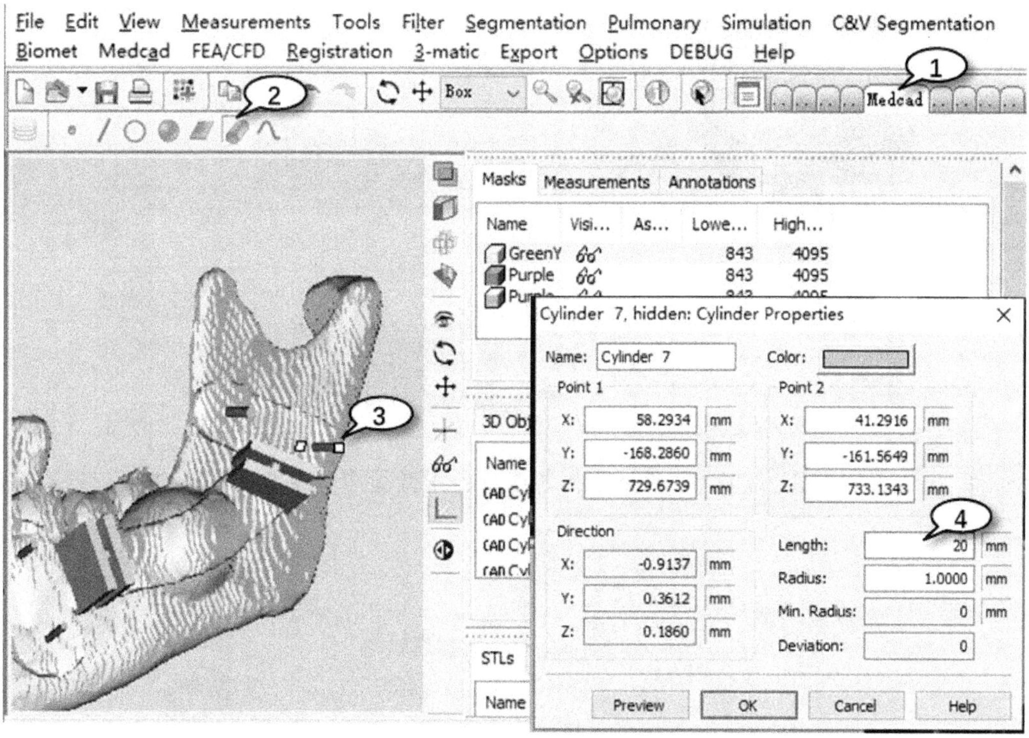

图 2.3.2-16 圆柱创建

（5）在导航栏中选择【Simulation】，进入模拟模块。

（6）选择【Boolean】，启动布尔运算工具。

（7）在【Boolean】窗口的左侧选择导板主体 3D 模型，右侧按住键盘【Ctrl】键同时选中第（4）步骤中创建的 4 个圆柱与下颌骨 3D 模型，【Operation】选择“Minus”，进行布尔减集运算。

（8）点击【OK】，得到下颌骨肿瘤切除支撑导板，如图 2.3.2-18 所示。

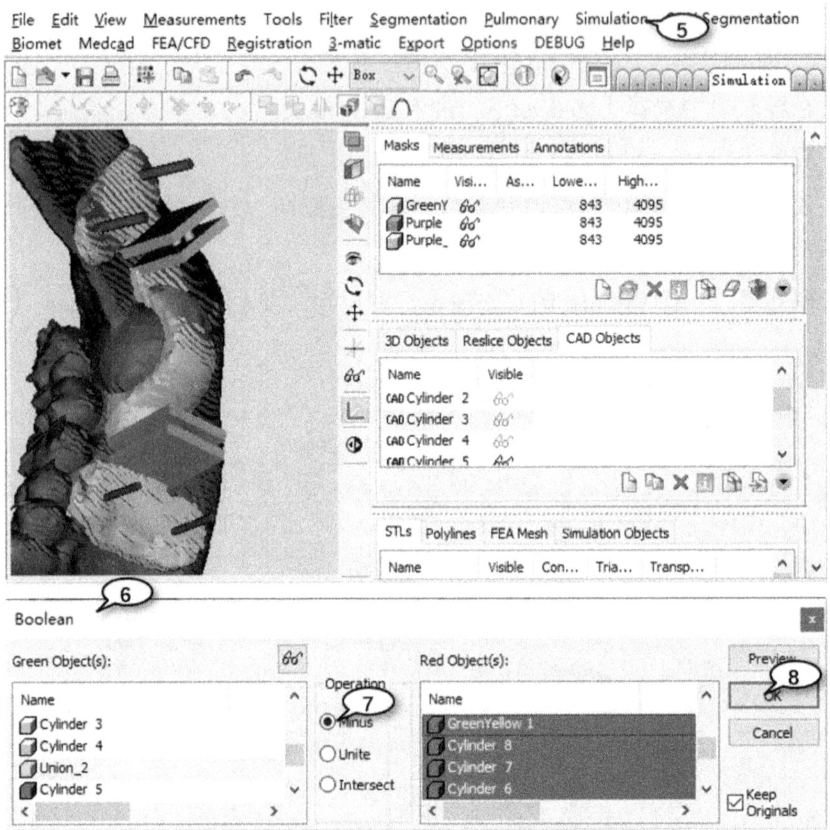

图 2.3.2-17 导板主体与圆柱、下颌骨布尔减集操作

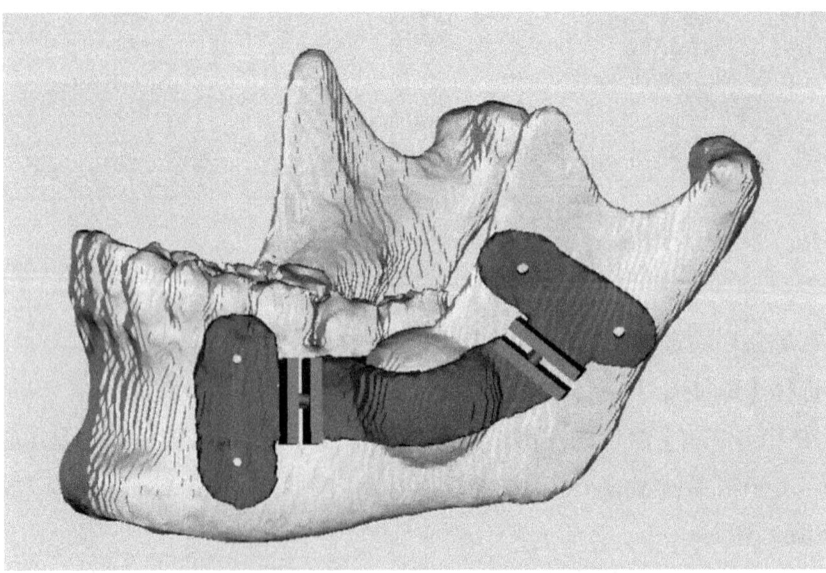

图 2.3.2-18 截骨支撑导板外形

2.4 牙体三维重建及体积测量

2.4.1 背景介绍

近年来，随着锥形束 CT（cone-beamCT，CBCT）技术的发展，特别是相关软件技术的普及，牙吸收的三维测量更加精确。研究发现，牙体积的变化更能够反映牙根吸收的情况，外科开窗导萌结合正畸牵引是治疗埋伏牙的常规有效方法，不同埋伏牙在牵引时受力大小及牵引方向不同，对于牙根发育尚未完成的患者在进行正畸牵引时，可能会形成不同程度的牙根吸收。对牙体进行体积测量并与健侧对比可以判断是否发生牙根吸收，本节将通过下颌骨 CT 断层图像创建牙体 3D 模型并完成牙体体积测量。

2.4.2 Mimics 中牙体三维重建及体积测量过程

1. 运行 Mimics

程序→【Mimics Medical】，进入 Mimics 平台。

2. 导入文件

步骤操作如图 2.4.2-1 所示。

（1）主菜单中选择【File】，在快捷菜单中选中【New project wizard】，将下颌骨 CT 断层扫描 Dicom 格式文件导入 Mimics 中。

（2）主菜单栏中选择【File】，在弹出菜单中选择【Organize Images】，启动组织图像工具。

（3）在【Organize Images】窗口中去除下颌骨以下、上颌骨以上的断层图像。

（4）点击【OK】，打开 Mimics 项目。

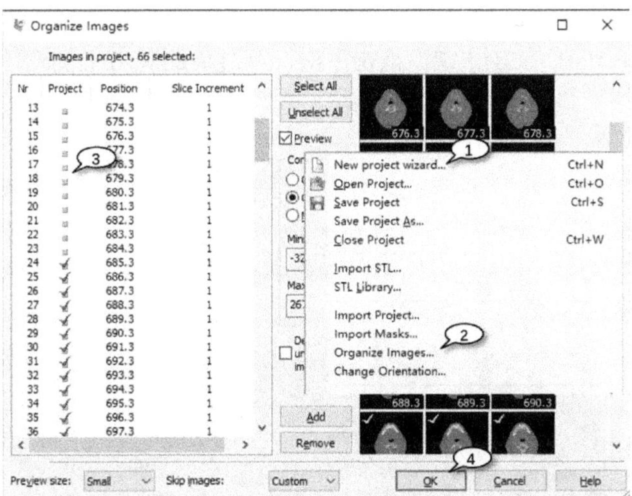

图 2.4.2-1 组织图像窗口

3. 右上侧切牙牙体三维重建及体积测量

步骤操作如图 2.4.2-2~ 图 2.4.2-8 所示。

（1）在导航栏中选择【Segmentation】，进入分割模块。

（2）在分割模块中选择【Thresholding】，启动阈值分割工具。

（3）在【Thresholding】窗口中的“predefined threshold sets”中选择 Tooth（CT），即 CT 阈值范围为（2224,4095）。

（4）点击【Apply】，生成牙齿蒙版。

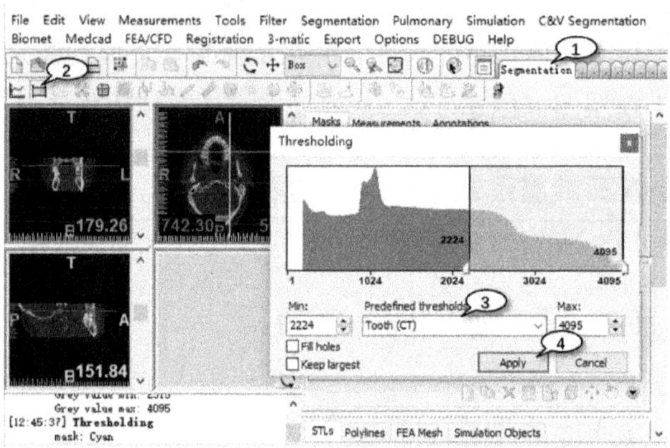

图 2.4.2-2 牙齿蒙版创建

（5）在导航栏中选择【Segmentation】，进入分割模块。

（6）选择【Edit Mask in 3D】，对下颌骨蒙版进行编辑。

（7）在【Edit Mask in 3D】窗口中【Type】选择“Circle”，框选【Select】。

（8）使用圆形画笔工具在 3D 视图中选择右上侧切牙。

（9）在【Edit Mask in 3D】窗口点击【Invert】，使右上侧切牙之外的蒙版部分被选中。

（10）在【Edit Mask in 3D】窗口点击【Remove】，删除右上侧切牙之外的蒙版部分。

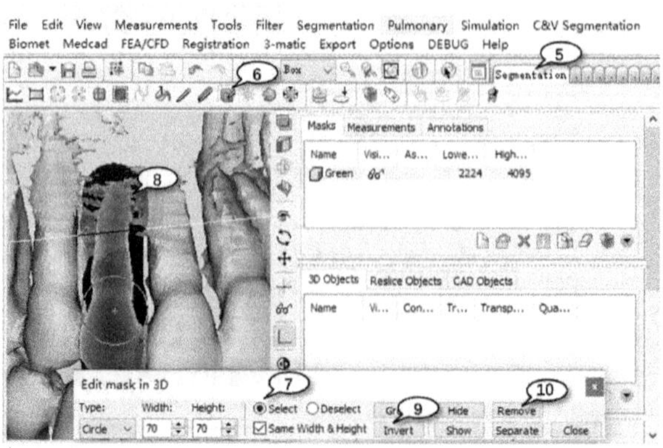

图 2.4.2-3 牙齿蒙版的初步编辑

（11）使用圆形画笔工具在 3D 视图中选择右上侧切牙之外的蒙版部分。

（12）点击【Remove】，移除部分蒙版。

（13）点击【Separate】，分离右上侧切牙蒙版。

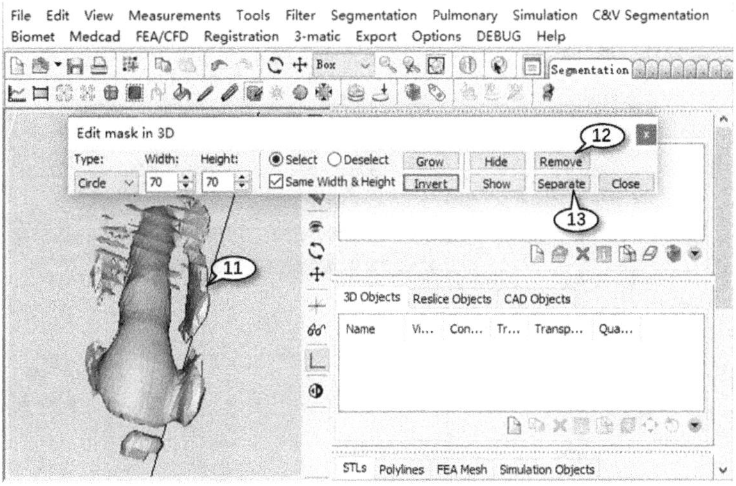

图 2.4.2-4 牙齿蒙版编辑

（14）在导航栏中选择【Segmentation】，进入分割模块。

（15）选择【Region Growing】，使用区域增长工具从骨骼蒙版中分离右上侧切牙蒙版。

（16）从【Region Growing】的对话窗口中选择合适参数，框选【Multiple layer】，对所有层面的进行区域增长。

（17）在视图中鼠标左键点击右上侧切牙的任何部分，即可分离右上侧切牙蒙版。

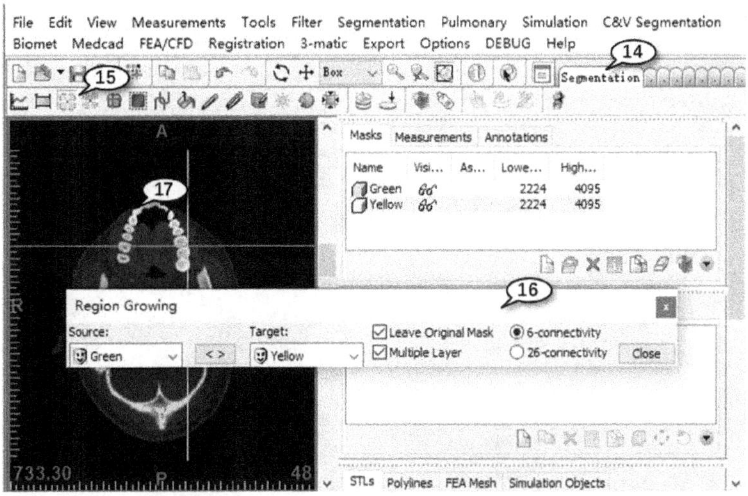

图 2.4.2-5 右上侧切牙蒙版分离

（18）在导航栏中选择【Segmentation】，进入分割模块。

（19）选择【Calculate 3D】，为右上侧切牙蒙版创建 STL 模型。

（20）在【Calculate 3D】的对话窗口中选中第（17）步骤中创建的蒙版。

（21）点击【Calculate】生成贴附部分模型，在 3D 视图中可以查看所构建模型。

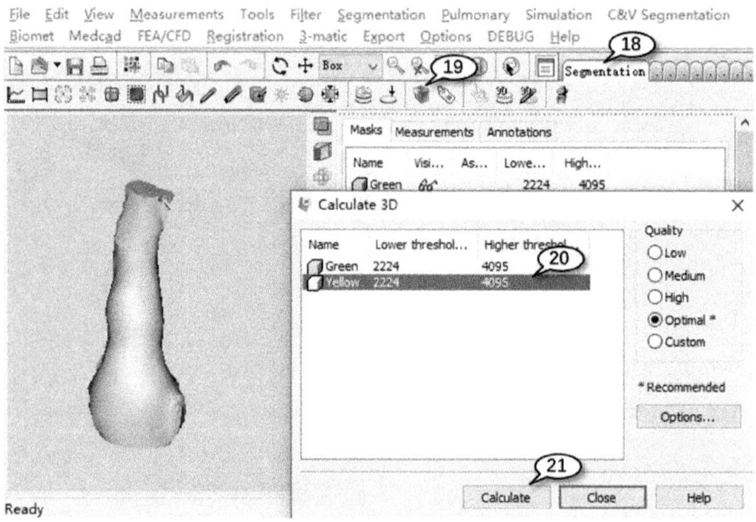

图 2.4.2-6 右上侧切牙 3D 模型创建

（22）在导航栏中选择【Tool】，进入工具模块。

（23）选择【Smoothing】，对右上侧切牙进行平滑操作。

（24）在【Smoothing】的对话窗口中选中第（13）步骤中创建的 3D 模型，设置【Iterations】=4，【Smooth factor】=0.4，即平滑迭代次数为 4，平滑因子为 0.4。

（25）点击【OK】对导板整体进行平滑操作，在 3D 视图中可以查看所构建模型。

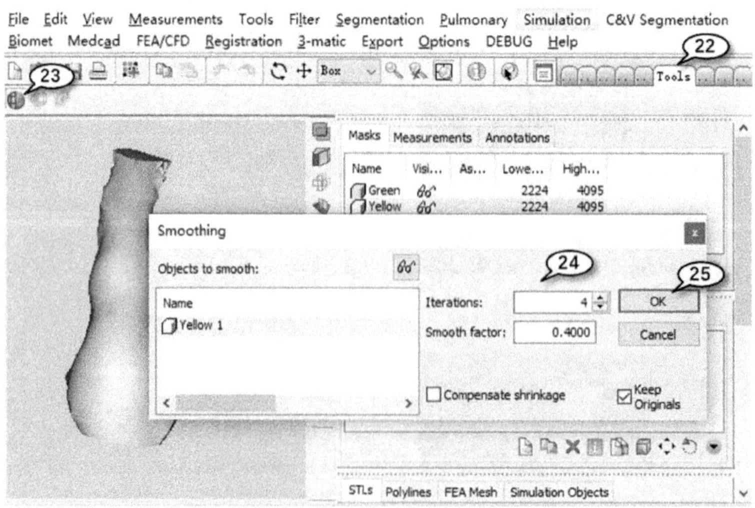

图 2.4.2-7 右上侧切牙 3D 模型平滑操作

（26）在项目管理器的 3D Object 中选中右上侧切牙模型，点击【Property】。

（27）在【Property】中查看右上侧切牙模型的具体信息，可见本例右上侧切牙体积为 392.33 mm^3，表面积为 357.09 mm^2。

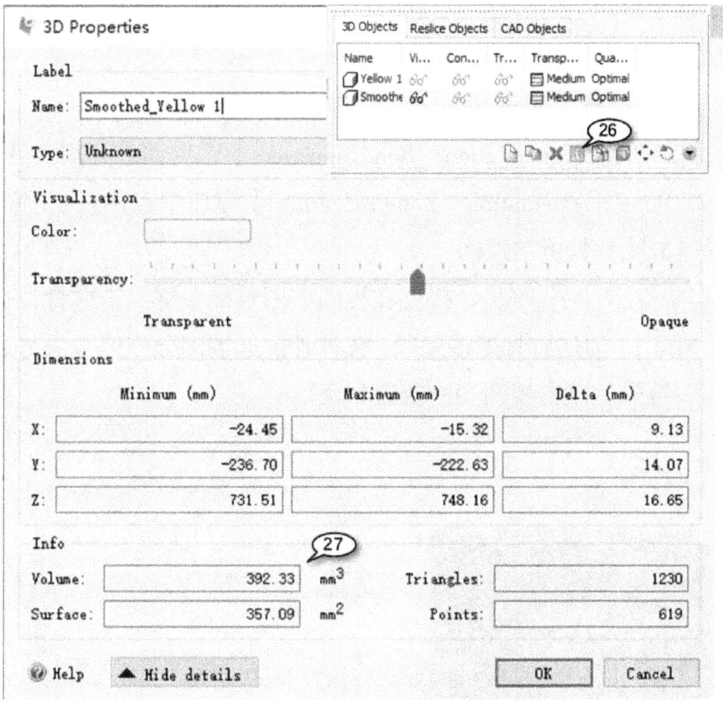

图 2.4.2-8 右上侧切牙 3D 模型属性窗口

2.5 骨折复位

2.5.1 背景介绍

骨折是指骨的完整性和连续性中断，大多数骨折可有不同程度的位移，常见有成角位移、侧方位移、缩短位移、分离位移、旋转位移。治疗骨折首先需将骨折复位，将位移的骨折端恢复至正常或近乎正常的解剖关系，重建骨的支架作用。Mimics 可以通过内置的“Registration”模块快速、精确地进行虚拟解剖复位，为手术提供参考，或为进一步制作手术复位导板提供精确的复位后骨端空间位置。

2.5.2 Mimics 中骨折复位过程

1. 运行 Mimics

程序→【Mimics Medical】，进入 Mimics 平台。

2. 导入 Dicom 格式图像文件

（1）导航栏中选【File】，在快捷菜单中选中【New project wizard】，将肱骨断层扫描 Dicom 格式文件导入 Mimics 中。

3. 肱骨的三维重建

步骤操作如图 2.5.2–1~ 图 2.5.2–2 所示。

（1）在导航栏中选择【Segmentation】，进入分割模块。

（2）点击【CT Bone Segmentation：Bone Selection 】，启动骨分割工具。

（3）在【CT Bone Segmentation：Bone Selection 】窗口中点击“+”符号，然后在视图中用鼠标左键点击肱骨骨折端近侧。

（4）在窗口中点击“-”符号，接着在视图中用鼠标左键点击肱骨骨折端远侧。

（5）点击【Next】，创建肱骨近端蒙版，肱骨骨折远端部分创建方法与近端部分相同，仅选定“+”“-”符号后点击视图中的位置相反。

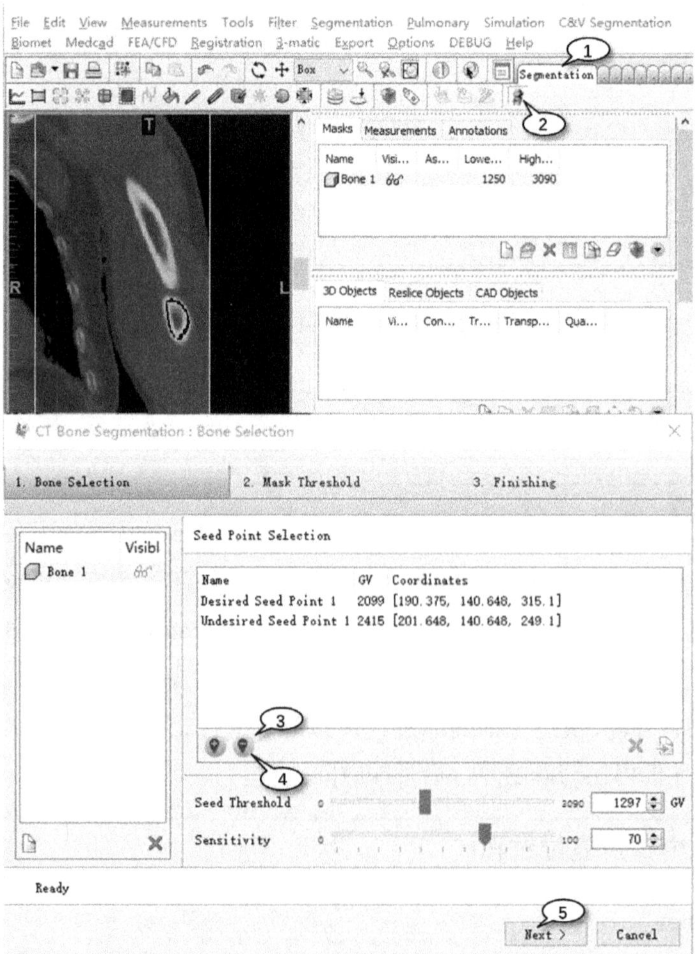

图 2.5.2–1 肱骨骨折近端部分蒙版创建

（6）在导航栏中选择【Segmentation】，进入分割模块。

（7）选择【Calculate 3D】，启动 3D 模型创建工具。

（8）在【Calculate 3D】的对话窗口中按住 Ctrl 键同时选中第（5）步骤中创建的骨折远端、骨折近端。

（9）点击【Calculate】，生成肱骨骨折 3D 模型，在 3D 视图中可以查看所构建模型。

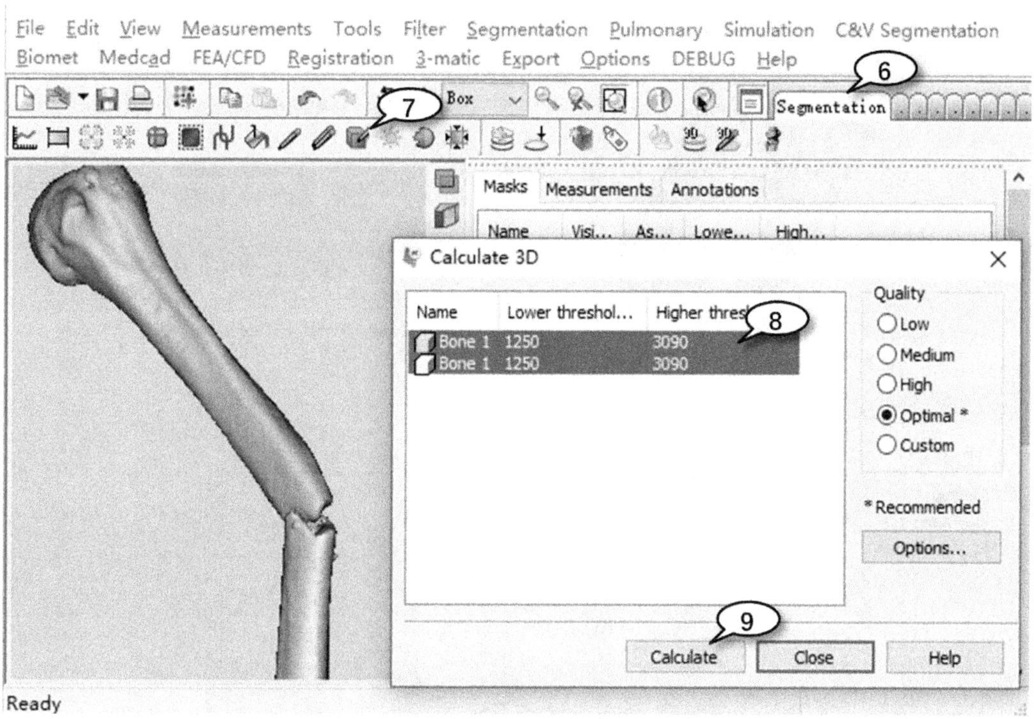

图 2.5.2-2 肱骨骨折 3D 模型创建

3. 肱骨骨折的精确复位

步骤操作如图 2.5.2-3、图 2.5.2-4 所示。

（1）在导航栏中点击【Registration】，进入配准模块。

（2）点击【Point Registration】，启动点配准工具。

（3）在【Point Registration】窗口中点击【Add Point】，然后在视图中点击骨折处两端相对应的点，共选择 3 对点。

（4）点击【OK】，即可完成骨折复位，复位后肱骨如图 2.5.2-4 所示。

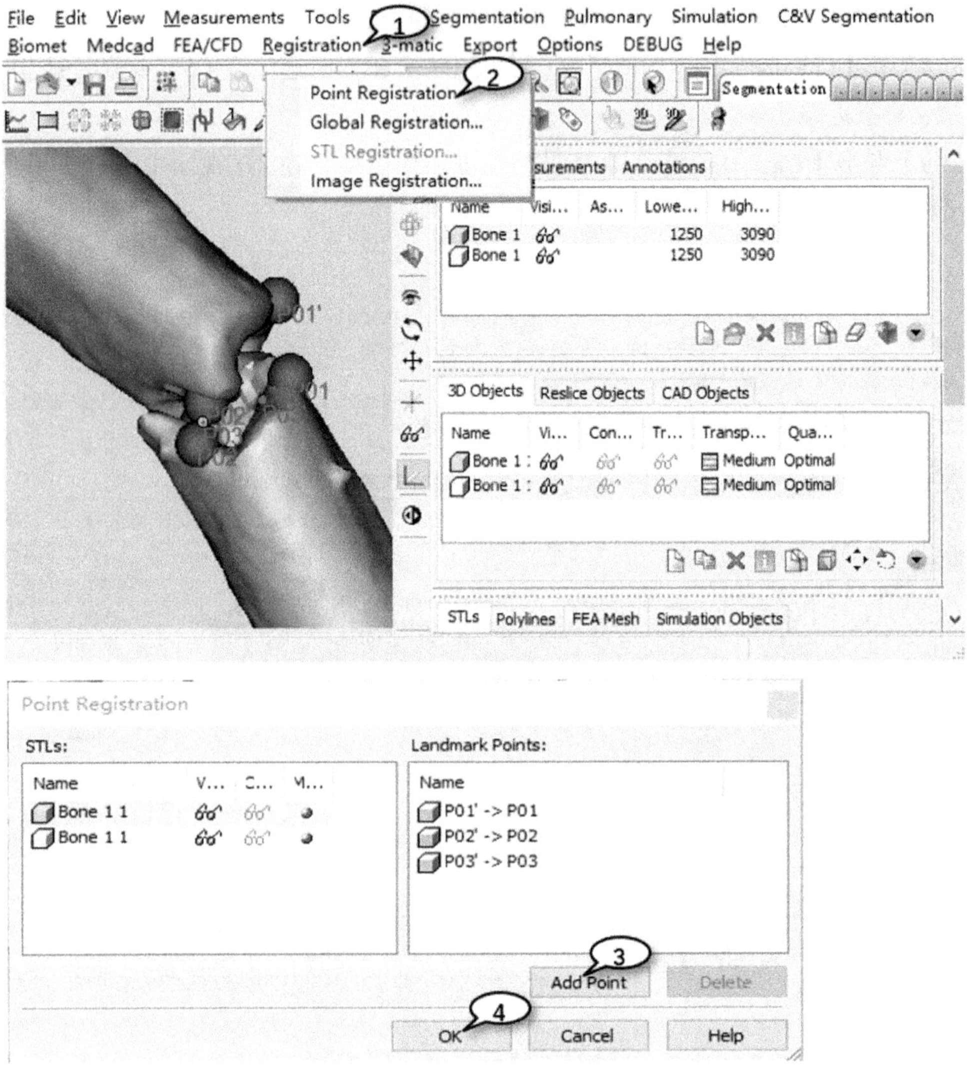

图 2.5.2-3 肱骨骨折配准

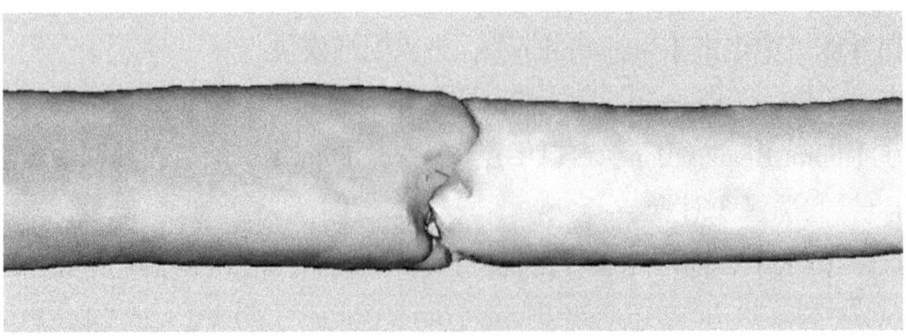

图 2.5.2-4 复位后肱骨

2.6 孔隙率分析

2.6.1 背景介绍

孔隙率是指块状材料中孔隙体积与材料在自然状态下总体积的百分比。已有研究表明，骨质疏松性骨折患者内固定装置失效的主要原因是松质骨的高孔隙率与低强度，了解人体骨骼不同部位的孔隙率对于临床与科学研究具有一定指导意义。Micro CT（Micro Computed Tomography，微计算机断层扫描技术），又称显微 CT，其分辨率极高，可以达到 μm级别，能够清楚显示骨小梁结构，并可精确计算骨孔隙率。由于条件受限，本节使用 64 排螺旋 CT 数据演示骨孔隙率测量过程。

2.6.2 Mimics 中孔隙率测量过程

1. 运行 Mimics

程序→【Mimics Medical】，进入 Mimics 平台。

2. 导入文件

步骤操作如图 2.6.2–1 所示。

（1）导航栏中选【File】，在快捷菜单中选中【New project wizard】，将断层扫描 Dicom 格式文件导入 Mimics 中。

（2）主菜单栏中选择【File】，在弹出菜单中选择【Organize Images】，启动组织图像工具。

（3）在【Organize Images】，去除骨盆以上的断层图片。

（4）点击【OK】，打开 Mimics 项目。

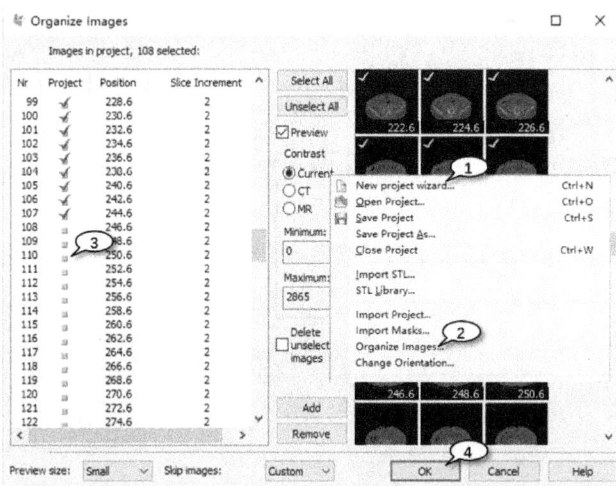

图 2.6.2.–1 组织图像窗口

3. 髋骨蒙版创建

步骤操作如图 2.6.2-2~ 图 2.5.2-3 所示。

（1）在导航栏中选择【Segmentation】，进入分割模块。

（2）点击【CT Bone Segmentation：Bone Selection】，启动骨分割工具。

（3）在【CT Bone Segmentation：Bone Selection】窗口中点击“+”符号，然后在视图中用鼠标左键点击左侧髋骨。

（4）在窗口中点击“-”符号，接着在视图中用鼠标左键点击左侧股骨、骶骨、右侧髋骨。

（5）点击【Next】，创建左侧髋骨蒙版。

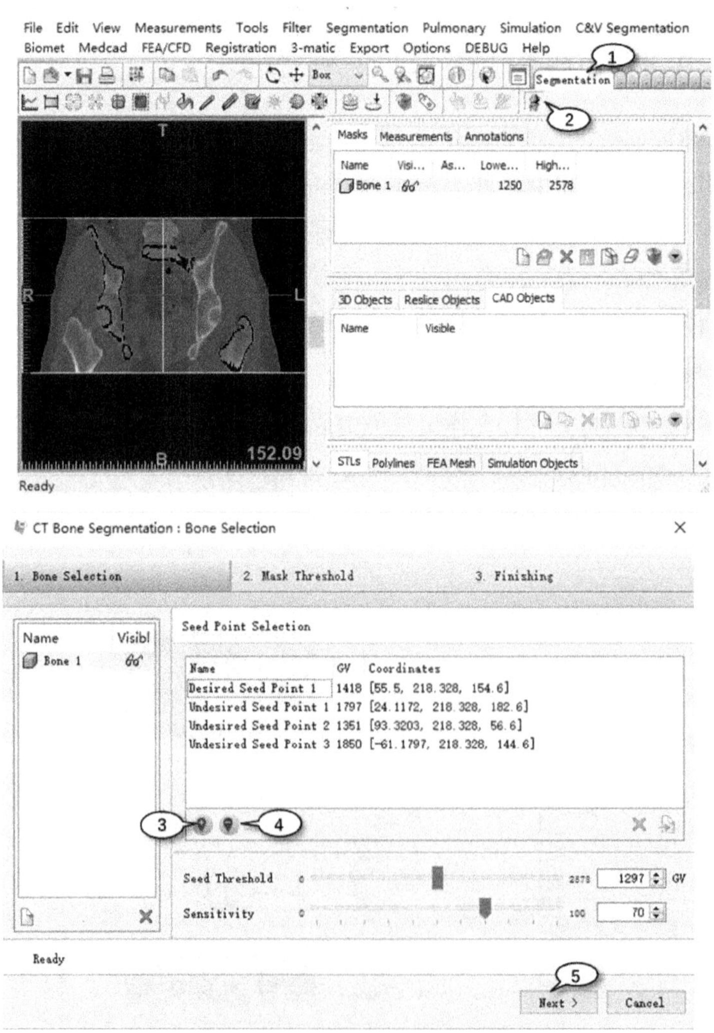

图 2.6.2-2 左侧髋骨蒙版构建

（6）在导航栏中选择【Segmentation】，进入分割模块。
（7）点击【Smart Expand】，启动骨分割工具，填补髋骨中的孔隙。
（8）在【Smart Expand】窗口中设置【Expand Distance】= "10"。
（9）点击【Apply】，创建填补孔洞后的左侧髋骨蒙版。

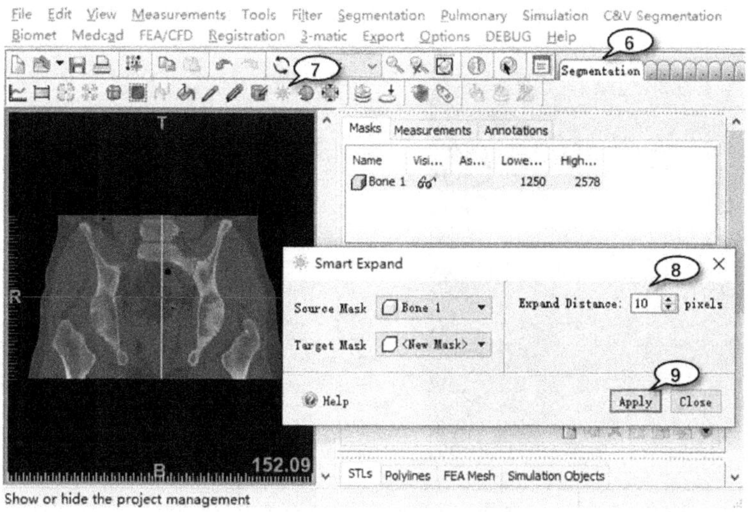

图 2.6.2-3 左侧髋骨蒙版构建

4. 局部孔隙率测量

步骤操作如图 2.6.2-4~ 图 2.6.2-7 所示。
（1）在导航栏中选择【Medcad】，进入 CAD 模块。
（2）点击【Create Sphere】，启动球体创建工具。
（3）在视图中需要测量孔隙率的部分绘制球体。

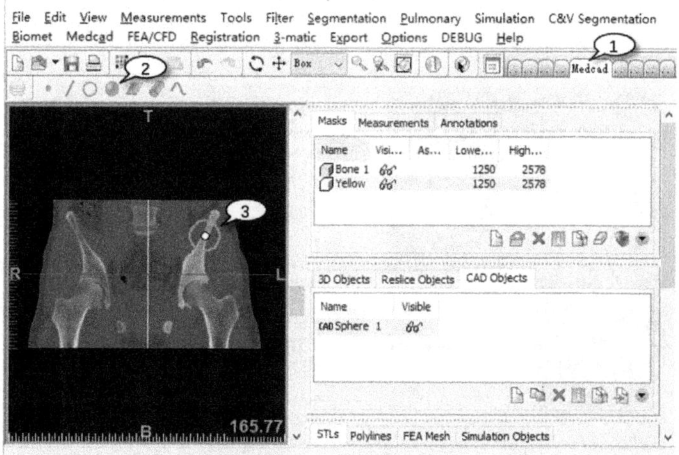

图 2.6.2-4 球体绘制

（4）在导航栏中选择【Segmentation】，进入分割模块。

（5）选择【Calculate mask from object】，启动基于 3D 模型创建蒙版功能。

（6）点击【Apply】，创建球体蒙版。

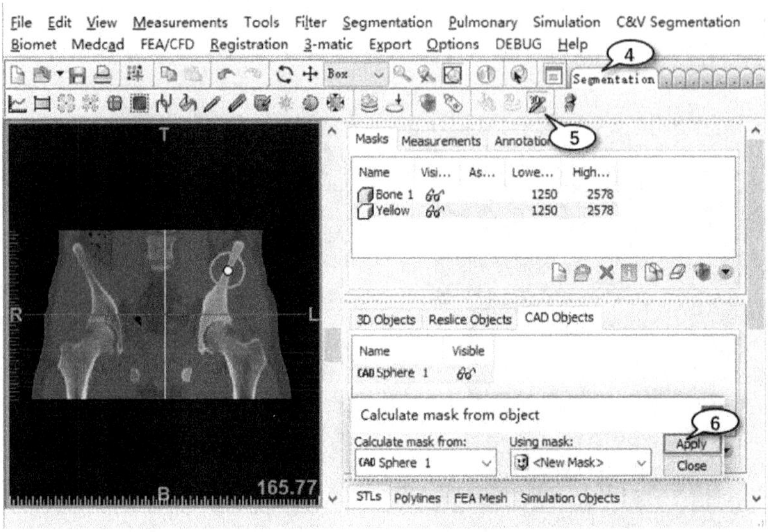

图 2.6.2-5 球体蒙版绘制

（7）在导航栏中选择【Segmentation】，进入分割模块。

（8）选择【Boolean Operation】，启动布尔运算功能。

（9）在【Boolean Operation】窗口中的【Mask A】选择第（6）步骤中创建的球体蒙版，【Mask B】选择左侧髋骨蒙版。点击【Apply】完成布尔交集运算。

（10）在【Mask B】选择填充孔洞后左侧髋骨蒙版。点击【Apply】完成布尔交集运算。

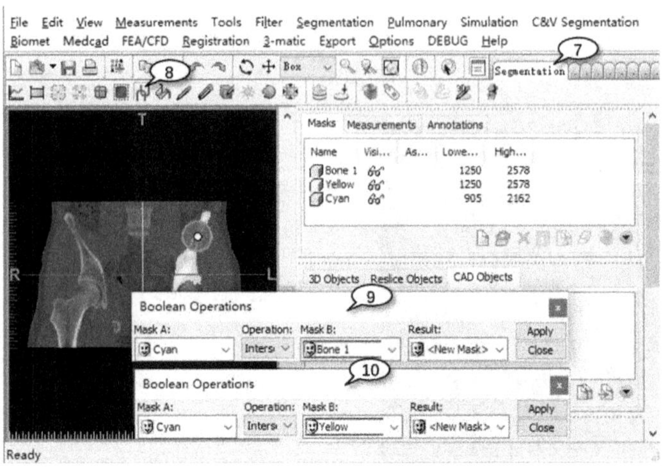

图 2.6.2-6 球体蒙版与左侧髋骨的交集布尔运算

（11）在【Mask】中分别选择第（9）（10）步骤布尔交集运算得到结果，点击【Properties】，查看蒙版属性。

（12）在属性窗口中可以看到未填充孔洞所选择区域蒙版的体积为 6959.5400 mm^3。

（13）在属性窗口中可以看到填充孔洞后所选择区域蒙版的体积为 11635.9258 mm^3。

（14）孔隙率计算公式为 P=（V_0−V）/V,（P 为材料孔隙率、V_0 为材料在自然状态下的体积、V 为材料的绝对密实体积），故可以得到本例选中区域的孔隙率为 40.189%。

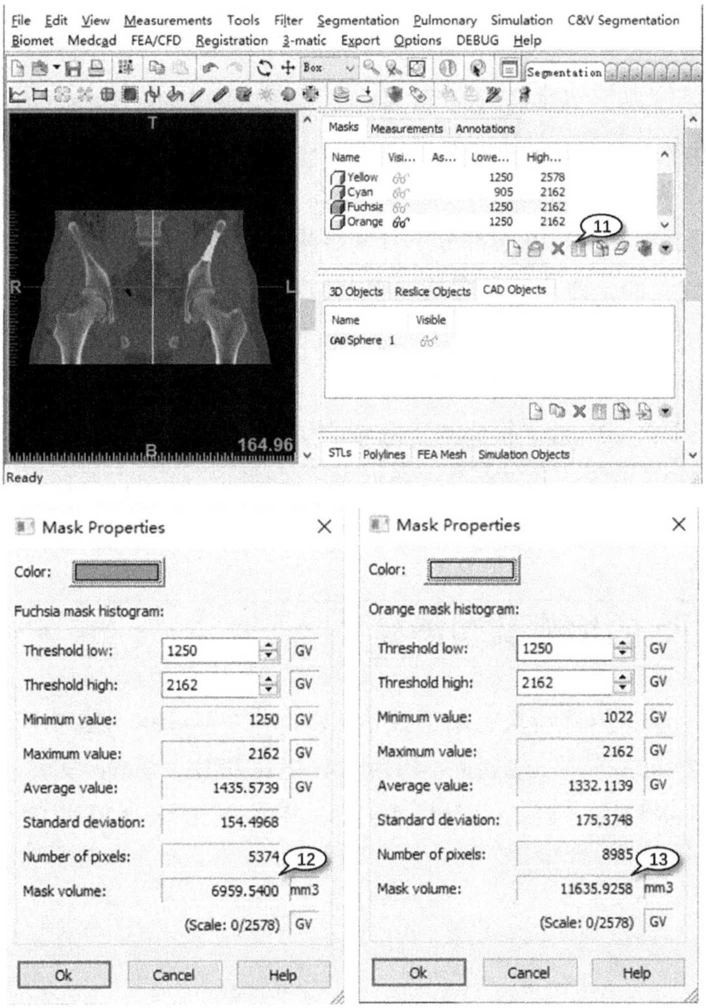

图 2.6.2−7 蒙版的体积查看

.3. 3-matic 简介

3.1 3-matic 总体介绍

3-matic 是 Materialise 公司出品的基于数字化 CAD(STL) 的正向工程软件，在国内有较多的使用者。其所有操作都是基于三角片进行处理，如此可减少逆向工程和传统 CAD 之间循环的反复，直接由 STL 格式进行后续 RP、CAE、CAD、CAM 处理。其功能部分与 Mimics 重叠，但相对于 Mimics，3matic 加强 CAD、模型修饰等功能加入了传统 CAD 软件的二维草图功能。3-matic 有 2 个版本：Medical、Reseach，前者可用于设计或制造医疗器械，后者仅供研究使用。

医学 CAD 常需面对 Mimics 或其他基于断层影像逆向工程软件创建的不规则解剖结构，工程师要根据临床需求基于部分不规则结构对模型进行处理，传统 CAD 大多通过 NURBS 的点、线、面 3 种几何元素描述模型，难以适应医学 CAD 需求。3-matic 通过三角面片来表示模型，可以让用户自由选择模型中感兴趣的区域，并在此基础上进行 CAD 操作，并提供了针对不规则结构的各种对齐工具。

3-matic 可以导入 Mimics 软件基于患者断层影像重建的解剖数据，以及其他 CAD 数据，包括 CATIA、IGES、STEP 等，辅助完成各种临床任务，如解剖学测量、导板设计、植入物设计、支具设计等。

3.2 3-matic 的组成及功能简介

理解一些 3-matic 内部模块有助于指导正确操作，3-matic 主要由 View 模块、Align 模块、Mark 模块、Fix 模块、Measure 模块、Analyze 模块、Curve 模块、 Sketch 模块、Design 模块、 Plate 模块、 Finish 模块、Remesh 模块、CAD link 模块 13 个模块构成，其一般使用流程如图 3.2-1 所示。

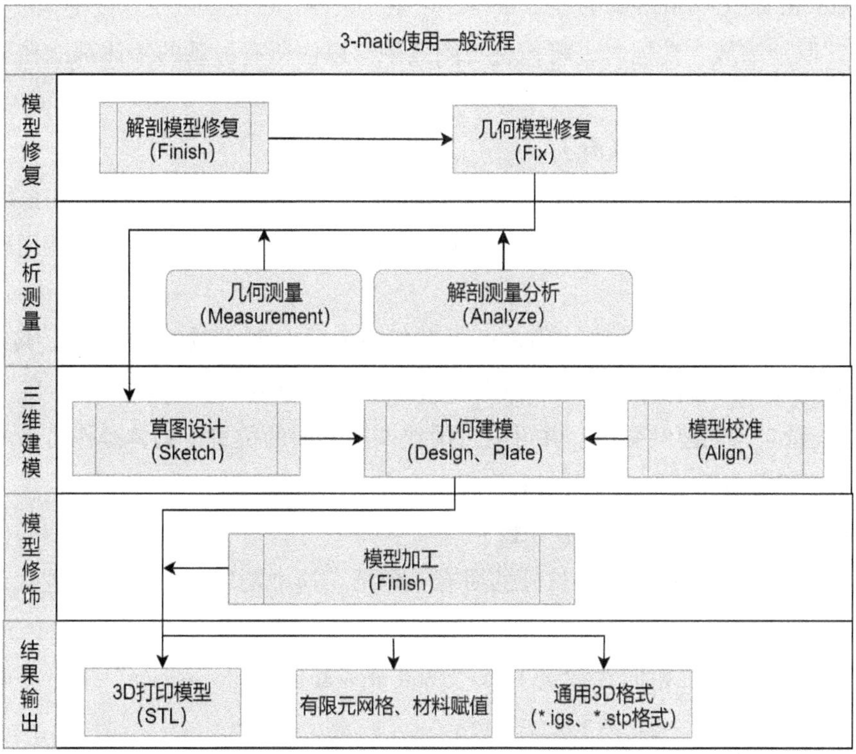

图 3.2-1 3-matic 使用一般流程

3.2.1 View（视图）模块

View（视图）模块可以帮助用户对 3D 模型进行平移、旋转、放大、缩小等操作，设置模型的显示类型，并可通过该模块定义工作区的布局。

1. Pan View（平移视图）

选择“平移视图”功能时，鼠标将变为“平移视图”形式。在活动场景中单击鼠标左键并移动鼠标可平移对象，松开鼠标按钮时，“平移视图”功能不再处于活动状态。平移视图的快捷方式是按住鼠标中键或按住 Shift 键 + 鼠标右键。

2. Rotate View（旋转视图）

选择“旋转视图”功能时，鼠标将变为“旋转视图”形式。在活动场景中单击鼠标左键并移动鼠标可旋转视图，松开鼠标按钮时，“旋转视图”功能不再处于活动状态，该功能默认的旋转中心为“Wold Coordinate System”的原点，旋转视图的快捷方式是按住鼠标右键。

3. Zoom Window（缩放）

选择缩放功能时，鼠标将变为放大镜形态。用鼠标在想看得更仔细的区域画 1 个矩形来放大，滑动鼠标滚轮也可对视图进行缩放。

4. Unzoom all（取消缩放）

选择“取消缩放”功能时，将调整视图效果，以便所有加载的实体都能在屏幕上显示出来。

5. Create section（创建截面）

3-matic 中有 3 个默认标准截面，即分别垂直于 X、Y 和 Z 轴的截面。在系统预设的情况下，这些截面是隐藏的，可以在“Scenne Tree”中的“Section List”中使用默认截面对 3D 模型进行剖面视图。

通过“Create section”功能，用户可以在任何方向上创建截面，3-matic 共提供了 8 种创建截面的方法，如 3 poins、Normal and origin、Fit plane、Midplane 等，在 “Section List”可以查看自己创建的截面，并可通过滑块调整截面的位置（具体操作可参考第 4 章中的“4.12.2 下牙槽种植导板设计过程”）。

6. Rectangular Clipping（矩形剪裁）

此功能将剪切掉矩形选择窗口外的所有三角形（这个功能只针对面网格，无法剪裁体积网格），操作完成后可在“Property Page”（属性页）中查看“Number of invisible triangles”（不可见的三角面片数量）与“Total area of invisible surface”（不可见的区域总面积）。

7. Invert invisibility（反向隐藏）

使用此功能时，可见三角面片和不可见三角面片的可见性将被反转，即可见的三角面片都将变为不可见，反之亦然。

8. Make All Visible（显示所有）

使所有不可见的三角形再次可见。

9. Default views（预设视图）

此功能可使“Work Area”中的 3D 视图方向设置为系统预设，共提供 7 种预设视图方向，包括 Top、Bottom、Left、Right、Front、Back、Isometric。

10. Shading modes（着色模式）

此功能可以调整模型的显示模式，可供选择的模式有：Triangle Nodes、Triangle Nodes with wireframe 、Wireframe、Filled Triangles、Filled Triangles with Wireframe、Filled with Triangle Edges、Smooth Shaded。在使用“Curve”工具时应当转换为“Filled with Triangle Edges”着色模式，以便选择三角面片的定点（图 3.2.1-1）。

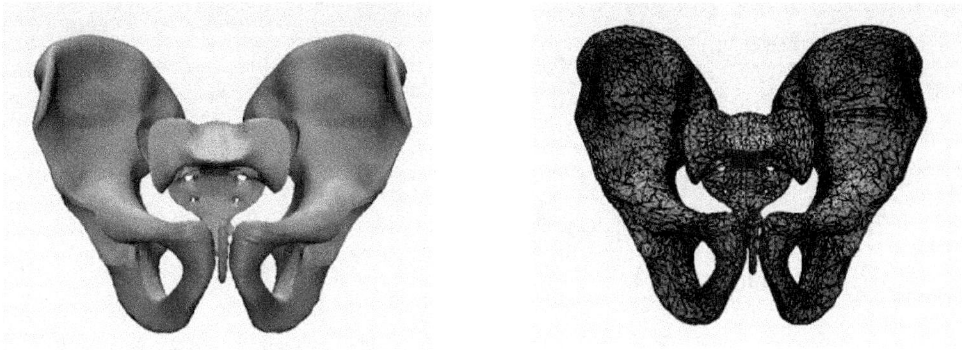

图 3.2.1-1 左侧为“Smooth Shaded”，右侧为“Filled with Triangle Edges”

11. Toggle Bad Contours（切换不良轮廓）

切换坏轮廓的可见性。如果启用，不良轮廓将显示为黄色曲线（黄色为默认颜色）。

12. Toggle orientation indicator（切换方向指示器）

方向指示器是一组与“Wold Coordinate System”的坐标轴平行的 3 个轴。指示器始终位于“Work Area”的右下角，并且始终具有与世界坐标系相同的方向。

13. Sort（排序）

通过此功能可以在“Scene Tree”中根据零件名、三角面片数量、面积、体网格数量等对实体（零件、曲面集、曲面）按升序或降序进行排序。

14. Log info（日志信息）

默认情况下，“Log info”窗口位于“Work Area”下方（图 3.2.1-2）。它记录 3-matic 中执行的操作和操作反馈信息，当操作失败时，失败原因将以红色字体出现在记录器中，记录器最多可显示 200 行信息，右键点击日志窗口可执行复制、删除等操作（图 3.2.1-2）。

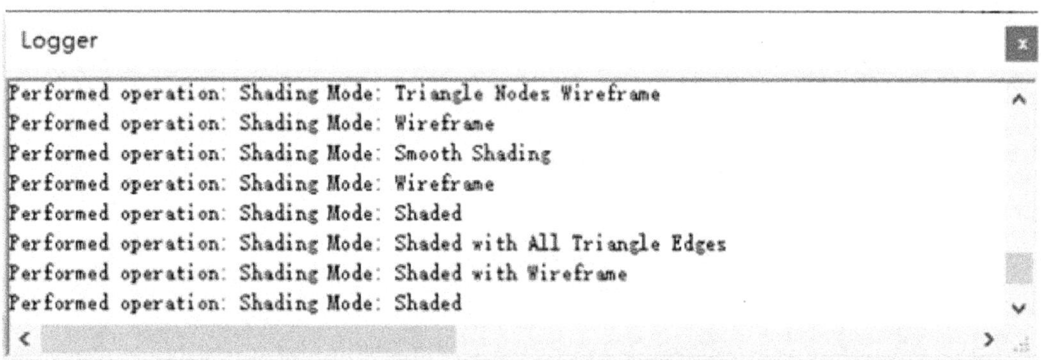

图 3.2.1-2 日志信息窗口

15. Scene tree（场景树）

默认情况下，“Scene Tree”位于“Work Area”的右侧，它包含 Section List、Wold Coordinate System、导入或者在 3-matic 中创建的对象（图 3.2.1-3）。

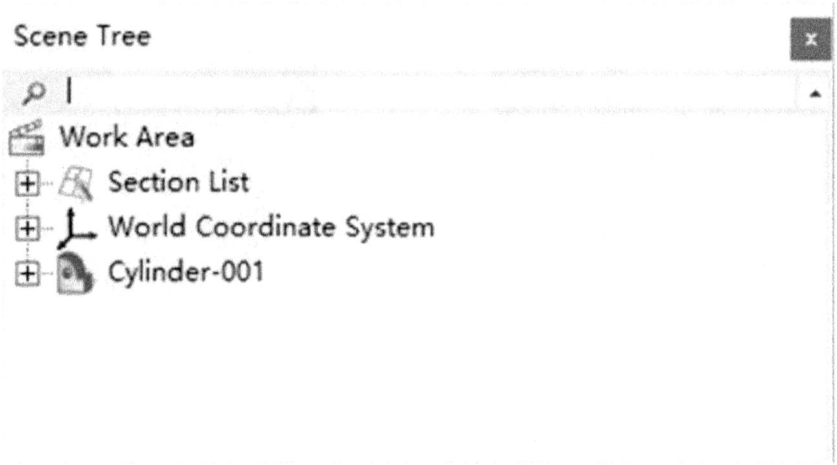

图 3.2.1-3 场景树窗口

16. Search bar（搜索栏）

位于“Scene Tree”的顶部，用于可以根据名称从“Scene Tree”过滤到感兴趣的对象。搜索栏可以输入字母、数字、标点符号或符号。

17. Macros page（宏页）

宏可以记录多个操作，保存后可应用于其他项目。在其“Operation”页中点击“Record”开始记录，点击“Stop”将停止记录并弹出宏文件保存路径，点击“Load macros”选择宏文件，点击“Play”，软件将自动执行宏文件中包含的指令，通过使用宏，用户可以快速地在3-matic中执行重复操作（图 3.2.1-4）。

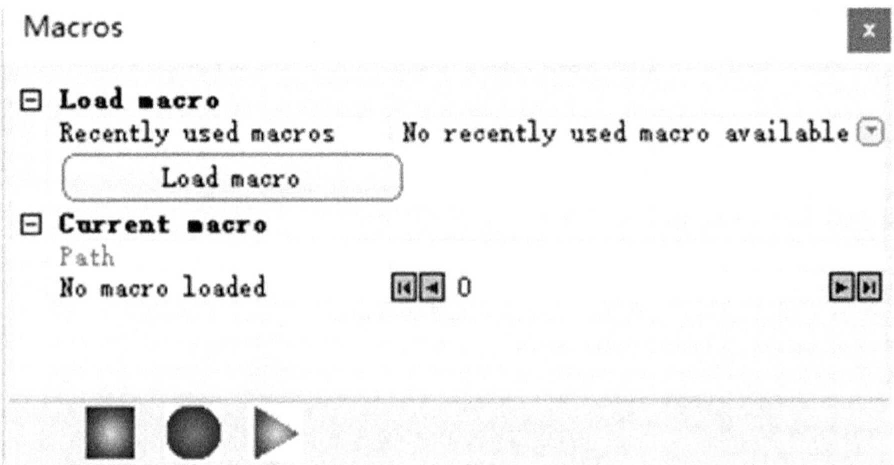

图 3.2.1-4 宏窗口

18. Property page（属性页）

默认情况下“Property page”位于工作界面的右下角，“Property page”包含“Scene Tree”中的所有实体信息，用户可以在其中定义对象的颜色（图 3.2.1-5）。

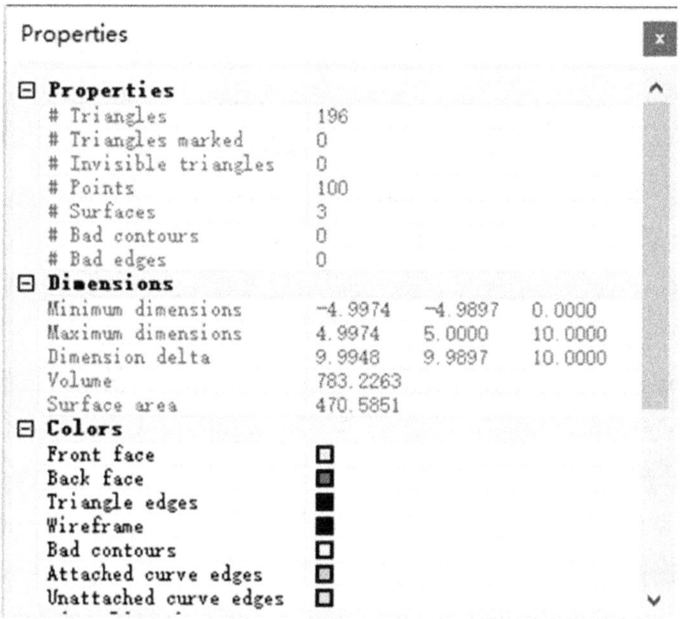
Properties
Properties
Triangles 196
Triangles marked 0
Invisible triangles 0
Points 100
Surfaces 3
Bad contours 0
Bad edges 0
Dimensions
Minimum dimensions -4.9974 -4.9897 0.0000
Maximum dimensions 4.9974 5.0000 10.0000
Dimension delta 9.9948 9.9897 10.0000
Volume 783.2263
Surface area 470.5851
Colors
Front face
Back face
Triangle edges
Wireframe
Bad contours
Attached curve edges
Unattached curve edges

图 3.2.1-5 属性页

19. Operation page（操作页）

3-matic 中大多数操作都涉及“Operation page”，在这个页面中，用户可以定义哪些对象需要执行操作，以及设置操作的参数。如图 3.2.1-6 即为创建圆柱的操作页面，在页面中用户需要选择 Method、Radius、Point 坐标、Tolerance 等参数（图 3.2.1-6）。

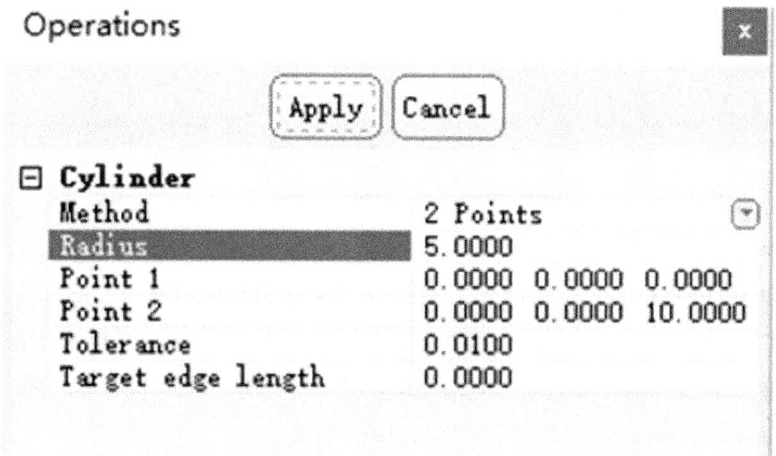

图 3.2.1-6 操作页

20. Calculator（计算器）

点击“Calculator”，Windows 科学计算器将被打开。

3.2.2 Align（校准）模块

人体解剖结构复杂，实际作业中用户常需将通过 CAD 软件创建的零件与医学三维重建的结构按一定空间关系进行匹配，3-matic 中主要通过“Align”模块实现。该模块提供了一系列校准工具，可用于调整对象之间的相对位置、按一定比例放大缩小对象、创建镜像、将“Object Coordinate System”转换为“world coordinate system”。

1. Interactive Translate（交互式平移）

通过“Interactive Translate”操作，用户可以通过拖动零件将其沿坐标系移动，在“Scene Tree”中单击零件，此时“Work Area”中将显示用于平移的坐标系。平移坐标系的类型取决于在“Operations”页面中选择的坐标系类型，3-matic 提供 4 种平移坐标系：World coordinate system、Object coordinate system、Screen coordinate system、Inertia axes coordinate system，用户应根据被移零件的几何形态与空间坐标来选择合适的坐标系。平移的距离取决于用户鼠标拖动的距离，也可在“Operations”页面的“Translation parameters”中设置为具体的数值（图 3.2.2-1）。

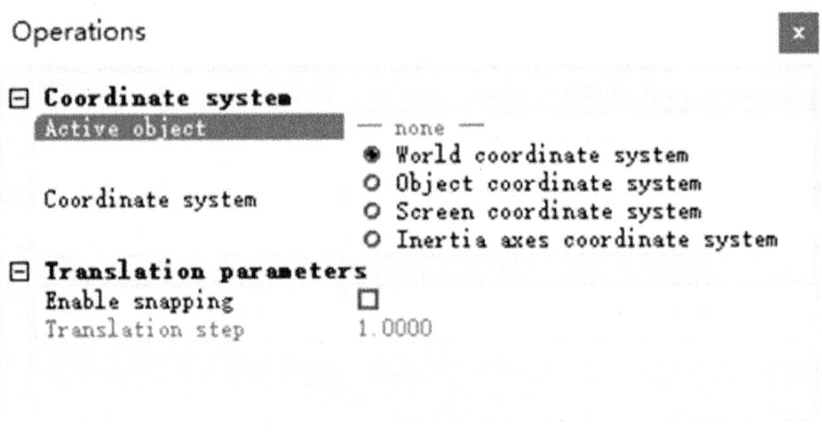

图 3.2.2-1 “Interactive Translate”操作的“Operations”页

2. Interactive Rotate（交互式旋转）

“Interactive Rotate”操作允许用户通过拖动某个点来旋转零件，在“Scene Tree”中单击零件，此时“Work Area”中将显示旋转坐标系，旋转坐标系的类型取决于在“Operations”页面中选择的坐标系类型，旋转的角度取决于用户鼠标拖动的距离，也可在“Operations”页面中“Translation parameters”中设置为具体的数值。

3. Interactive Positioning（交互式定位）

“Interactive Positioning”操作允许用户将所选零件拖动到另一个零件空间位置，此操作需在 2 个零件之间进行，操作时在“Work Area”被移动零件表面按住鼠标左键，拖动鼠标到目标零件位置，被移动物体移动后的空间方向由“Operation”页中定义的“Coordinate System”来决定，可选包括 Main inertia axis 、Second inertia axis 、Third inertia axis 、Object coordinate system，操作完成后被移动零件的参考轴总是垂直于目标零件。

4. Translate（平移）

“Translate”操作可将零件移动或复制到空间中的另一个位置，在“Operations”页面中可以选择移动的方向、距离、移动复制的次数等参数。

5. Rotate（旋转）

用户通过“Rotate”操作可以在空间中旋转零件，并可以在复制操作后生成 1 个或多个副本，在“Operation”页中可设置旋转参考对象、旋转距离、旋转角度等参数。

6. Linear Pattern（线性矩阵）

“Linear Pattern”操作可以在 1~3 个维度上复制零件形成矩阵，用户可以在“Operations”页面中通过 3 种方式定义矩阵的排列方式（图 3.2.2-2）。

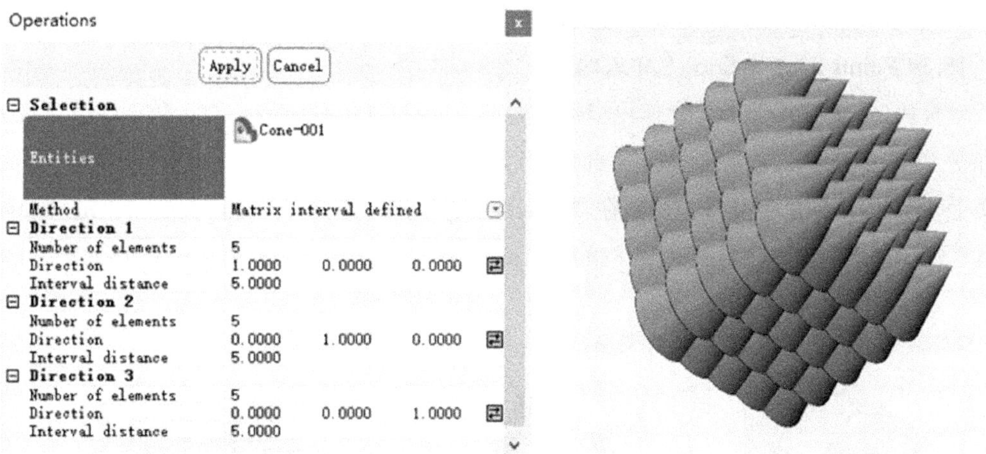

图 3.2.2-2 左“Linear Pattern”操作的“Operations”页；右 单个圆锥在三维度矩阵操作后

7. Scale（缩放）

“Scale”操作可以缩放选定的零件，在“Scale”的“Operations”页中可选择在 3 个坐标轴方向设置按相同的倍数 / 距离进行缩放，或在 3 个坐标轴上设置不同的倍数 / 距离进行缩放，缩放的方法包括 Factor、Delta，前者为根据各方向尺寸的倍数进行缩放，尺寸通过乘法发生变化，后者为对指定方向尺寸进行添加或缩小，尺寸通过加减法发生变化。

8. Mirror（镜像）

“Mirror”功能用于根据用户定义的平面镜像选定的零件，镜像功能可用于通过健侧医学重建模型来还原患侧解剖结构（具体操作可参考第 4 章中的“4.10.2 3-matic 中骨盆骨折 3D 打印接骨板设计过程”）。

9. Align（校准）

“Align”功能可以将零件与另一个零件进行校准，在校准过程中需要选择 2 零件上相对应的点、线、圆结构作为参考。

10. Plane to Plane Align （面到面校准）

“Plane to Plane Align”功能可以将“Plane on moving entity”移动到与“Plane on fixed entity”对齐的位置，同时重新定位平面附属的零件空间坐标。

11. Arc to Arc Align （弧到弧校准）

“Plane to Plane Align”功能可以将“Arc on moving entity”移动到与“Arc on fixed entity”对齐的位置，同时重新定位平面附属的零件空间坐标（具体操作可参考第 4 章中的“4.12.2 下牙槽种种植导板设计过程”）。

12. Bottom Plane Positioning （底平面定位）

“Bottom Plane Positioning”是一种快速校准方法。它将通过指示零件上的曲面来重新规划零件的空间位置，通过此操作将指定的曲面移动到 World coordinate system 的 XY 平面上，同时重新定位曲面附属的零件空间坐标。

13. N Points Registration（N 点注册）

“N Points Registration ”操作可以通过零件上的多对相对应的点对 2 个零件进行校正，操作分为 2 个阶段，第 1 阶段需要选择“Fixed entity”与“Moving entity”。第 2 阶段操作页面工作区域有 3 个窗口，分别在“Fixed entity”窗口选择“Fixed points”、在“Moving entity”窗口选择相对应的“Moving points”，此方法可以用于骨折的复位校准（图 3.2.2-3）。

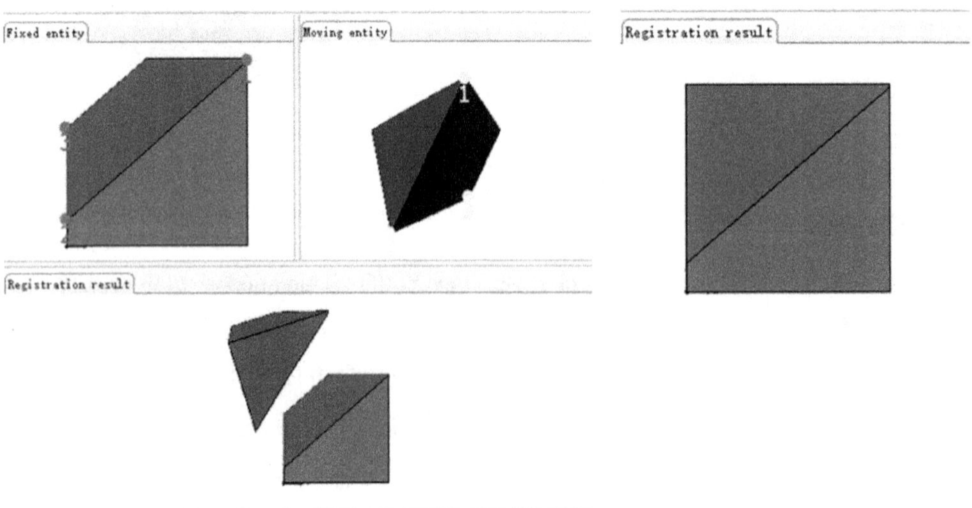

图 3.2.2-3 “N Points Registration”参照点的选择与注册结果

14. Global Registration （整体注册）

“Global Registration”操作可以通过使2个零件上的指定点几何距离最小而对零件进行移动，在“Operation”页中可以设置参与运算点距离的相应阈值，此阈值应当根据2零件需要校准部分的空间距离来定义，2零件上距离小于该阈值的点将纳入运算，“Moving along entities”代表与需要与“Moving entity”进行相同移动的零件，“Subsample ratio”代表参数运算的点的百分比，该比例越大得到结果越精确，运算时间越长。

15. Update OCS to CS （更新对象坐标系为全局坐标系）

通过此操作可以将其他的坐标系例如“Inertia axes”“World coordinate system”转换为选中零件的“Object coordinate system”，转换过程零件相对于 world coordinate system 的空间位置不发生变化。

3.2.3 Mark（标记）模块

在 3-matic 中的曲面是由三角面片组成的，通过“view”模块中的“Shading modes”功能可以查看三角面片，3-matic 可以在三角面片层次上行一些基本操作，如标记、删除、创建三角形，Mark 模块提供一系列的三角面片处理工具。

1. Mark triangle（标记三角面片）

“Mark triangle”工具可在“Work Area”中点选三角面片，按住 Ctrl 键重复点选已选中三角面片，则会取消选择。

2. Mark plane（标记平面）

“Mark plane”操作可以选择三角面片集合构成的1个平面，首先选择1个三角面片，应用程序根据参数定义1个围绕该三角面片的平面。在“Operations”页中可以设置“Angle deviation”“Tolerance”参数来调整被选入平面的三角面片范围。

3. Mark Entities（标记实体）

“Mark Entities”可以标记与实体相关的所有三角面片，当选定边界时，边界中的所有三角面片都将被标记；当选择曲面时，该曲面内的所有三角面片都将被标记。

4. Mark smooth region（标记平滑区域）

“Mark smooth region”功能可以标记1个平滑区域的三角面片集合，当选择1个三角面片时，程序将测量该三角面片与其相邻的三角面片之间的夹角，当夹角小于用户定义的参数“Angle deviation”时，相邻的三角面片会被标记，程序将重复这一过程，直到边界三角面片与相邻三角面片的夹角大于“Angle deviation”，如图 3.2.1-1，当设置“Angle deviation” = “30”时，点击顶面任意1个三角面片，则相邻右侧的面被选择，而左侧未被选择（图 3.2.3-1）。

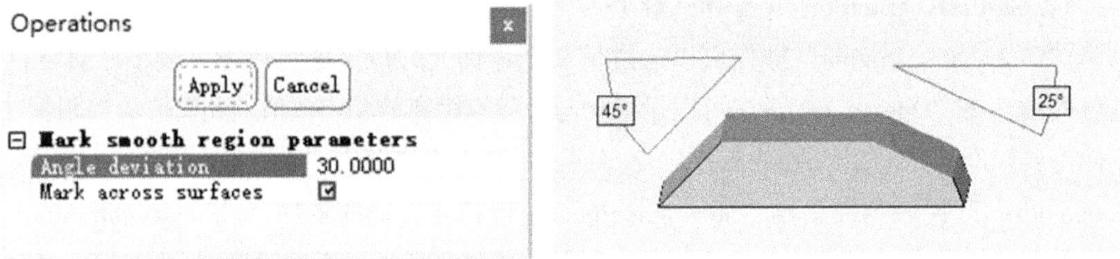

图 3.2.3-1 “Angle deviation”=30° 时的“Mark smooth region”操作结果

5. Mark shell（标记壳）

“Mark shell”功能可以标记点选的三角面片所属的“shell”，“shell”定义为相互连接的三角面片的有限集合，使用该功能时选点选壳上任意 1 个三角面片，则所有属于同一个壳的三角面片都会被标记。

6. Unmark（取消标记）

选择“Unmark”，被标记的三角形将变成未标记的三角形。

7. Invert（颠倒）

选择“Invert”，被标记的三角面片将变成未标记的三角面片，没有标记的三角面片会变成有标记的三角面片。

8. Expand（扩展）

选择“Expand”，已标记的三角面片的集合范围将变得更大，所有位于标记三角形相邻一周的未标记三角形都将被标记，如图 3.2.1-2。

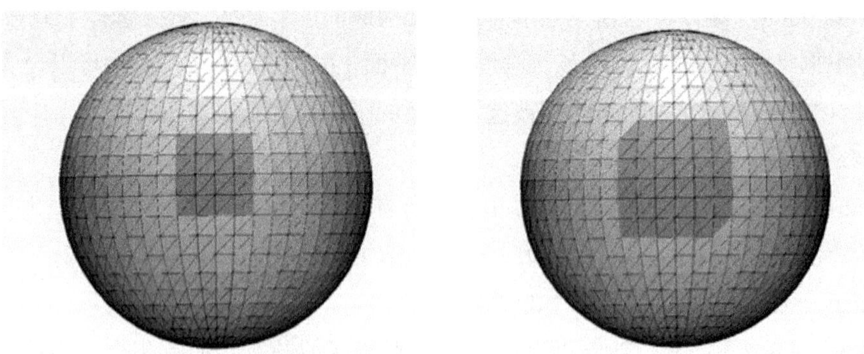

图 3.2.3-2 “Expand”操作前后对比（左侧未操作前）

9. Expand by Number（按次数扩展）

“Expand by Number”即为对“Expand”的迭代操作，在“Operations”页中可以设置迭代次数。

10. Shrink（缩小）

“Shrink” 相当于“Expand”逆向的操作，标记的三角面片集合将变小，所有位于边界的三角面片都将不被标记。

11. Shrink by number（按次数缩小）

“Shrink by number”即对“Shrink”的迭代操作，在“Operations”页中可以设置迭代次数。

12. Connect Marked Triangles（连接标记的三角面片）

“Connect Marked Triangles”工具可以标记已标记 2 个三角面片之间的三角面片，在“Operations”页中可以设置“ Angle”“Maximum length”参数。如果 2 个标记三角面片之间的法线成角小于“Angle”、距离小于“Maximum length”，则将标记 2 个标记三角面片之间的三角面片。

13. Rectangular Mark（矩形标记）

“Rectangular Mark”可以标记矩形范围内的三角面片，在 Work Area 中单击 1 个点并拖动将显示 1 个矩形，松开鼠标时落在矩形中的三角面片将被标记，按住“Shift”键进行矩形标记操作，则在屏幕方向另一面的三角面片也将被标记。（具体操作可参考第 4 章中的“4.3.2 3-matic 中股骨解剖轴绘制过程”）

14. Wave Brush Mark（刷选标记）

“Wave Brush Mark”可以标记画笔内的三角面片，在“Operations”页中可以设置“Brush diameter”，当在“Work Area”中绘制线条时，所有部分或完全落在“画笔”区域的三角形都会被标记(具体操作可参考第4章中的“4.7.2 3-matic中椎弓根钉置入导板设计过程”)。

15. Polyline Brush Mark（折线笔标记）

“Polyline Brush Mark”可以标记折线画笔内的三角面片，在“Operations”页中可以设置“Brush diameter”，当在“Work Area”中绘制折线时，所有部分或完全落在“画笔”区域的三角形都会被标记。

16. Lasso Area Mark（套索标记）

“Lasso Area Mark”可以标记套索内的三角面片，在“Work Area”中绘制1个封闭套索，所有部分或完全落在该区域的三角形都会被标记。

17. Polygon Area Mark（多边形标记）

“Polygon Area Mark”可以标记多边形内的三角面片，在“Work Area”中绘制 1 个封闭的多边形，所有部分或完全落在该区域的三角形都会被标记。

18. Smooth Marking Border（标记边缘平滑）

“Smooth Marking Border” 操作可平滑选定标记三角形的标记边界，并将这些三角形分离到新曲面（具体操作可参考第 4 章中的“4.7.2 3-matic 中椎弓根钉置入导板设计过程”）。

19. Make invisible（不可见）

“Make invisible”操作可使所有标记的三角面片不可见。

20. Make All Visible（全部可见）

“Make All Visible”操作可使所有不可见的三角形再次可见。

3.2.4 Fix（修复）模块

1. Fix Wizard（修复向导）

“Fix Wizard”为用户提供了一个自动化修复界面，其中集成了 3-matic 中所有的修复功能，用户可以在界面“Diagnostics”中查看 STL 文件存在的问题，通过点击“follow advice”，可以进入建议执行的操作界面（如图 3.2.4–1）。

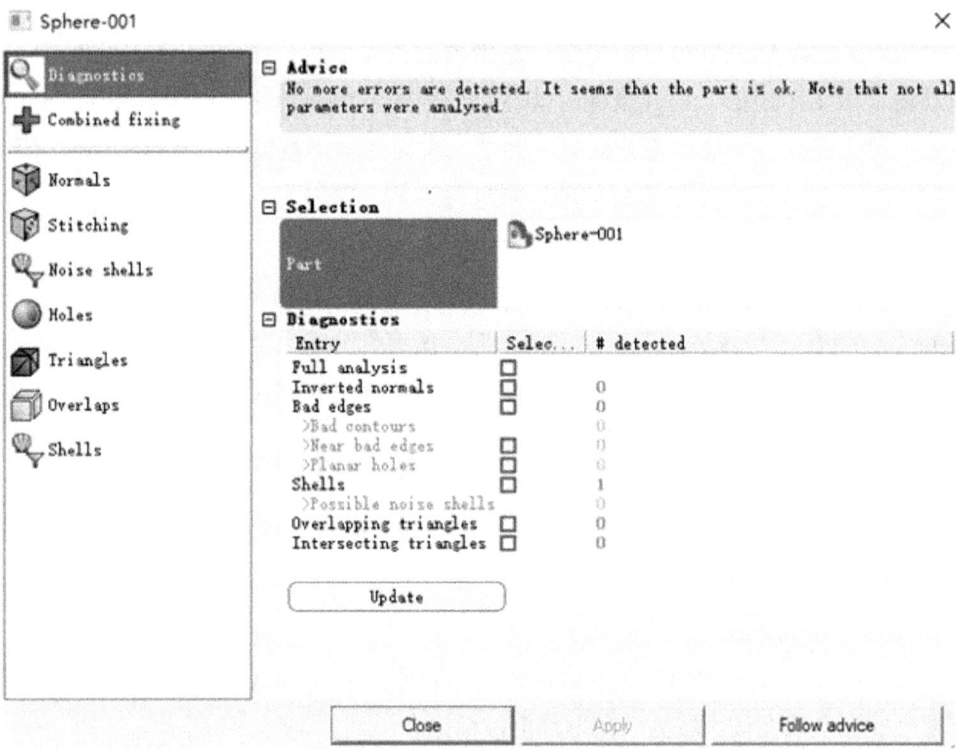

图 3.2.4−1 “Fix Wizard”界面

2. Autofix（自动修复）

“Autofix”操作将使用所有修复工具（默认参数）对 STL 文件进行修复，UG、Solidwork、3D-max 等软件格式 3D 文件导入 3-matic 后将自动转换为 STL 模型，形成的模型往往存在破面、交角、面的朝向不一致等问题，通过“Autofix”操作可快速进行修复。

3. Auto Adjust Normal（自动调整法向量）

“Auto Adjust Normal”操作将自动调整法向量，即调整三角面片的内、外面朝向，如图 3.2.4–2，中间矩形部分三角面片为内面朝外，经过“Auto Adjust Normal”操作后整个球体三角面片统一为外面朝外。

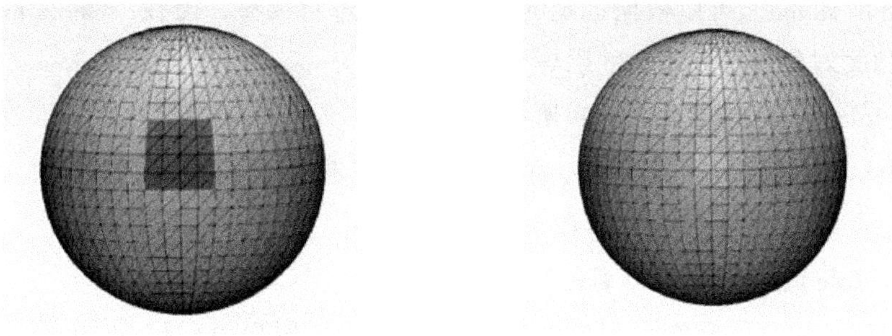

图 3.2.4-2 “Auto Adjust Normal”前后（左侧为操作前）

4. Invert Normal（颠倒方向）

“Invert Normal”用于颠三角面片的法向量，及颠倒选中部分的内外侧面朝向（图 3.2.4-3）。

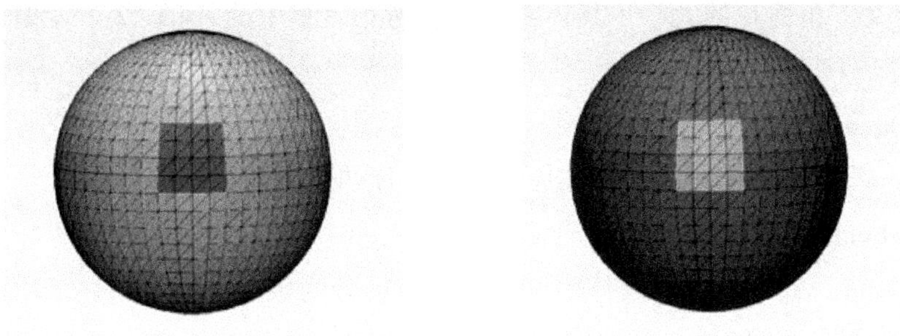

图 3.2.4-3 “Invert Normal”前后（左侧为操作前）

5. Stitch（缝合）

“Stitch”工具用于缝合网格中的小孔，即将网格的各个部分连接到细缝的两侧。

6. Glue Meshes（粘合网格）

“Glue Meshes”操作可以将不同的重叠网格“粘”在一起，先决条件是所选零件应紧密重叠而不是闭合。

7. Create Triangle（创建三角面片）

“Create Triangle”功能可以通过空间的 3 点创建三角面片，可以在 Work Area 中通过点选已存在零件表面获得 3 点的空间位置，3 点可以在同一零件上，也可在不同零件上，第 1 点将确定创建的三角面片属于哪个零件。

8. Fill Hole Normal（标准孔洞填充）

“Fill Hole Normal”可以最快和最简易的方式填充孔洞，需在“Operation”页中选中孔洞的相关的对象，如 Bad Contour、Surface Contour、Curve (open/closed)、Curve Set、Subcontour。

9. Fill Hole Ruled（规则孔洞填充）

“Fill Hole Ruled”可以根据选定的方向对孔洞进行填充，需在“Operation”页选中定义孔洞的相关对象及孔洞填充的引导方向。

10. Fill Hole Freeform（自由孔洞填充）

“Fill Hole Freeform”可使用三角面片组成的曲面平滑的填充孔洞，用户可在“Operation”页设置“Grid size”参数来控制三角面片的数量。

11. Mass Hole Filler（多孔洞填充）

“Mass Hole Filler”操作可以同时填充多个孔洞，用户可以根据“Operation”页中“Number of edges”“Bad contour length”参数来调整参与“Mass Hole Filler”操作的孔洞。

12. Wrap（包裹）

“Wrap”操作是在零件表面形成包络，可以滤过内部的孔隙，使零件仅保留外壳，执行“Wrap”操作将重新划分表面的三角面片，在“Operation”页中可以设置“Smallest detail”可定义三角面片的大小（具体操作可参考第 4 章中的“4.12.2 下牙槽种植导板设计过程”）。

13. Reduce（减少）

“Reduce”操作用于减少所选实体中三角面片的数量。

14. Subdivide（分割）

“Subdivide”操作用于将实体中的三角面片拆分为较小的三角面片来增加所选实体中三角面片的数量（图 3.2.4-4）。

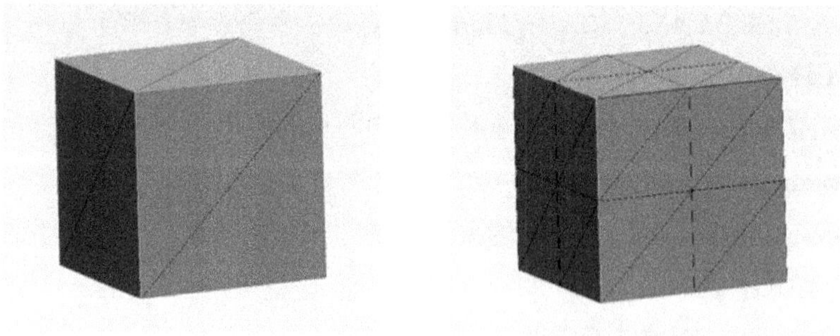

图 3.2.4-4 “Subdivide”操作前后

15. Filter Sharp Triangles（过滤锐利三角形）

“Filter Sharp Triangles”操作用于过滤长而细的三角面片，将这类三角面片进一步分割，缩小其长度。

16. Filter Small Edges（过滤小边缘）

“Filter Small Edges”操作用于过滤边长极小的三角面片，当零件的三角面片存在非常小的边时，此过滤器将小边的三角面片与周围的三角面片进行融合，此过程不改变零件的外形。

17. Filter Small Shells（过滤小壳）

“Filter Small Edges”操作常用来删除噪音壳，用户可在“Operation”页中设置“Area threshold”“Volume threshold”参数来决定“Filter Small Shells”的对象。

18. Unify （一元化）

“Unify”操作可移除对象内部三角面片而保留外部的三角面片，最终将生成 1 个仅包含外表面的空心体或具有内外表面的壳体。

19. Mark intersection Triangles（标记相交三角面片）

“Mark intersection Triangles”操作可标记零件中相交的三角面片。

20. Smooth（平滑）

“Smooth”可减少网格中的噪音，通过软件预设的平滑算法使网格更平滑，进行平滑算法前应当保证三角面片的面积分布均匀，否则会对操作对象的空间结构造成极大改变。

21. Project Mesh（投影网格）

“Project Mesh”用于将选定实体的三角面片的顶点、边投影到选定的对象上。

3.2.5 Measurement（测量）模块

3-matic 软件可以允许用户测量距离、角度、半径、长度、添加批注等，Measurement 模块提供了一系列测量工具。

1. Measure Distance（测量距离）

“Measure Distance”可以测量两个实体之间的距离，可以进行测量的实体有 point、line、plane，在“Operation”页中选择测量的实体类型，然后在“Work Area”中选择相应实体即可完成测量（图 3.2.5–1）。

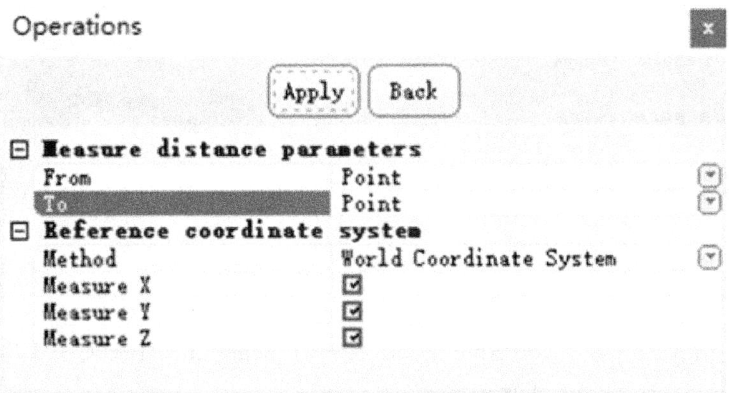

图 3.2.5–1 “Measure Distance”的“Operation”页

2. Measure Angle（测量角度）

“Measure Angle”可以测量线与线、直与平面之间以及 2 个平面之间的角度，也可以测量 3 个点构成的角的角度。

3. Measure Radius（测量半径）

“Measure Radius”可以测量圆弧的半径或直径，也可以通过“3Points”的方式定义圆弧，从而得到所定义圆弧的半径，“3Points”中第 1 个“Points”定义弧的起点、第 2 个“Points”定义弧的终点、第 3 个“Points”定义弧的半径。

4. Measure Length（测量长度）

“Measure Length”允许用户通过选择实体或单击曲面上的点来测量需要测量的距离，如图 3.2.5-2 即为闭孔周长的测量。

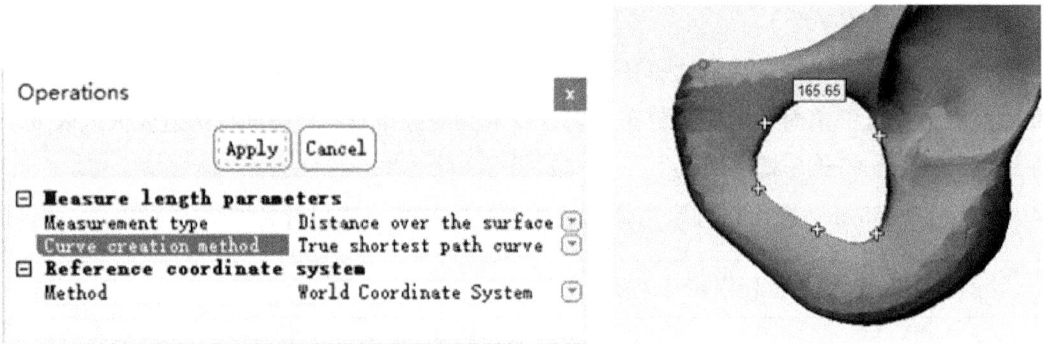

图 3.2.5-2 “Measure Length”的“Operation”页及闭孔周长的测量

5. Add Annotation（添加批注）

“Add Annotation”可以在零件的某个位置添加注释（图 3.2.5-3）。

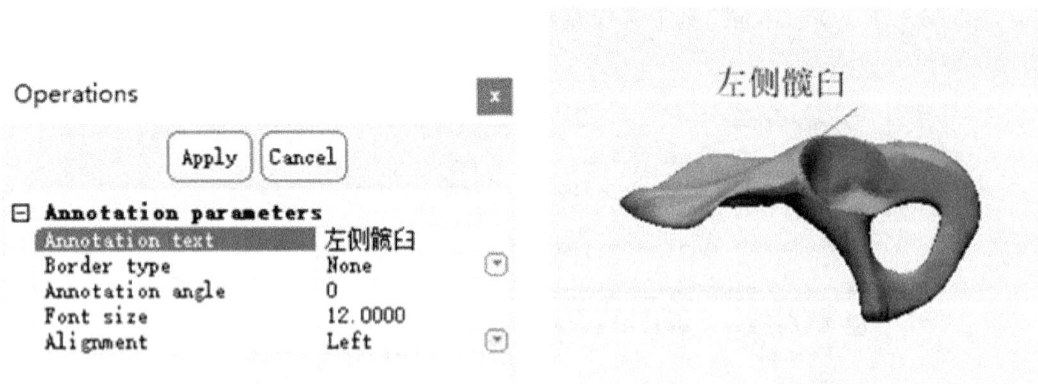

图 3.2.5-3 “Add Annotation”的“Operation”页及文字注释

6. Select Measurement（选择测量）

“Select Measurement”可以帮助用户修改已经完成的测量结果，在“Scene Tree”中选择测量结果，然后点击“Select Measurement”，即可在 Work Area 中对测量的位置进行调整。

3.2.6 Analyze（分析）模块

“Analyze”模块可以创建点、线、面、圆柱分析体、球分析体、基准面，这些实体常在其他模块被使用，该模块还包含一系列分析工具，可以进行壁厚分析、曲率分析、比较分析、距离分析等。

1. Create point（创建点）

“Create point”操作可在空间中创建 1 个点，用户可在“Operation”页中选择 Coordinates、Fit center of gravity、Projection of a point 方式进行创建点。

2. Create line（创建线）

“Create line”操作可在空间创建 1 条线，用户可在“Operation”页中选择 Coordinates Direction and length 、Fit ruled surface direction 、Fit inertia axes 、Datumplane intersection 方式来创建线。

3. Create arc（创建圆弧 / 圆）

“Create arc”操作可在空间中创建 1 个圆弧 / 圆，用户在“Operation”页中选择 3 Points 、Normal, Center and Radius 方式来创建圆弧 / 圆。

4. Create datum plane（创建基准面）

“Create datum plane”操作可在空间中创建基准面，基准面是无限平面，在 3-matic 中被显示为 4 等分的正方形，用户可以在“Operation”页中选择合适的方法创建基准面。

5. Create analytical cylinder（创建分析体圆柱）

“Create analytical cylinder”操作可以在空间创建分析体圆柱，用户可以在“Operation”页中选择合适的方法创建圆柱分析体，在创建完成后用户还可以在“Property”页中修改分析体的半径、起止点、长度、颜色（图 3.2.6-1）。

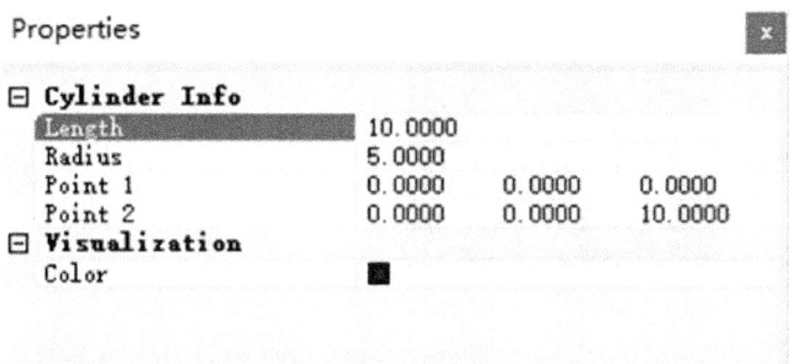

图 3.2.6−1 “Analytical cylinder”的“Property”页

6. Create analytical cone（创建分析体圆锥）

“Create analytical cone”操作可在空间中创造了 1 个分析体圆锥 / 圆台，用户可以在“Operation”页中选择 2 Points、Axis、Fit Cone 的方式来定义圆锥 / 圆台的空间位置，并通过“Height”“Top radius”“Bottom radius”等参数来定义圆锥 / 圆台的形态。

7. Create analytical sphere（创建分析体球）

“Create analytical sphere”操作可在空间中创造了 1 个分析体球，用户可以在“Operation”页中选择 Center point and radius 、4 Points 、Fit sphere 来定义分析体球的空间位置及半径。

8. Create Wall Thickness Analysis（创建壁厚分析）

“Create Wall Thickness Analysis”可以对零件进行壁厚分析，为每个三角面片计算指定厚度，于“Work Area”中以彩色云图的形式显示。在“Properties”页中可以查看分析的详细结果(具体操作可参考第 4 章中的“4.1.2 3-matic 中股骨干骨皮质壁厚分析过程”)。

9. Create Curvature Analysis（创建曲率分析）

“Create Curvature Analysis”可以对零件进行曲率分析，使用预设的算法为每个三角面片指定曲率，于“Work Area”中以彩色云图的形式显示。在“Properties”页中可以查看分析的详细结果(具体操作可参考第 4 章中的“4.2 2 3-matic 中股骨表面曲率分析过程”)。

10 Create Part Comparison Analysis（创建比较分析）

“Create Part Comparison Analysis”可以对 2 个零件进行比较分析，将 2 零件的差异在“Work Area”中以彩色云图的形式显示，在“Properties”页中可以查看分析的详细结果（具体操作可参考第 4 章中的“4.9.2 3-matic 中颅骨缺损修补补片设计过程”）。

11 Create Distance-to-Curve Analysis（创建曲线距离分析）

“Create Distance-to-Curve Analysis”可以对比零件上每一个点到曲线 Euclidian(最短)的距离，并于“Work Area”中以彩色云图形式显示，在“Properties”页中可以查看分析的详细结果（图 3.2.6-2）。

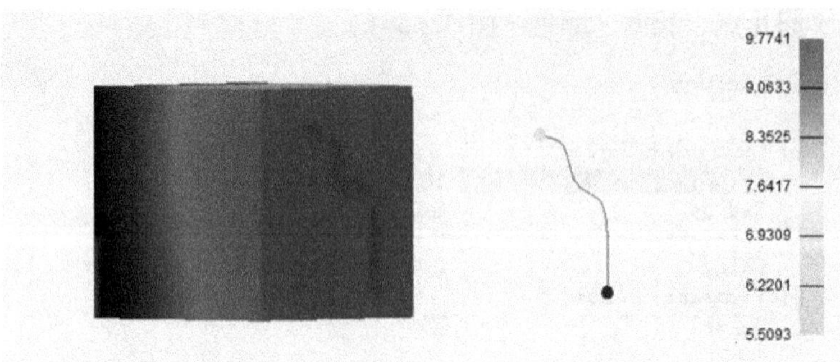

图 3.2.6-2 “Create Distance-to-Curve Analysis”分析结果

12 Create Distance-to-Curve over Surface Analysis（创建曲面上曲线的距离分析）

“Create Distance-to-Curve over Surface Analysis”操作可以计算零件上每一个点到零件上曲线的最短距离，并于“Work Area”中以彩色云图形式显示，该操作所分析的曲线只能是“attached curve”或“attracted curve”，在“Properties”页中可以查看分析的详细结果（图 3.2.6-3）。

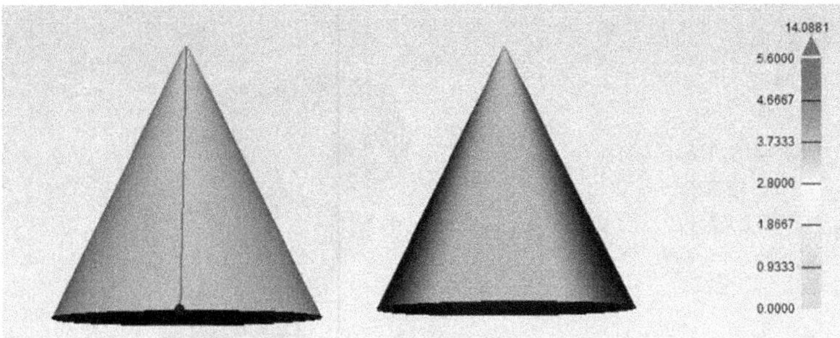

图 3.2.6-3 “Create Distance-to-Curve over Surface Analysis”的分析结果

13 Create Midplane Thickness Analysis（创建中间层厚度分析）

“Create Midplane Thickness Analysis”用于分析使用“Remesh”模块创建的“Midplane”所使用 2 实际零件之间的厚度，用户需在“Entity”中填入中间层零件，在“Limiting Entities”中填入创建中间层所使用的 2 个零件，这 2 个零件之间的距离将以云图的方式在中间层上显示。

14 Create Extrema Analysis（创建极值分析）

“Create Extrema Analysis”操作将根据实体和轴方向的来分析极值点。在此操作中，可以生成最大、最小的极值点，这些点用不同的颜色在“Work Area”中显示，以区分特定的极值点（图 3.2.6-4）。

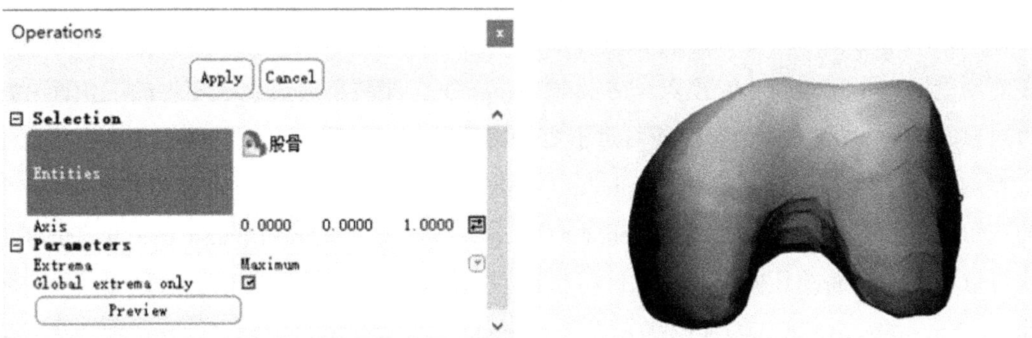

图 3.2.6-4 “Create Extrema Analysis”的“Operation”页及分析结果

15 Measure Analysis Locally（局部测量分析）

“Measure Analysis Locally”可以实时查看各种分析云图局部颜色代表的值，当鼠标移到 Work Area 中云图中三角面片或点上时将显示三角面片或点的值（具体操作可参考第 4 章中的“4.9.2 3-matic 中颅骨缺损修补补片设计过程”）。

16 Segmentation（分割）

“Segmentation”分割操作可以根据分析结果设定一定阈值，将阈值内的三角面片分

割成单个面，在“Operation”页中可以定义曲面的阈值、分割面数量等参数。（图 3.2.6-5））

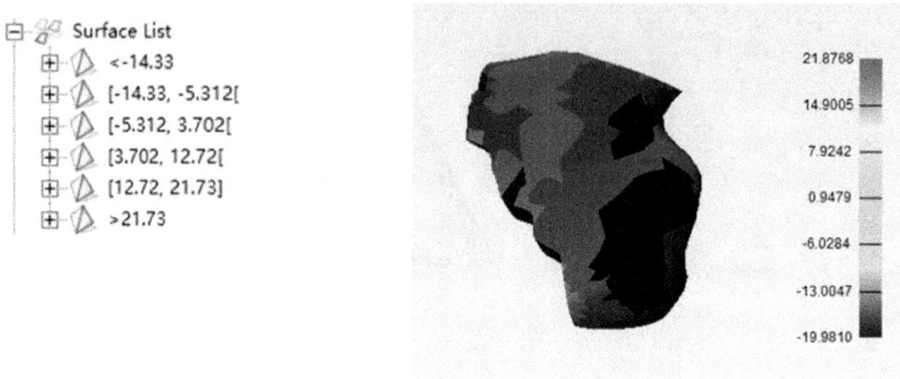

图 3.2.6-5 “Segmentation”操作结果示例

3.2.7 Curve（曲线）模块

“Curve”是 3-matic 中的三维实体，它可以用来执行 CAD 操作，例如用来引导填补孔洞、作为颅骨补片的引导线、作为分割面的参考、投影到草图等。在 3-matic 中包含两种曲线，第 1 种是用户绘制的曲线（Curve），第 2 种是曲面的轮廓线（Contour）。

1. Create Curve（创建曲线）

“Create Curve”操作可在零件上创建曲线，通过在“Work Area”中在零件表面点选实现，用户可以在“Operation”页中选择 Attached curve、Free curve、Contour Curve 、True shortest path curve、Smooth Curve 方法来创建，Attached curve 方式创建曲线需在零件表面用鼠标点击三角面片的顶点（triangle corners），曲线将通过组成零件的三角面片的边与角。Free curve 方式创建曲线可点击零件表面的任何位置，软件将根据 2 次鼠标点击位置的最短直线路径创建曲线。Contour Curve 方式创建曲线需鼠标点击零件 Contour 上的三角面片顶点，创建的曲线与 Contour Curve 共线。True shortest path curve 方式创建曲线可点击零件表面的任何位置，软件将根据两次鼠标点击位置在曲面上的最短路径创建曲线。Smooth Curve 方式创建曲线方式与 Free curve 方式类似，不同之处在于前者会自动对曲线转角处进行平滑处理，在选择点之前按“F3”键可定义可选择点的类型（triangle corners、on triangle surface 、on triangle edge、 free points）。 在“Properties”页中可查看所创建“Curve”的详细信息。

2. Edit Curve（编辑曲线）

“Edit Curve”工具可更改现有“Curve”的形状，在“Operation”页中可选择“Keep curve attached”的复选框，选择后则“Edit Curve”对曲线形状的调整将在其所属零件的表面，反之则可使调整部分脱离零件表面（图 3.2.7-1）。

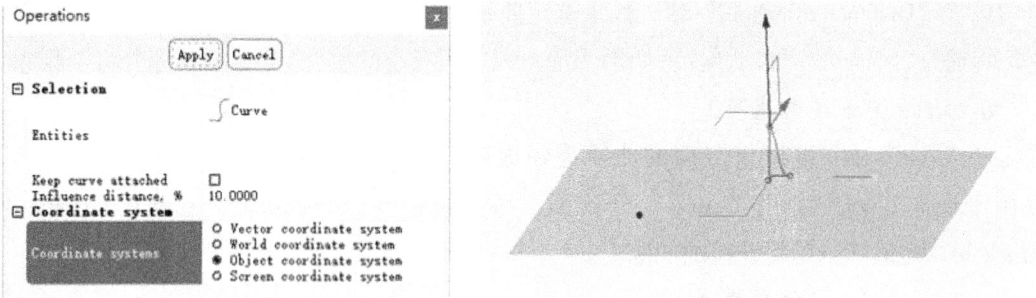

图 3.2.7-1 “Edit Curve” 的 “Operation” 页及示例

3. Project Curve（曲线投影）

“Project Curve” 可将不在曲面上的自由曲线可以投影到曲面上，可在 “Operation” 页中选择 Possible entities、Free curve、Curve Set、Sketch 进行投影【具体操作可参考第 4 章中的 “4.8.2 3-matic 中髋臼杯设计（Triflange Cup）过程” 】。

4. Attract Curve（吸引曲线）

“Attract Curve”操作可以将曲线吸引到零件上，可以通过“Operations”页中的“Distance threshold” 选择需要吸附的曲线范围（图 3.2.7-2）。

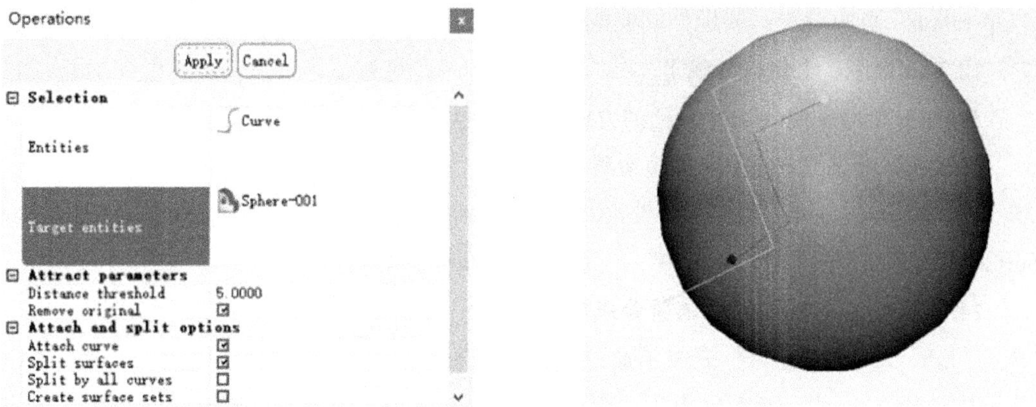

图 3.2.7-2 “Attract Curve” 的 “Operation” 页及示例

5. Extend Curve（延伸曲线）

“Extend Curve” 可以延伸现有曲线，即在已有的 “Curve” 端点继续进行曲线绘制。

6. Close Curve（闭合曲线）

“Close Curve” 可以将开放的 “Curve” 闭合为 1 个封闭曲线，使开放的曲线起点与终点相连。可以在 “Operation” 页中选择 Attached curve、Free curve 方法闭合曲线。

7. Connect Curves（连接曲线）

“Connect Curves”操作可将多条曲线连接成为 1 条曲线，用户可以在“Operation”页中设置“Distance threshold”值，如果选定曲线之间间隙小于“Distance threshold”，则它们将通过“free curve”自动连接，如果选定曲线之间有小的重叠，那么重叠部分将被删除。

8. Curve Web（曲线网）

“Curve Web”可以将分离的曲线编织成网，使曲线的端点连接到另一曲线上，可用于逆向工程中利用“Curve”分割面，用户可以在“Operation”中设置“Distance threshold”的值筛选需要连接的间隙。

9. Trim Curve（修剪曲线）

“Trim Curve”功能可以修剪曲线的中的“segments”（局部段），在“Work Area”中点击“Curve”上的节点，选中 2 节点之间的“segments”即被删除，选择 1 节点后按住“Shift”键点击节点的一边，节点远端的曲线都将被删除。

10. Split Curve（分割曲线）

“Split Curve”功能可以将 1 条曲线分割成多条曲线，在 Work Area 中点击“Curve”上的节点，则程序将以此节点为分界将原曲线分割为 2 条曲线，若分割对象为封闭曲线，则需要在曲线上选择 2 个节点。

11. Enlarge Curve（放大曲线）

“Enlarge Curve”可以在已经创建好的“Curve”的两端延伸一定长度，可以在“Operation”页中设置两端延伸同样或不同长度，设置延伸的方向。

12. Flip Curve（翻转曲线）

3-matic 中每条曲线均有自己的方向，“Flip Curve”可反转其方向。

13. Convert to Curve（转换为曲线）

“Convert to Curve”操作可将 Line, Arc, Surface Border, Surface Contour, Surface Subcontour, Surface Fin 等对象转换为“Curve”，为 CAD 操作提供便利。

14. Edit Curve Tangent（编辑曲线切线）

“Edit Curve Tangent”提供了通过修改曲线切线方向来修改曲线的方法。在“Work Area”中选择“Curve”上节点后将显示旋转坐标系，拖动圆圈部分即可修改曲线切线方向（图 3.2.7-3）。

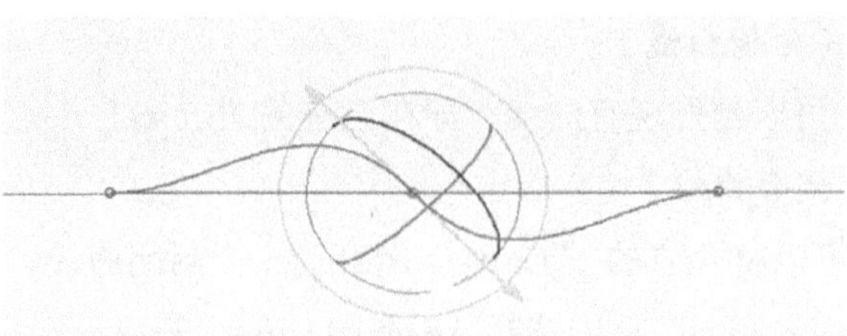

图 3.2.7-3 “Edit Curve Tangent”示例

15. Blend Curve（过渡曲线）

“Blend Curve”可以在 2 个零件之间创建平滑的曲线，操作方法为在“Work Area”中的 contour/bad contour 上选择起点与终点。

16. Smooth Curve（平滑曲线）

“Smooth Curve”可使选中的曲线更平滑，在“Operations”中可根据“Smoothing factor”“Number of iterations”来调整平滑操作的强度。（具体操作可参考第 4 章中的“4.10.2 3-matic 中骨盆骨折 3D 打印接骨板设计过程”）

17. Straighten Curve（拉直曲线）

“Straighten Curve”可以使曲线变直，变直的对象可为 Curve、 Curve Set、Surface Subcontour、 Surface Fin，通过“Operation”页中“Interpolate end points”复选框可定义拉直后长短是否发生变化。

18. Reduce Curve（减少曲线分段）

“Reduce Curve”操作将减少“Curve”中的“segments”（局部段）数目。

19. Subdivide Curve（细分曲线）

“Reduce Curve”操作将增加“Curve”中的“segments”（局部段）数目。

20. Filter Curve（曲线过滤）

“Filter Curve”可以按一定规则修复“Curve”中的尖角、折返等不平整的因素、在“Operation”中用户可设置 Small edge threshold、Flip detect points number、Flip threshold angle 等参数定义需要修复的范围。

21. Create Intersection Cure（创建相交曲线）

“Create Intersection Cure”可以将 2 个实体的相交线提取出，并转换为“Curve”，在“Operation”页中可以设置“Intersection curve in”来确定“Curve”的归属（图 3.2.7-4）。

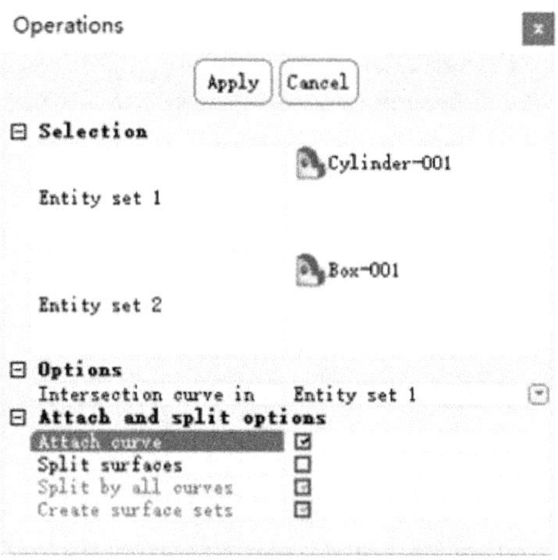

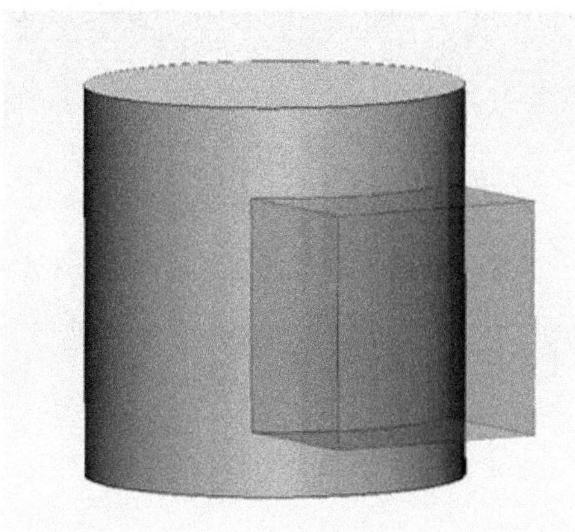

图 3.2.7-4 “Create Intersection Cure”的“Operation”页及示例

22. Create Self-Intersection Curve（创建自相交曲线）

“Create Self-Intersection Curve”可以计算属于同一零件的 2 实体之间的相交线，并将其转换为“Curve”。

23. Create Geometry Curve（创建几何曲线）

“Create Geometry Curve”操作是基于零件的几何特性在零件上创建曲线，可通过 Angle based、Curvature based、Draft based 算法进行提取，使用 Angle based 算法时，当共边的 2 个三角面片之间的交角度大于用户设置的值时，这条边将被提取；Curvature based 算法是根据几何图形中点在各个方向中的最小曲率与最大曲率提取三角面片的边；使用 Draft based 算法用户需定义 1 个方向与阈值角度，与定义方向之间夹角大于阈值角度的三角面片边将被提取。

24. Create Spiral Curve（创螺旋曲线）

“Create Spiral Curve”操作可以创建螺旋曲线，在“Operation”页中用户可以设置曲线的空间位置、旋转方向、半径、螺距等（图 3.2.7-5）。

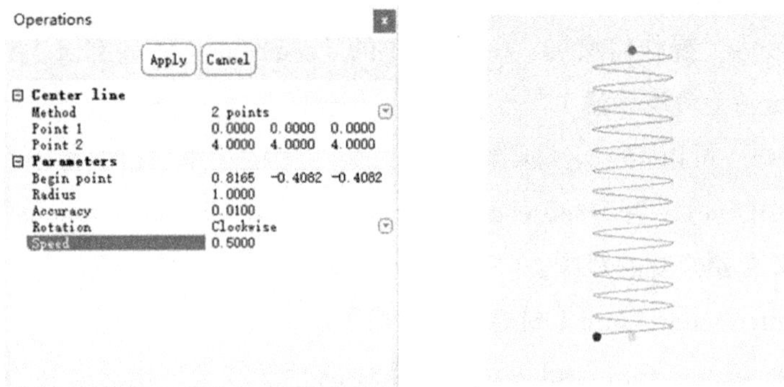

图 3.2.7-5 “Create Spiral Curve”的“Operation”页及示例

25. Create Center Line（创建中心线）

“Create Center Line”操作可创建选定零件的中心线。

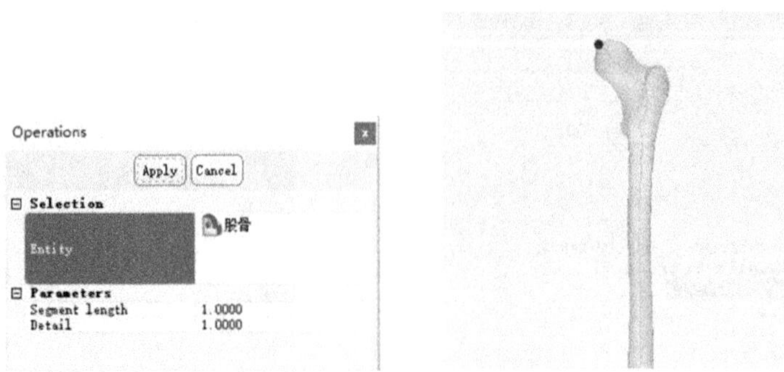

图 3.2.7-6 “Create Center Line”的“Operation”页及示例

26. Create Isocurves（创建等参曲线）

“Create Isocurves”操作可以在“curve, curve set, contour, bad contour”周围一定距离处创建曲线，在“Operation”页中可以设置相对于原曲线的距离、方向的新曲线。

27. Split Surfaces by Curves（按曲线分割曲面）

当“attached curve”中的曲线闭合或起点和终点落在另一条曲线上时，“Split Surfaces by Curves”操作可以根据这些曲线分割面。

3.2.8 Sketch（草图）模块

“Sketch”模块用于二维设计，是三维实体建模的重要基础。3-matic 提供强大而实用的草图功能，用户通过使用这些草图功能可以快速地在指定平面上绘制所需的二维基本图像，并根据设计意图对它们进行编辑操作，以及建立尺寸约束和几何约束，从而精确地定义草图的形状和位置关系，通过对草图二维几何结构进行旋转、拉伸、扫掠等操作可生成三维零件，用户可以精确地在空间中构建草图平面。“Sketch”有自己的坐标系，Z 轴垂直于草图平面。

1. New Sketch（新建草图）

“New Sketch”可以创建草图，用户可以通过 3Points 、Normal and Origin 、Fit plane 等方式创建草图。

2. Reorient（重新定向）

“Reorient”可以帮助用户重新定义已创建好的草图位置、用户可以通过 3 Points 、Origin and Axis 进行草图位置重置。

3. Unzoom and show the top（取消缩放、显示草图顶视图）

在“Scene Tree”中选择草图，点击“Unzoom and show the top”，在“Work Area”中将以顶视图的方式显示草图。

4. Import（导入）

“Import”可以将实体导入到草图中，可选择导入方法有 Projection、Intersection、Outline，“Projection”可以将线实体（Surface Contour、Surface Border、Surface Subcontour 等）投影到草图中；“Intersection”可将实体与草图的相交线导入到草图中；“Outline”方法可将实体的外部轮廓投影到草图中（具体操作可参考第 4 章中的“4.9.2 3-matic 中颅骨缺损修补补片设计过程”）。

5. Import Bitmap（导入位图）

BMP 文件是 Windows 操作系统所推荐和支持的图像文件格式，是 1 种将内存或显示器的图像数据不经过压缩而直接按位存盘的文件格式，所以称为位图（bitmap）文件。“Import Bitmap”操作可将位图（*.bmp）导入草图。导入的位图将转换为草图曲线（图

3.2.8-1）。

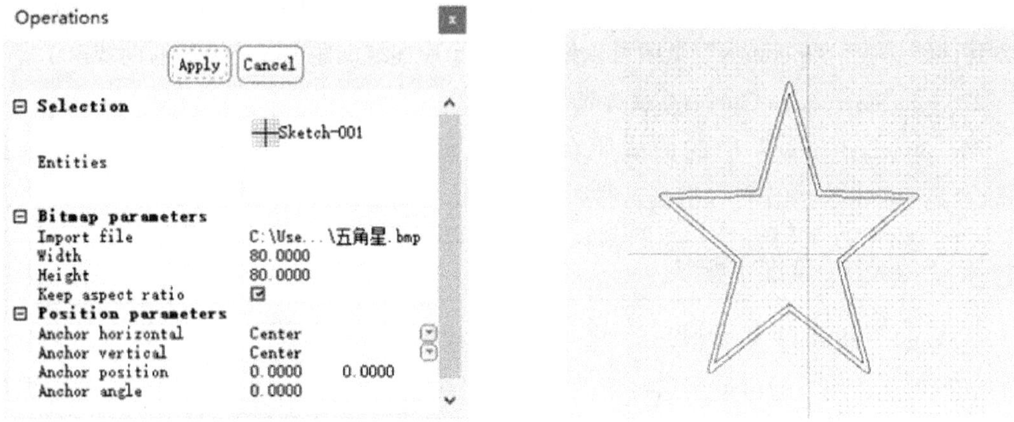

图 3.2.8-1 “Import Bitmap” 的 “Operation” 页及示例

6. Export（导出）

“Export”可导出的草图中的曲线将成为零件。在“Operation”页中选择“Fill”参数后，闭合的草图曲线将成为曲面（具体操作可参考第 4 章中的“3-matic 中肿瘤放疗导板设计过程”）。

7. Sketch Folding（叠平导出）

“Sketch Folding”操作可将草图中几何内容沿曲面弯曲后导出到零件上，导出后草图直线可随投影曲面转换为曲线，曲线长度与草图中直线长度相等。

8. Toogle Construction by default（默认结构模式）

草图中的“Construction entities”是结构实体，用于辅助绘制，不参与“Export”“Sketch Folding”等操作，当选择“Toogle Construction by default ”后创建的 Point、Line、Circle 等都默认为结构实体，在 3-matic 中默认以灰色虚线显示，用户可调整“Property”页中“Construction”复选框来进行转换。

9. Create Point（创建点）

选择“Create Point”，在草图中单击鼠标左键可创建 1 个点，在“property”页中可以查看点的坐标及约束。

10. Create Line（创建线）

选择“Create Point”，在草图中单击鼠标左键即为直线起点，再次点击左键即为直线终点，在“property”页中可以查看直线的长度、方向、起止点坐标及约束。

11. Create Line Sequence（创建组合线）

“Create Line Sequence” 可以在草图中创建 1 串线段首位相连构成的线，按“Esc”键结束组合线绘制。

12. Create Circle（创建圆）

选择“Create Circle”后，在草图中单击鼠标左键即为选定圆心，光标移动到新位置后点击鼠标左键，2 次点击位置的距离为半径。

13. Circle Arc (Center and radius)（中心法创建圆弧）

选择“Circle Arc (Center and radius)”后，在草图中点击第 1 次鼠标左键则可选定圆心，第 2、3 次则为选定圆弧的起点与终点。

14. Circle Arc (3 points)（3 点法创建圆弧）

选择“Circle Arc (3 points)”后，在草图中点击第 1、2 点定义圆弧的起点与终点，第 3 点定义圆弧半径。

15. Create/Refine Spline（创建 / 修改样条曲线）

通过“Create/Refine Spline”可在草图中创建 / 修改平滑的曲线，用户通过在草图中点选曲线上的点、程序将自动创建拟合曲线（具体操作可参考第 4 章中的“4.9.2 3-matic 中颅骨缺损修补补片设计过程”）。

16. Create Label（创建标签）

“Create Label”功能可以将文本转换为草图中的线，用户可在“Operation”页中输入文本内容，设置字体、文本大小（图 3.2.8-2）。

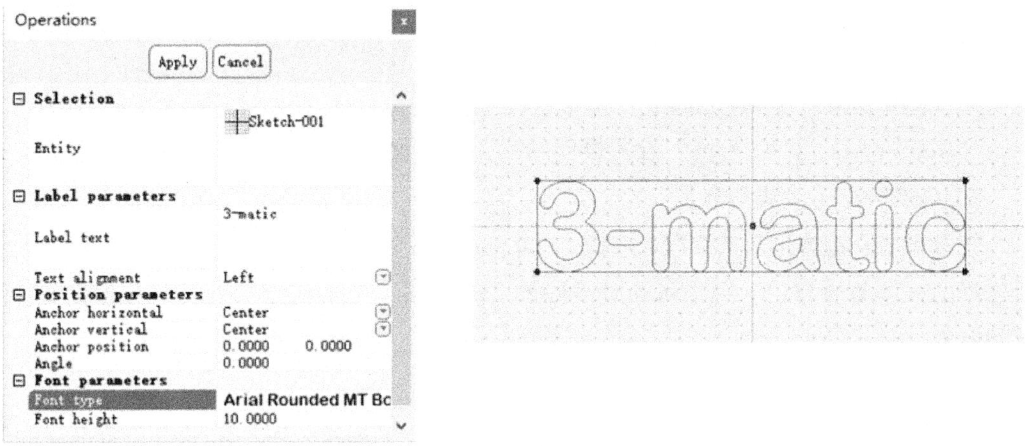

图 3.2.8-2 “Create Label”的“Operation”页及示例

17. Create Line Grid（创建栅格）

“Create Line Grid”可以在草图中创建一定方向的栅格，用户可通过 3 点方法创建栅格，第 1、2 点可定义栅格的第 1 个方向，第 3 点定义栅格的第 2 个方向。“在 Operation”页中可以定义栅格的空间位置、栅格大小等。

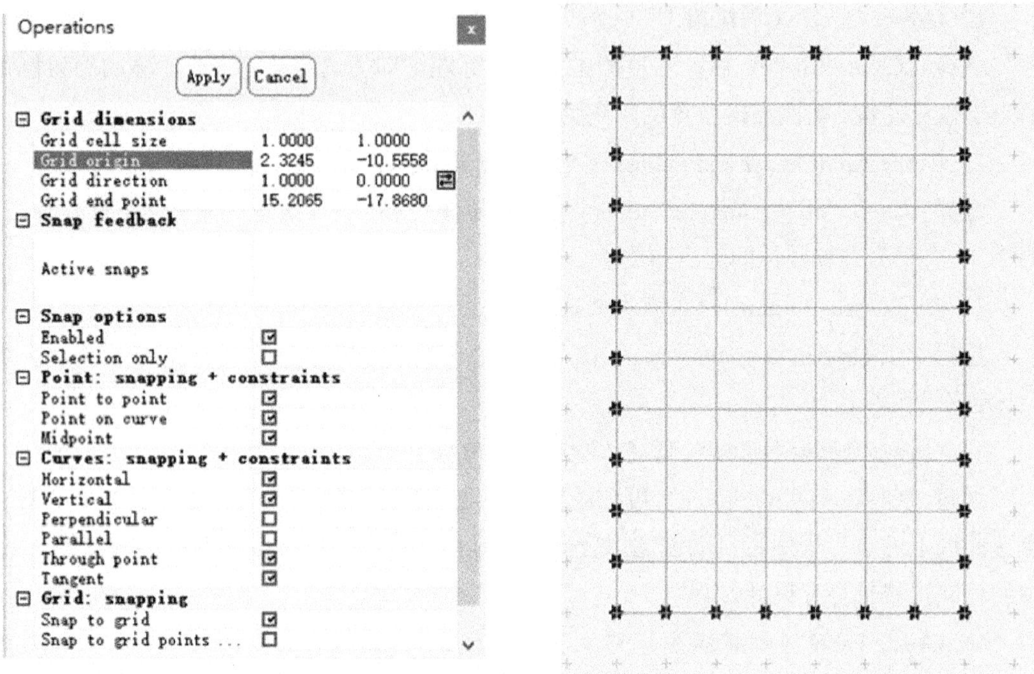

图 3.2.8-3 “Create Line Grid ” 的 “Operation” 页及示例

18. Vertical（竖向约束）

“Vertical”可为“Line”设置竖向约束，即设置直线方向为竖向。

19. Horizontal（横向约束）

“Horizontal”可为“Line”设置横向约束，即设置直线方向为横向。

20. Collinear（共线约束）

按键盘 Ctrl 键选定 2 条线段，选择“Collinear”后 2 条线段将移动到同一直线水平上，后选择的线段将被移动。用户可通过线段的“properties”页中的“Fixed”复选框决定移动的对象。

21. Parallel（平行约束）

按键盘 Ctrl 键选定 2 条线段，选择“Parallel”后 2 条线段将互相平行，后选择的线段将被移动，用户可通过线段的“properties”页中的“Fixed”复选框决定移动的对象。

22. Perpendicular（垂直约束）

按键盘 Ctrl 键选定 2 条线段，选择“Perpendicular”后 2 条线段将互相垂直。

23. Coincident（重叠约束）

按键盘 Ctrl 键选定 2 个点，选择“Coincident”后 2 点将相互重叠，点所附属的几何结构位移也将被移动。

24. Tangent（切线约束）

按键盘Ctrl键选定1个线段与1个圆/圆弧，选择"Coincident"后线段将与圆/圆弧相切。

25. Equal length（等长约束）

按键盘 Ctrl 键选定 2 条线段，选择"Equal length"后 2 条线段长度将相等，后选择的线段长度将被改变，用户可通过线段的"properties"页中的"Fixed"复选框决定长度改变的对象。

26. Equal radius（等半径约束）

按键盘 Ctrl 键选定 2 个圆 / 圆弧，选择"Equal radius"后 2 圆 / 圆弧半径将相等。

27. Set Angle（角度约束）

按键盘Ctrl键选定2条线段，选择"Set Angle"后可在"Operation"页中设置具体角度，应用后即可完成操作。

28. Set Distance（距离约束）

按键盘 Ctrl 键选定 2 个实体（Points, Lines, Circles），选择"Set Distance"即可对实体之间的距离进行约束，若选择为 2 个"Circle"则将约束 2 圆圆心距离、2 平行"Lines"则将约束二者之间垂直距离、"Line"与"Circle"则约束直线到圆心的最短距离（图 3.2.8–4）。

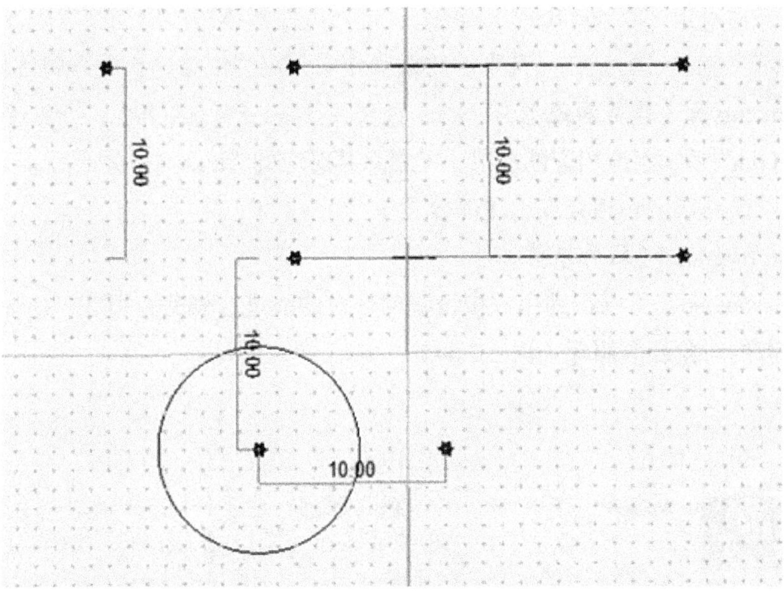

图 3.2.8–4 "Set Distance"示例

29. Set Length（长度约束）

在"Scene Tree"中选择需要约束的"Line segment"后，选择"Set Length"，即可在"Operation"页中设置线段的长度。

30. Set Radius（半径约束）

在“Scene Tree”中选择需要约束的“Circle/Circle arc”后，选择“Set Radius”，即可在“Operation”页中设置圆 / 圆弧的半径。

31. Fix point（约束点）

在“Scene Tree”中选择需要约束的“Point”后，选择“Fix point (Coordinates)”，即可在“Operation”页中设置点的坐标。

32. Midpoint（中点约束）

在“Scene Tree”中选择需要约束的“Point”与“Line segment”后，选择“Midpoint”可使点成为线段的中点。若“Line segment”在“Property”页中框选“fixed”后，则线段的位置不变，点将被移动到线段中点；若“Point”被框选 “fixed”，则点位置不变，线段将被缩放和移动。

33. Point on curve（移动点到曲线上）

在“Scene Tree”中选择需要约束的“Point” “Circle/Circle arc”后，选择“Point on curve” 即可使点位于圆或圆弧的曲线上，可通过实体的“Property”页中的“Fixed”选项来决定是点移动到曲线上还是圆 / 圆弧通过缩放来适应点。

34. Toggle fixed property（转换固定属性状态）

选中实体后点击“Toggle fixed property”，则可使实体的“fixed”状态发生改变，若实体为“Fixed”状态，那么在一系列的约束操作中其空间位置、长度等属性将保持不变。

35. Trim curves（修剪曲线）

选择“Trim”后，点击相应的线段，可删除其对应的“Line segment”，若 2 线段相交，则将删除线段鼠标点击侧相交点远端部分。

36. Trim extended（域外修剪）

“Trim extended”可以帮助用户按设置的环对曲线进行修剪，可在“Operation”页中选择需要修剪的对象及参照环（图 3.2.8-5）。

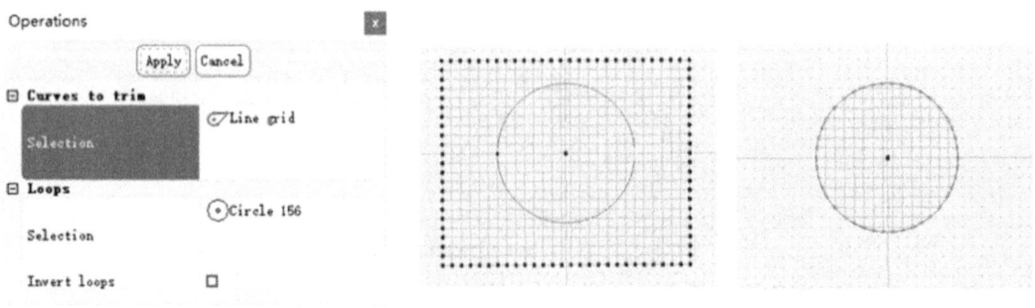

图 3.2.8-5 “Trim extended”的“Operation”页及示例

37. Extend（延伸）

"Extend"操作可延伸 Lines、arcs 实体，直到其与其他几何结构相交或圆弧变为封闭的圆。该操作无"operation"页，操作方法为选择"Extend"后鼠标放置在图形区内需要延伸的对象上，即可显示延伸后的预览，接着点击鼠标左键完成延伸操作。

38. Round（弧形）

"Round"功能用于修饰几何图形中的角，使用该功能时应首先在"Operation"页中选择修饰方法与参数，然后在图形区鼠标左键点选组成角的 2 个实体，可选择的实体组合有 2 个线段、2 个圆弧、1 个线段与 1 个圆弧。

39. Create Offset（创建偏倚）

"Create Offset"操作可根据用户设置的偏移量与选定轮廓创建新轮廓，用户可以在"Operation"页设置偏倚的方向、大小以及新轮廓角的类型（图 3.2.8-6）。

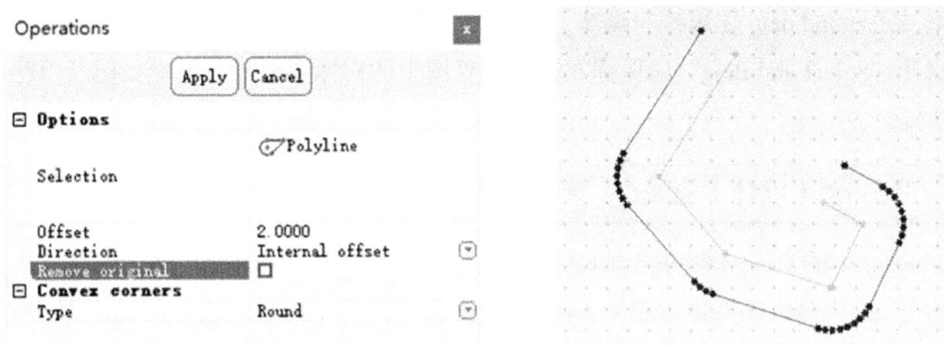

图 3.2.8-6 "Create Offset"的"Operation"页及示例

40. Create Width（宽度创建）

"Create Width"操作可以包绕所选对象创建新的轮廓，在"Operation"页中可设置新轮廓的宽度与角的类型（图 3.2.8-7）。

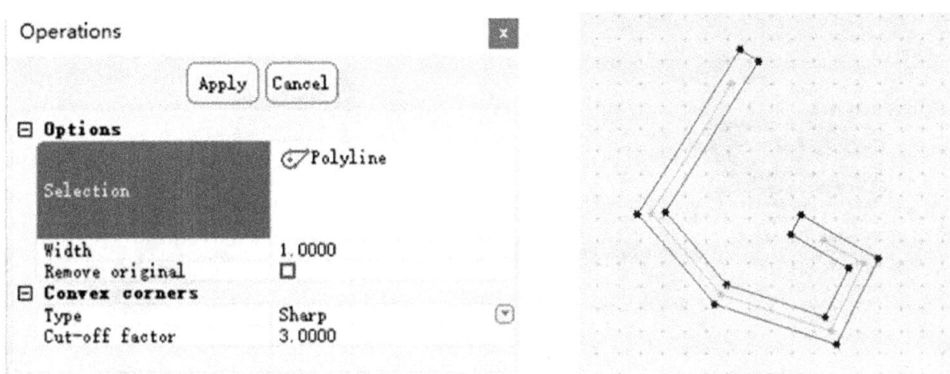

图 3.2.8-7 "Create Width"的"Operation"页及示例

41. Pattern（矩阵）

“Pattern”操作可按一定规律复制集合图形，形成矩阵图案，在“Operation”中可以设置矩阵的方向、图像重复的次数（具体操作可参考第 4 章中的“4.11.2 3-matic 中肿瘤近距离放疗导板设计过程”）。

42. Mirror（镜像）

“Mirror”操作可在草图中根据镜像轴创建实体的镜像，用户可在“Operation”页中设置需要镜像的实体与镜像轴。

43. Select（选择）

选择“Select”后点击草图中的实体，即可选中该实体。

44. Delete（删除）

选择“Delete”后点击草图中的实体，即可删除该实体。

45. Select and drag（选择和拖动）

选择“Select and drag”后鼠标左键点击草图中的实体不放开，拖动鼠标及可移动实体的位置。

3.2.9 Design（设计）模块

3-matic 中的 Design 模块包含 CAD 设计、分析体创建、三角面片实体创建、布尔运算等功能，其中分析体创建功能与 Analyze 模块中的相同、Wrap 功能与 Mark 模块中相同，因此不在本模块介绍。

1. Extrude（挤出）

“Extrude”操作将通过沿特定方向拉伸曲线来创建新零件。如果“Extrude”对象为闭合曲线，则将创建 1 个具有一定体积的实体。在“Operation”页中可设置挤出方向，距离等参数（图 3.2.9-1）。

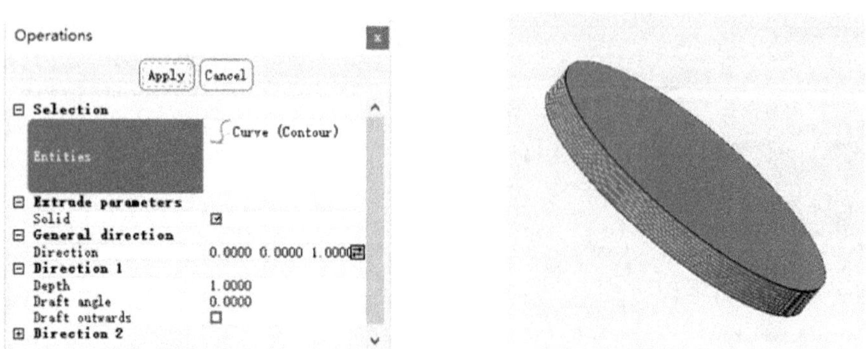

图 3.2.9-1 “Extrude”的“Operation”页及示例

2. Revolve（旋转）

“Revolve”操作将通过围绕用户定义的方向旋转曲线来创建新零件。如果在旋转后曲线形成闭合的空间，则将创建具有一定体积的实体。在“Operation”页中可以设置旋转方向、旋转角度（图 3.2.9–2）。

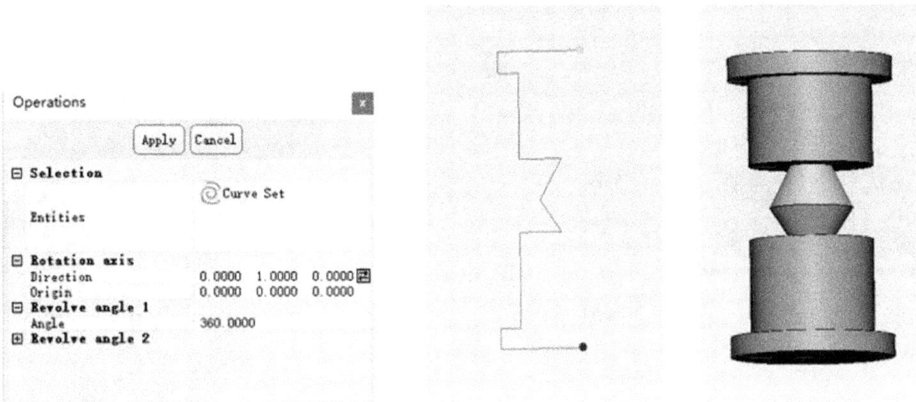

图 3.2.9−2 “Revolve”的“Operation”页及示例

3. Sweep（扫略）

“Sweep”功能可在选定路径上扫掠绘制了截面轮廓的草图，在“Operation”页中可选择需要扫略的草图与遵循的路径（图 3.2.9–3）。

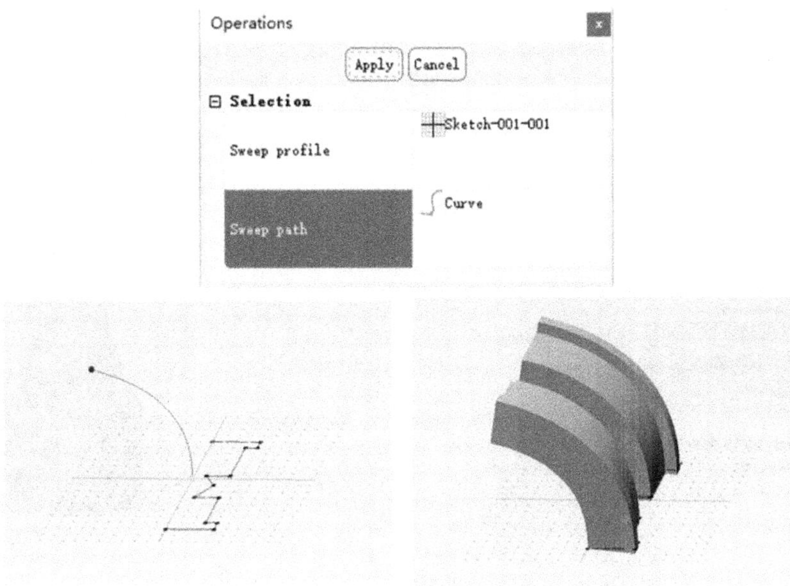

图 3.2.9−3 “Sweep”的“Operation”页及示例

4. Extend Surface（延伸曲面）

“Extend Surface”操作可将现有曲面延伸，在“Operation”页中可设置面延伸的距离，可选择延伸的曲面与原曲面相切或延续原曲面曲率（图 3.2.9-4）。

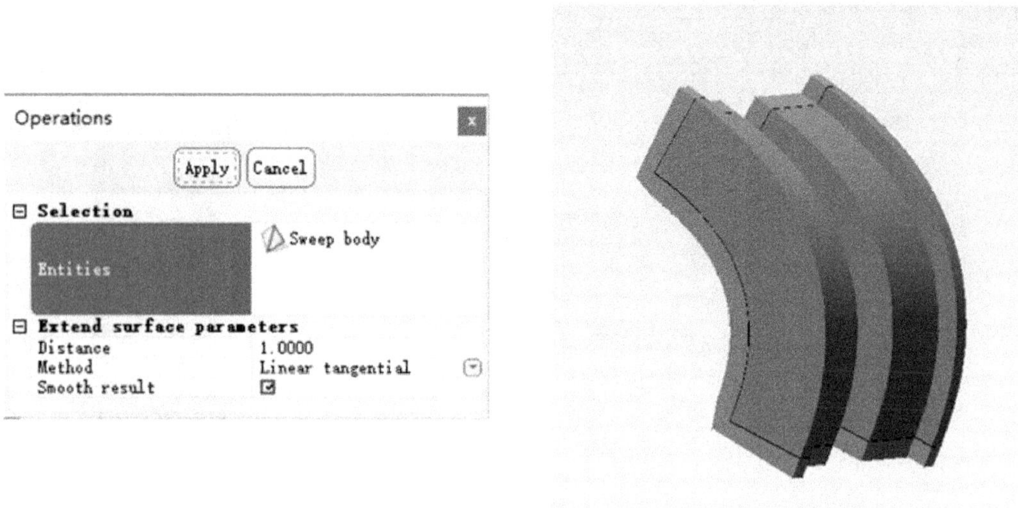

图 3.2.9-4 “Extend Surface”的“Operation”页及示例

5. Loft（放样）

“Loft”操作将在 2 个轮廓之间生成 1 个新曲面，这 2 个轮廓必须属于同一零件，设置“Operation”页中的“Surface direction”可以定义新生成曲面的朝向，“Granularity”定义 2 个轮廓之间生成曲面的三角面片层数（图 3.2.9-5）。

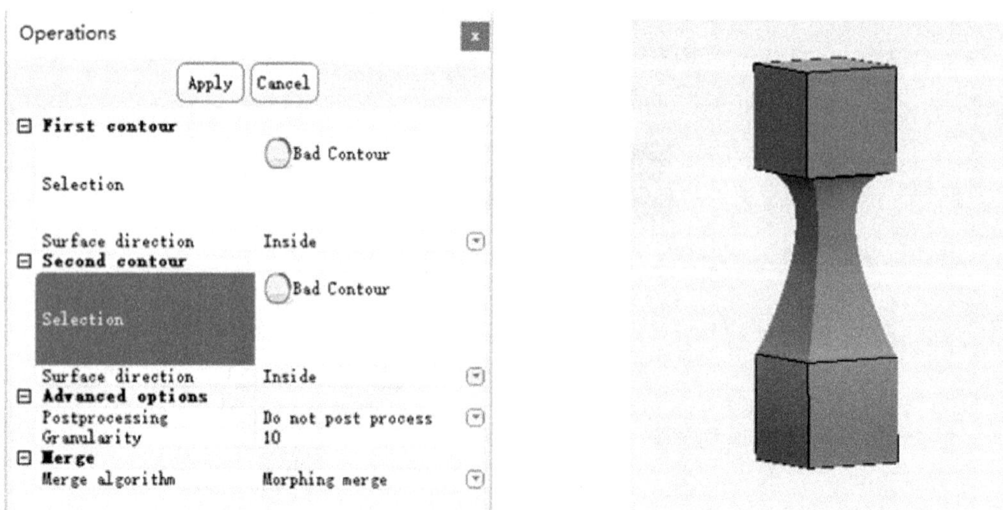

图 3.2.9-5 “Loft”的“Operation”页及示例

6. Surface Construction（表面构建）

“Surface Construction”操作可用于修复面，在“Operation”中可以设置构建的曲面是否与周围曲面相切，重建面的三角面片精度。“Guiding lines”即引导曲线，新生成的曲面将通过引导线（图 3.2.9–6）。

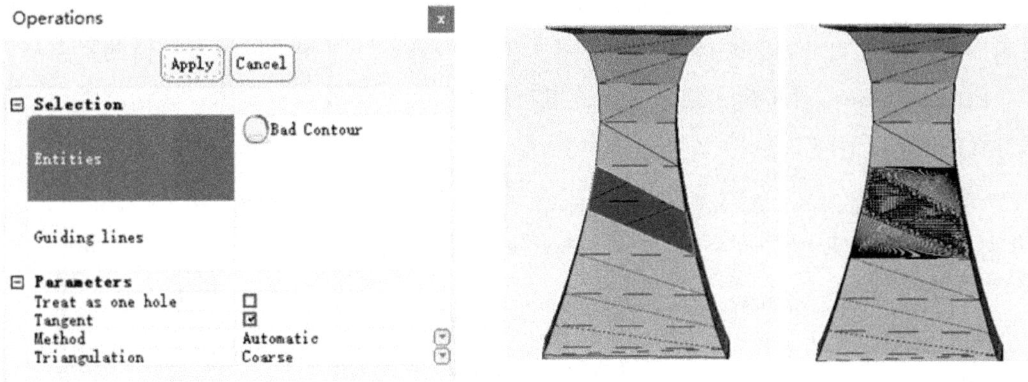

图 3.2.9–6 “Surface Construction”的“Operation”页及示例

7. Anatomy Reconstruction（解剖重建）

“Anatomy Reconstruction”工具可以重长骨切除部分重建，在“Operation”中选择缺损两侧末端的 2 个轮廓，应用后则可生成连接物（具体操作可参考第 4 章中的 4.6.2 3-matic 中 Cage 结构、孔隙结构修复骨缺损结构设计过程”）。

8. Cut（剪切）

“Cut”此功能可使用切割面切割零件，Part、Datum Plane、 Sketch、 Section 均可作为切割面（图 3.2.9–7）。

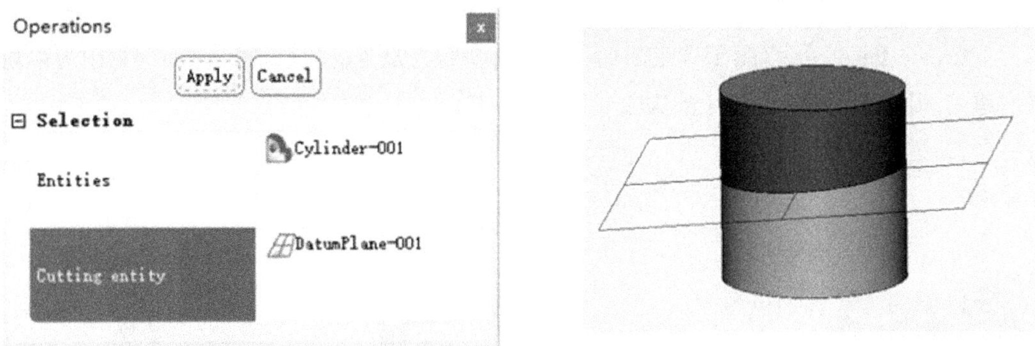

图 3.2.9–7 “Cut”的“Operation”页及示例

9. Hollow（空心）

“Hollow”操作将为零件创建 1 个壳，使零件具有厚度。组成壳的新面是由三角面片组成的，三角面片的大小由参数“Operation”中的“Smallest detail”决定，壳的厚度由“Distance”参数决定，新面相对于原始面的位置由“Hollow type”决定（具体操作可参考第 4 章中的“4.7.2 3-matic 中椎弓根钉置入导板设计过程”）。

10. Offset（偏移）

“Offset”功能允许偏移整个零件或选定的曲面（Part, Surface, Surface set）。使偏倚对象沿三角面片的平均法线移动一段距离，在“Opertion”页中可以设置偏倚的距离与方向（External offset 、Internal offset），并可在移动路径上形成空心实体。该功能常用于手术导板的制作（图 3.2.9-8）。

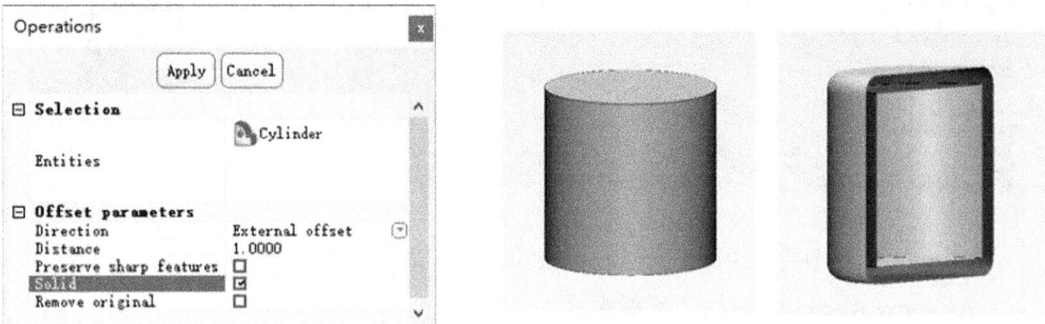

图 3.2.9-8 “Offset”的“Operation”页及示例

11. Move Surface（移动面）

“Move Surface”操作将在定义的方向（Automatic directions per surface、One direction for all surfaces）上移动选定的曲面（Surface, Surface set），在“Operation”页中可以定义移动的距离（具体操作可参考第 4 章中的“4.11.2 3-matic 中肿瘤近距离放疗导板设计过程”）。

12. Create Base（创建基地）

“Create Base”可以用于选定曲面（Surface）设计底座，在“Operation”页中可以设置底座的高度以及其三角面片的大小（图 3.2.9-9）。

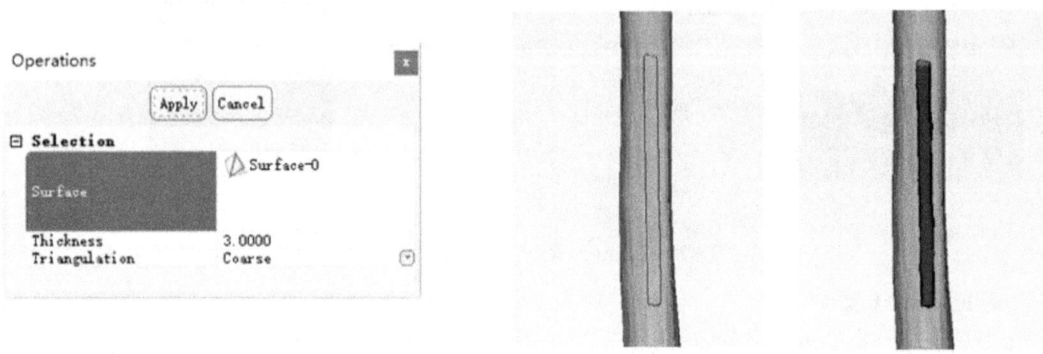

图 3.2.9-9 “Create Base”的“Operation”页及示例

13. Local Offset（本地偏移）

“Local Offset”可在局部区域（Surface, Marked triangles）上执行偏移。偏移在区域边界处为零，在“Operation”页可以设置偏移的距离与方向（图 3.2.9-10）。

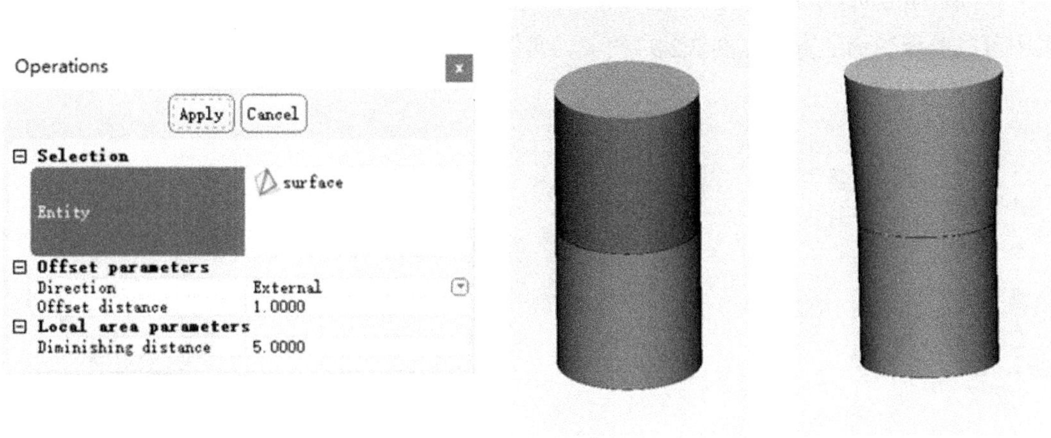

图 3.2.9-10 “Local Offset”的“Operation”页及示例

14. Local Offset by Curve（根据局部曲线偏移）

“Local Offset by Curve”操作可在曲线区域执行偏移，在曲线上偏移距离最大，曲线两侧偏移距离逐步减小到 0，在“Operation”页中可设置偏倚的距离及曲线周围进行偏移的范围。此操作建立在三角面片的基础上，操作前应使三角面片的边长小于“Diminishing distance”（图 3.2.9-11）。

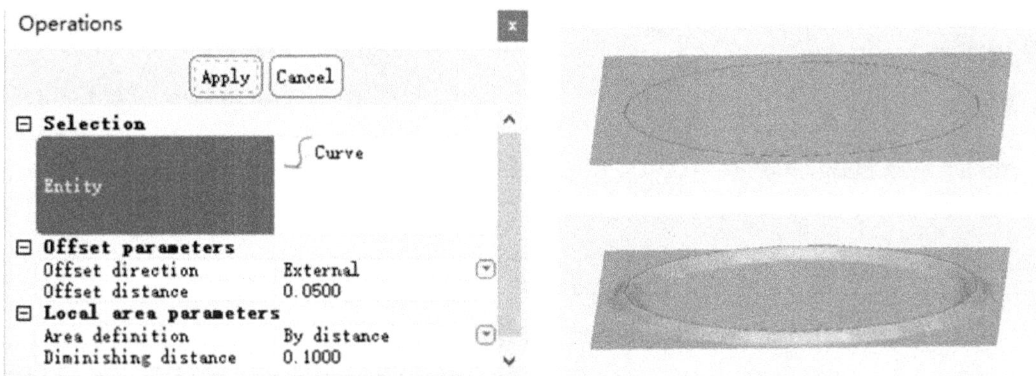

图 3.2.9-11 “Create Base”的“Operation”页及示例

15. Create Cage（创建笼式结构）

“Create Cage”操作可用于在曲面（Surface）上创建笼式结构，在“Operation”页中可以使用“Guiding curve”确定笼形网格的方向，并可以调节孔径大小与笼式结构的厚度

（具体操作可参考第 4 章中的“4.6.2 3-matic 中 Cage 结构、孔隙结构修复骨缺损结构设计过程”）。

16. Morphing to Curve（根据曲线变形）

“Morphing to Curve”根据曲线(curve)对选定实体(part)执行曲线变形,在“Operation”页中可以选择变形的宽度（图 3.2.9-12），实体中的曲面将向曲线方向变形。

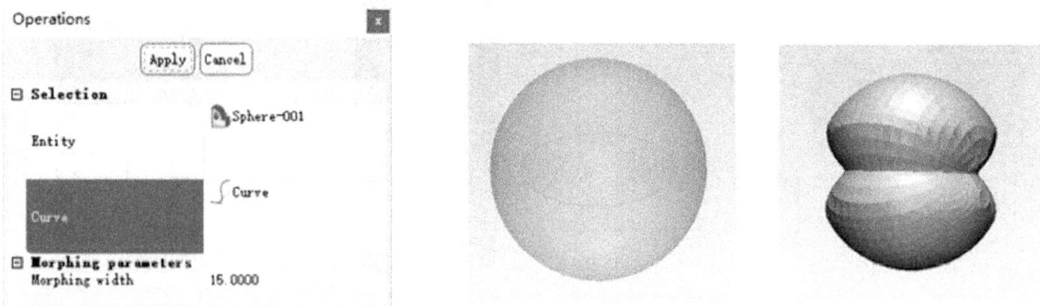

图 3.2.9-12 “Morphing to Curve”的“Operation”页及示例

17. Edit Axis（编辑轴）

“Edit Axis”用于修改轴的长度,可用于分析体圆锥、分析体圆柱和直线(图 3.2.9-13)。

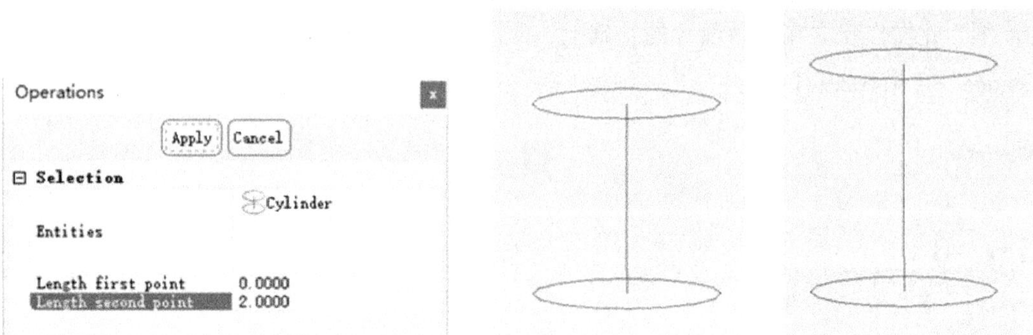

图 3.2.9-13 “Edit Axis”的“Operation”页及示例

18. Convert Analytical Primitive to Part（转换分析体为零件）

“Convert Analytical Primitive to Part”可以将现有分析体或基准面转换为三角面片零件，是 3-matic 创建实体零件的重要方法。通常用户可在分析体“Peoperty”页中调整分析体到合适的参数,然后通过此功能创建三角面片零件(具体操作可参考第4章中的“4.7.2 3-matic 中椎弓根钉置入导板设计过程”）。

19. Create Cylinder（创建圆柱）

“Create Cylinder”功能可以在空间中创建三角形面片圆柱零件（图 3.2.9-14）。

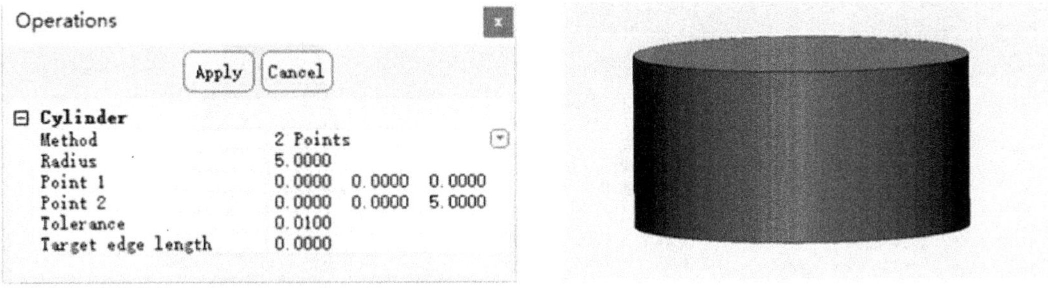

图 3.2.9–14 “Create Cylinder”的“Operation”页及示例

20. Create Sphere（创建球体）

“Create Sphere”功能可以在空间中创建三角形面片球体零件（图 3.2.9–15）。

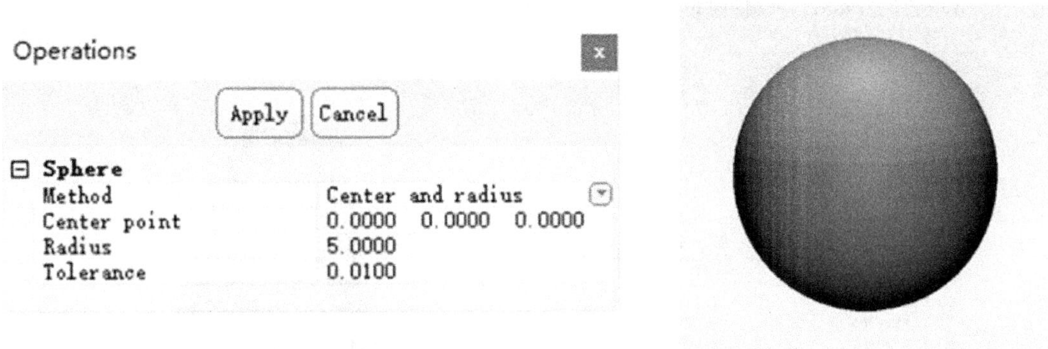

图 3.2.9–15 “Create Sphere”的“Operation”页及示例

21. Create Box（创建长方体）

“Create Box”功能可以在空间中创建三角形面片长方体零件（图 3.2.9–16）。

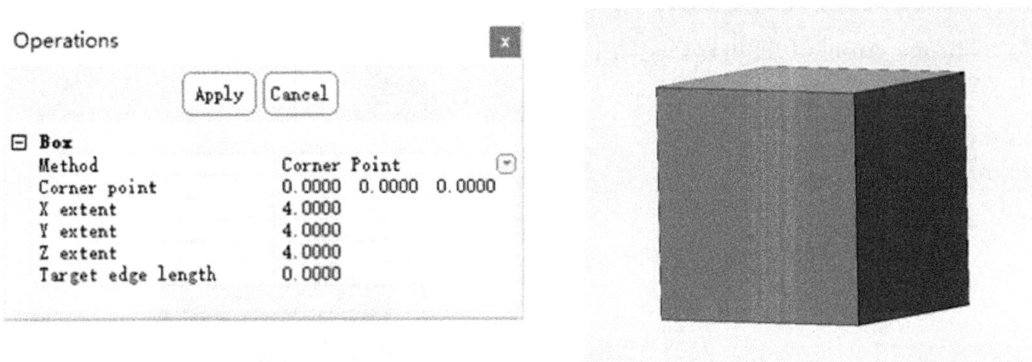

图 3.2.9–16 “Create Box”的“Operation”页及示例

22. Create Cone（创建圆锥 / 台）

“Create Cone”功能可以在空间中创建三角形面片圆锥 / 台零件（图 3.2.9–17）。

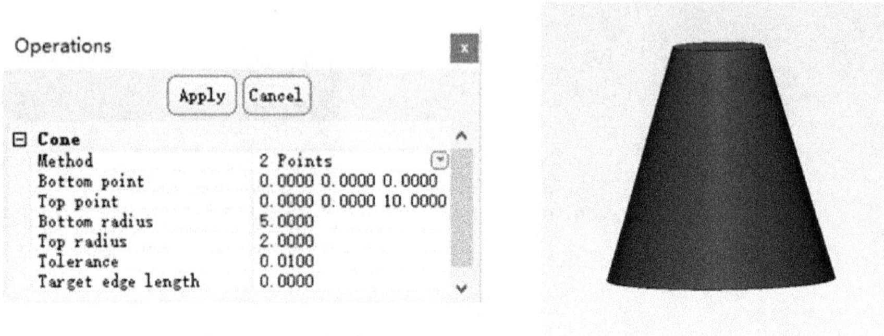

图 3.2.9–17 “Create Cone”的“Operation”页及示例

23. Create Pyramid（创建棱锥 / 台）

“Create Pyramid”功能可以在空间中创建三角形面片棱锥 / 台零件（图 3.2.9–18）。

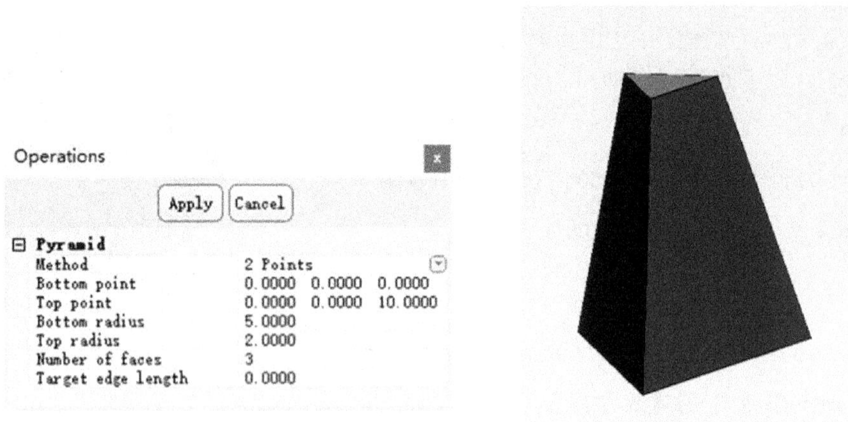

图 3.2.9–18 “Create Pyramid”的“Operation”页及示例

24. Create Prism（创建棱柱）

“Create Prism”功能可以在空间中创建三角形面片棱柱零件（图 3.2.9–19）。

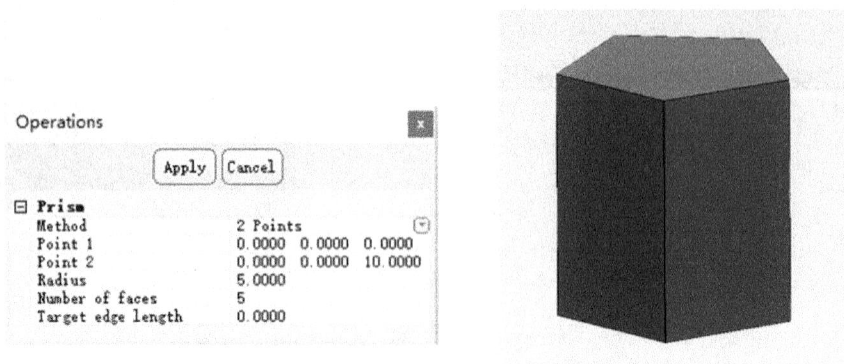

图 3.2.9–19 “Create Prism”的“Operation”页及示例

25. Create Torus（创建圆环）

“Create Torus”功能可以在空间中创建圆环零件（图 3.2.9-20）。

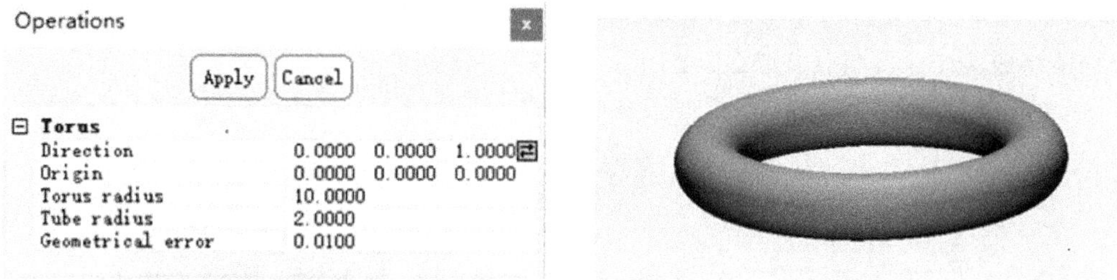

图 3.2.9-20　“Create Torus”的“Operation”页及示例

26. Boolean Union（布尔联合）

“Boolean Union”操作可以对 2 个以上的零件进行并集运算从而得到新的零件形态。即将 2 个零件合并，运算完成后 2 个物体将成为 1 个零件（图 3.2.9-21）。

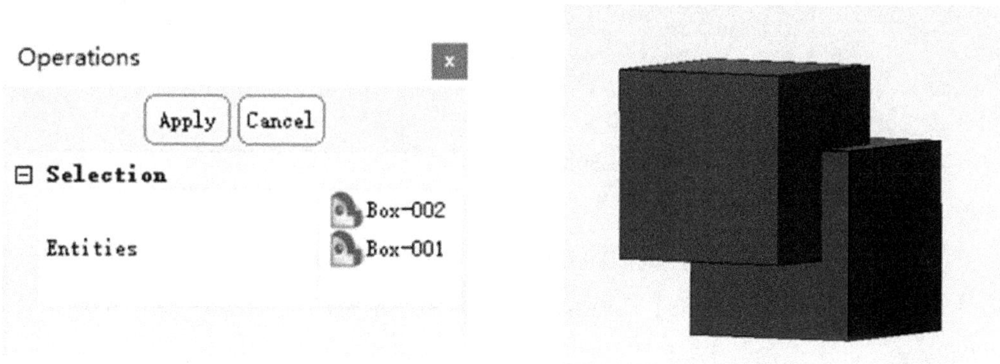

图 3.2.9-21　“Boolean Union”的“Operation”页及示例

27. Boolean Intersection（布尔相交）

“Boolean Intersection”操作可以对 2 个以上零件进行交集运算从而得到新的零件形态。即将 2 个零件相交的部分保留下来，删除不相交的部分，运算完成后 2 个物体将成为 1 个零件（图 3.2.9-22）。

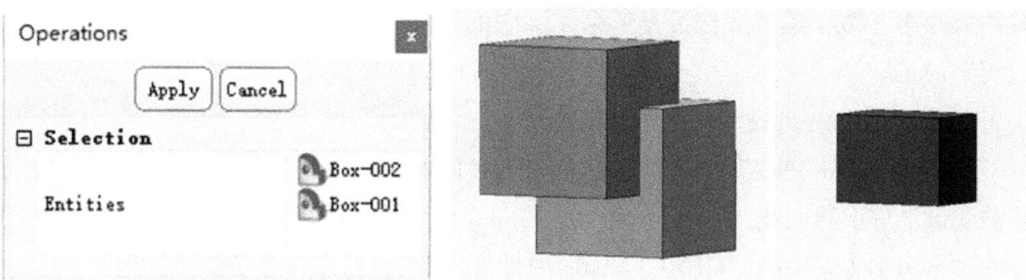

图 3.2.9-22　“Boolean Intersection”的“Operation”页及示例

28. Boolean Subtraction（布尔相减）

“Boolean Intersection”操作可以对零件进行差集运算从而得到新的零件形态，如图 3.2.9-23，即在 Box-001 零件中减去与 Box-001 与 Box-002 零件重合的部分，运算完成后 2 个物体将成为 1 个零件（图 3.2.9-23）。

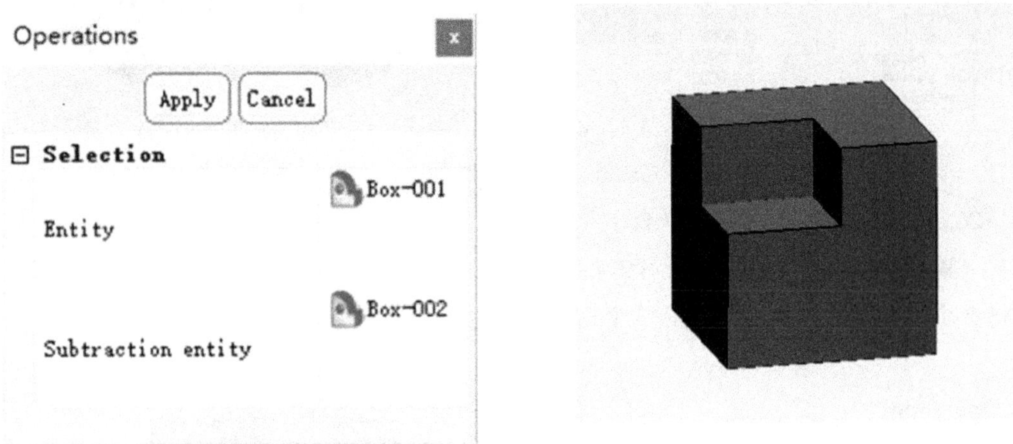

图 3.2.9-23 “Boolean Subtraction”的“Operation”页及示例

29. Local Boolean（局部布尔运算）

“Local Boolean”用于零件或曲面之间的 Union 、Intersection 布尔运算，其运算结果与选择的面和零件的朝向有关【具体操作可参考第 4 章中的“4.8.2 3-matic 中髋臼杯设计（Triflange Cup）过程”】。

3.2.10 Plate（金属板）模块

3-matic 中包含颅骨缺损修复植入物创建与接骨板创建功能。

1. Create Cranioplasty Prosthesis（创建颅骨缺损修复植入物）

“Create Cranioplasty Prosthesis”操作可为颅骨缺损创建缺损修复植入物，进行此操作前应构建好合适的引导线，用户可以在“Operation”页中设置植入物的厚度与周围缝隙大小等参数（具体操作可参考第 4 章中的“4.9.2 3-matic 中颅骨缺损修补补片设计过程”）。

2. Create Custom Plate（创建定制接骨板）

“Create Custom Plate”操作可创建贴附骨表面的带孔板状骨折内固定零件，进行此操作前应设计好引导曲线，用户可以在“Operation”页中设置接骨板的厚度、倒角等参数（具体操作可参考第 4 章中的“4.10.2 3-matic 中骨盆骨折 3D 打印接骨板设计过程”）。

3.2.11 Finish（加工）模块

"3-matic"中的 Finish 模块主要用于优化构建好的模型，包括体边修饰、表面修饰、局部拉伸旋转、快速标签等功能。

1. Fillet（圆角）

"Fillet"功能可以在直边（Contour, Border, Subcontour, Fin）上放置圆边，在"Operation"页中可以设置圆边的半径（图 3.2.11-1）。

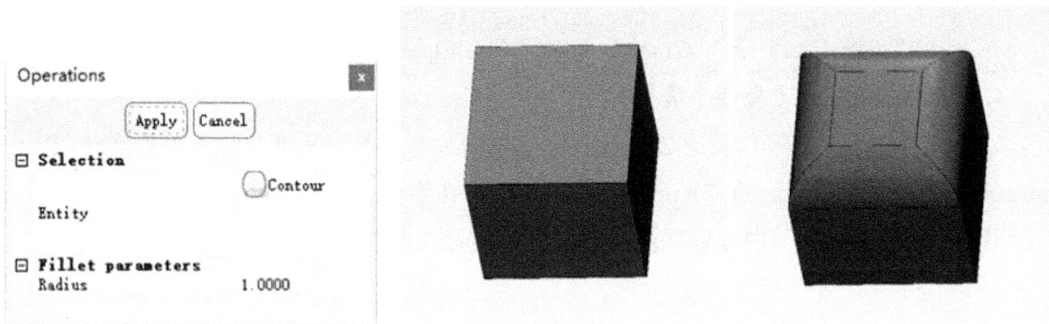

图 3.2.11-1 "Fillet"的"Operation"页及示例

2. Smooth edge（边平滑）

"Smooth edge"可以平滑选中的轮廓（Contour），在"Operation"中可以设置平滑范围与平滑精度。此操作结果与三角面片的大小相关，因此操作前必须保证足够密度的三角面片（图 3.2.11-2）。

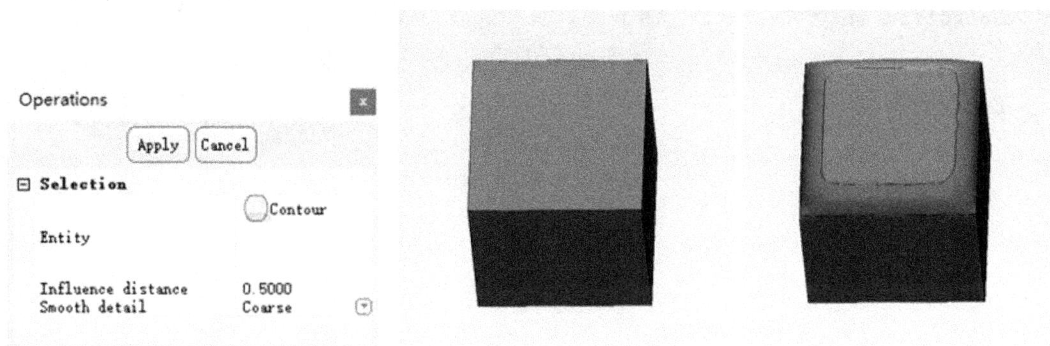

图 3.2.11-2 "Smooth edge"的"Operation"页及示例

3. Chamfer edge（倒角）

"Chamfer edge"工具在选定边（Contour）上创建倒角面，在"Operation"页中可以设置参与倒角操作的范围。

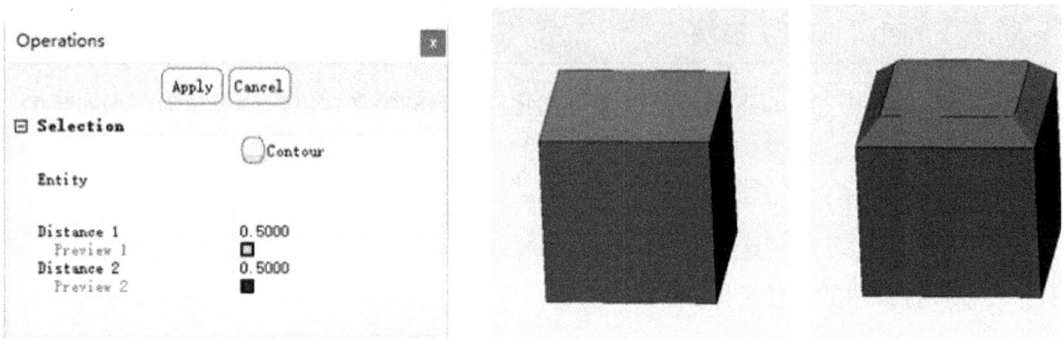

图 3.2.11-3 “Chamfer edge”的“Operation”页及示例

4. Local Smoothing（局部平滑）

“Local Smoothing”操作将通过重新定位三角面片节点和三角面片边来平滑实体(Part, Surface, Marked triangles)，在“Work Area”中，鼠标在零件上移动时将显示操作区域预览，用户可以在“Operation”中设置平滑操作范围的直径（图 3.2.11-4）。

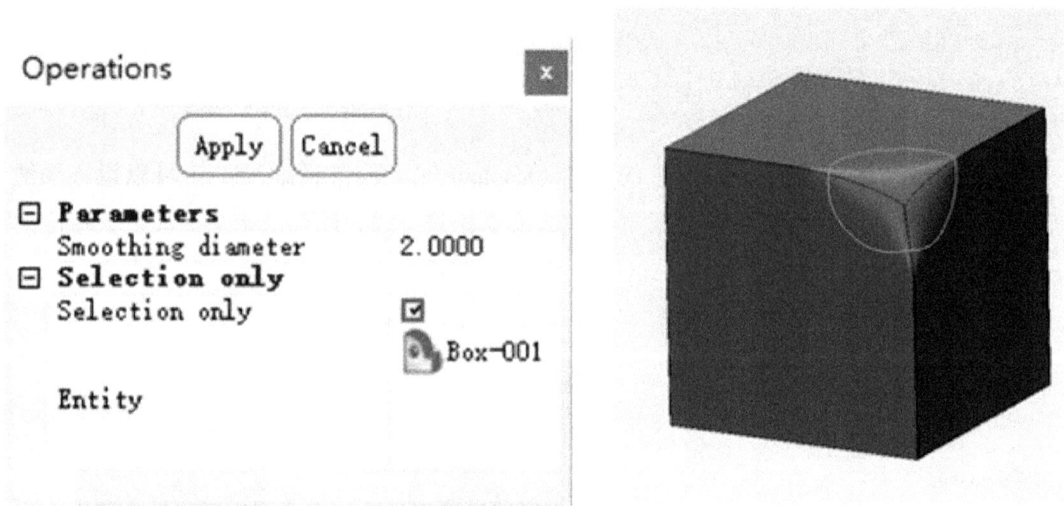

图 3.2.11-4 “Local Smoothing”的“Operation”页及示例

5. Push and Pull（推拉）

“Push and Pull”操作可在曲面上推拉曲面。在“Work Area”中，鼠标在零件上移动时将显示操作区域的预览，用户可以在“Operation”页中可以设置推拉操作的范围与距离。“Treat as solid”选项可定义位于屏幕另一侧的面是否同步移动。（图 3.2.11-5）。

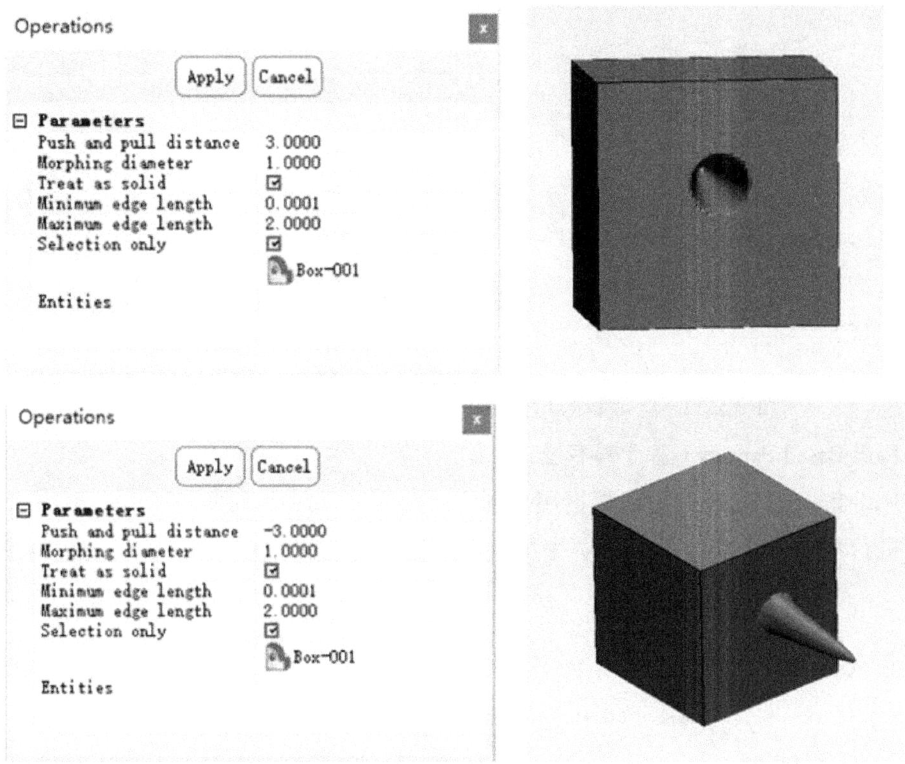

图 3.2.11–5 “Push and Pull” 的 “Operation” 页及示例

6. Local Translate（本地移动）

“Local Translate” 可以在零件上移动面或标记三角面片（Surface, Marked Triangles），在 “Operation” 中可以设置平移的参考坐标系（图 3.2.11–6）。

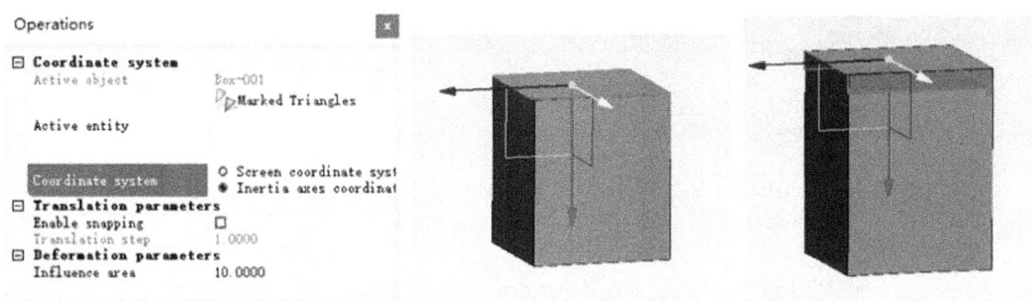

图 3.2.11–6 “Push and Pull” 的 “Operation” 页及示例

7. Local Rotate（本地旋转）

“Local Rotate” 可以在零件上旋转面或标记三角面片（Surface, Marked Triangles）从而改变整个零件的几何结构，在 “Operation” 中可以设置旋转的参考坐标系（图 3.2.11–7）。

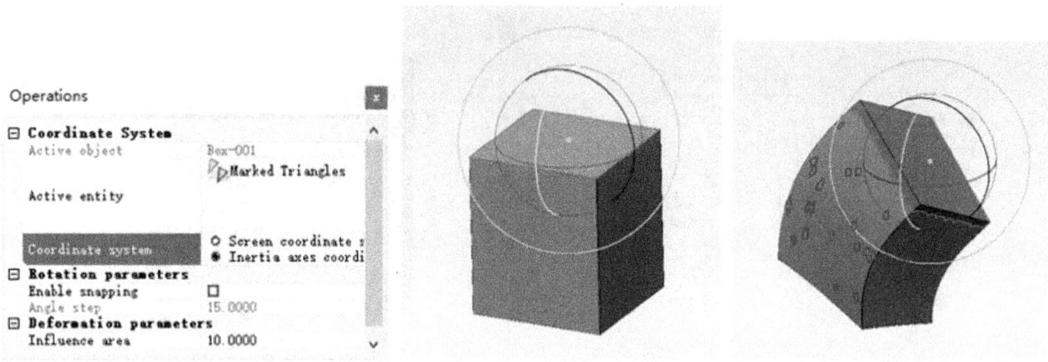

图 3.2.11-7 “Local Rotate” 的 “Operation” 页及示例

8. Path Based Pattern（基于路径重复）

“Path Based Pattern” 可以根据用户创建的曲线（Curve）对实体（Part, Sketch, Datum Plane）进行复制，在 “Operation” 页中可以选择复制的次数、各复制体之间的距离等参数。

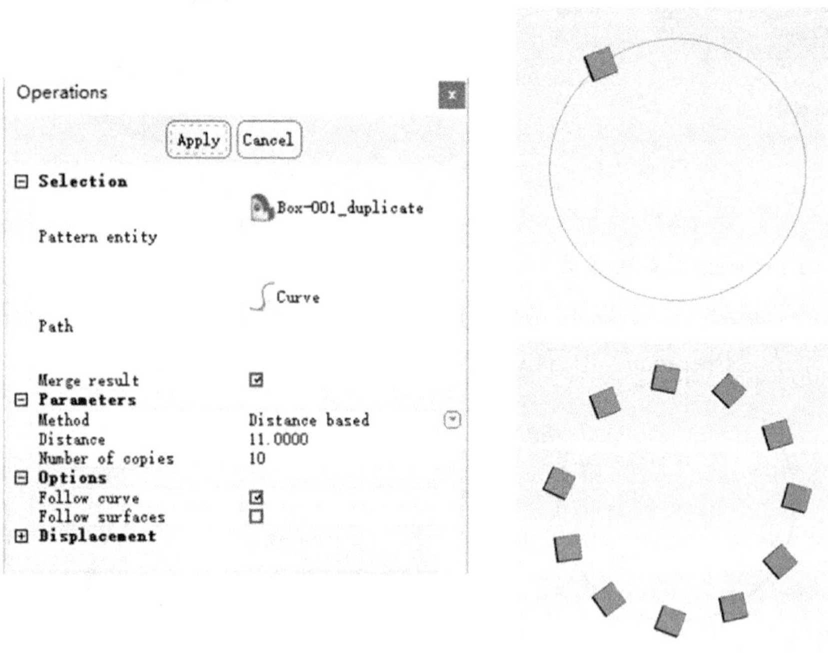

图 3.2.11-8 “Path Based Pattern” 的 “Operation” 页及示例

9. Trim (修剪)

“Trim” 操作允许用户对零件（Parts）进行修剪，用户可以在 “Work Area” 中用鼠标选择修剪范围，在 “Operation” 中提供 Remove Inner 、Remove Outer2 种修剪方式（具体操作可参考第 4 章中的 “4.12.2 3-matic 中下牙槽种植导板设计过程” ）。

10. Undercut removal（去除咬边）

“Undercut removal” 用于内植入的修饰，3-matic 可以根据植入物的安装取出方向自动去除咬边，确保所设计的植入物可以进行良好安装（具体操作可参考第 4 章中的“4.9.2 3-matic 中颅骨缺损修补补片设计过程”）。

11. Quick Label（快速标签）

“Quick Label”操作可以在零件上创建浮雕或冲压标签，在“Operation”页中可以设置标签的内容、字体、大小等信息。标签大小应当结合打印机参数进行设置，标签过小 3D 打印机可能无法识别（图 3.2.11-9）。

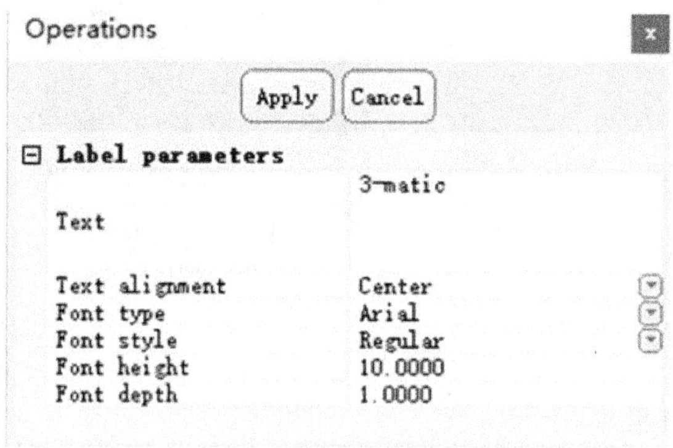

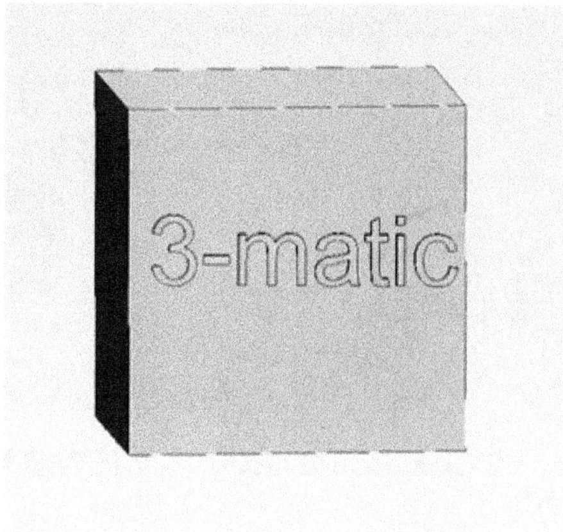

图 3.2.11-9 “Quick Label”的“Operation”页及示例

3.2.12 Lightweights（轻量化）模块

3-matic 的 Lightweights 模块是 3-matic 工业版（3-matic STL）特有的功能，一般 Mimics 附带的 3-matic Research 不具备该模块。轻量化是跨学科的工程科学，有材料力学、计算技术、材料学和制造技术等领域的知识基础构成。轻量化的目标是在给定的边界条件下，实现结构自重的最小化，同时满足一定的寿命和可靠性要求。为了实现这个目标，需要选择适当的构造、轻质材料、连接技术、尽可能准确的设计以及可实现的制造工艺。3D 打印的一大关键优势是可以灵活创造出利用传统技术无法实现或者制造成本过于昂贵的形状，在医学领域，Lightweights 模块可用于关节假体、康复支具轻量化设计，骨长入孔隙结构设计。研究表明，3D 打印多孔钛合金植入物的内部骨长入受材料孔径大小的影响，如孔径超出 1.0mm 将不利于新骨长入。

1.Create Part Graph（根据零件三角面片网格创建网络图形）

“Create Part Graph”工具可在选定的零件或曲面上创建网络图形，默认在选定对象的三角片面网格上创建图像，在“Operation”页中可选择是否重新划分网格，并定义“Quality”“Maximum Geometrical Error”“Maximum triangle edge length”等网格划分参数。“Quality”是三角面片质量的阈值，表示三角面片的高度 / 底部，默认设置为“0.3”，用户可以选择的范围为 [-0.05，0.4]，该值越高代表三角形越接近正三角形，“Maximum

Geometrical Error”表示几何误差，默认设置为“0.03”，用户可以选择的范围为[-0.01，100]，“Maximum triangle edge length”为三角形的最大边长，在重划过程中创建的三角形均小于该值，默认设置为“20”，用户可以选择的范围为[1，100]，网络图形创建完成后用户可在网络图形的“Property”页中为网络图形边定义直径（图 3.2.12-1）（具体操作可参考第 4 章中的“4.13.2 3-matic 中个性化外固定支具设计过程”）。

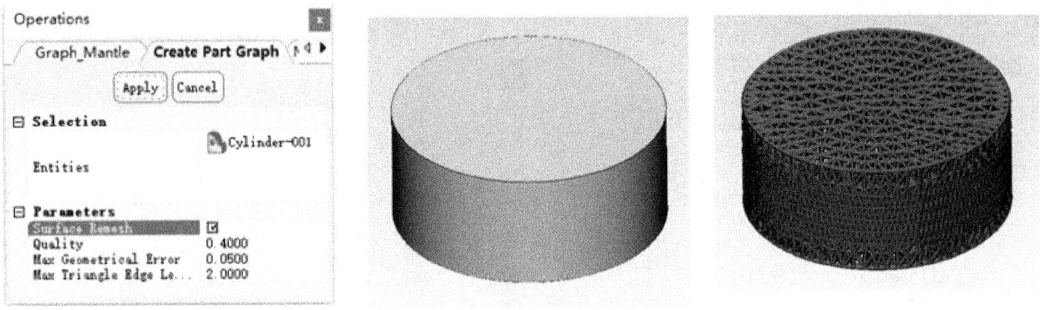

图 3.2.12-1 “Create Part Graph”的“Operation”页及示例

2.Create Quad Graph（创建四边形网络图形）

“Create Quad Graph”工具可在选定的零件或曲面上创建四边形网络图形，在“Operation”页中可以设置“Edge Length”的大小，即四边形边长，默认设置为“2.0”，用户可以选择的范围为[0.01，500]（图 3.2.12-2）。

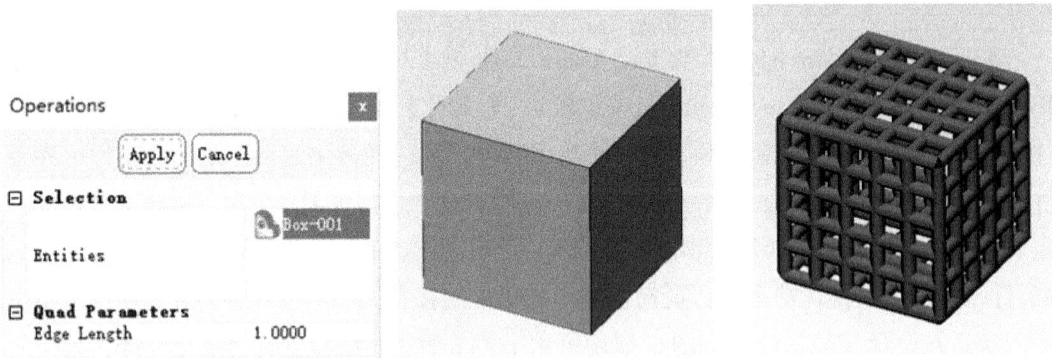

图 3.2.12-2 “Create Part Graph”的“Operation”页及示例

3.Create Unit Graph（创建统一填充网络图形）

“Create Unit Graph”工具可使用基本单元网络图形结构填充选定的零件，用户可以从三维单元网络图形库（默认位置 C:\Program Files\Materialise\Materialise 3-matic \UnitGraphLibrary）浏览单元图结构，也可以添加定制的单元图结构。“Operation”页中可以设置单位网络图形结构的大小，起始网络图形单元位置，是否保留外壳、外壳厚度、外壳方向、各方向单元网络图形随机间隔距离范围等参数，其中“Graph Structure size”可选范围为[0.1，100]，在操作前可以点击“Memory usage（MB）”评估该操作需占用内存大小（图 3.2.12-3）（具体操作可参考第 4 章中的“4.6.2 3-matic 中 Cage 结构、孔隙结构修复骨缺损设计过程”）。

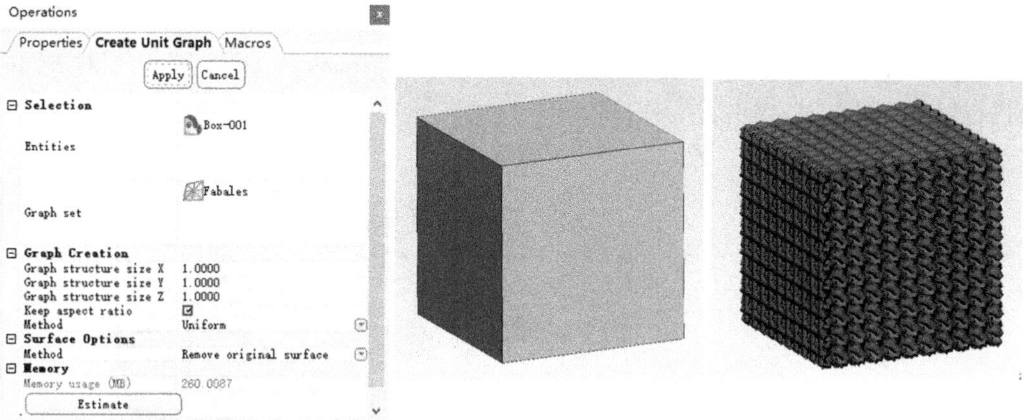

图 3.2.12-3　“Create Unit Graph”的“Operation”页及示例

4.Create Grid Graph（创建网格网络图形）

“Create Grid Graph”工具可在选定的曲面和零件上创建网格网络图形。网络图形网格梁将沿与 X、Y 和 Z 方向排列，在“Operation”页中选择“Surface only”，则只会在零件或曲面表面创建网络图形，选择“Surface and volume”将在表面和内部创建网络图形，用户可设置“Edge length”大小来控制网格的边长（图 3.2.12-4）。

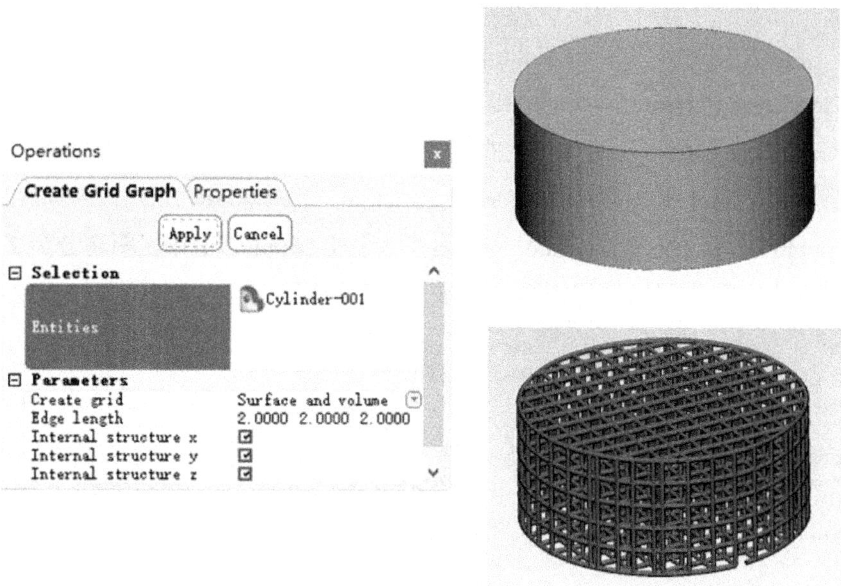

图 3.2.12-4　“Create Unit Graph”的“Operation”页及示例

5.Create Volume Graph（创建体积网络图形）

“Create Volume Graph”操作可在零件表面和内部基于表面三角面片网格和体积三角

面片网格创建网络图形，如果体积网格包含相交 / 重叠 / 不良三角形，那么创建体积网络图形操作可能会失败。在“Operation”页中可以进行网格重划，重划网格参数设置与“Create Part Graph”工具中的相同，不同之处在于框选“Surface remesh”后执行“Create Volume Graph”操作将同时对表面网格与体网格进行划分，而“Create Part Graph”中仅对表面网格进行划分（图 3.2.12-5）。

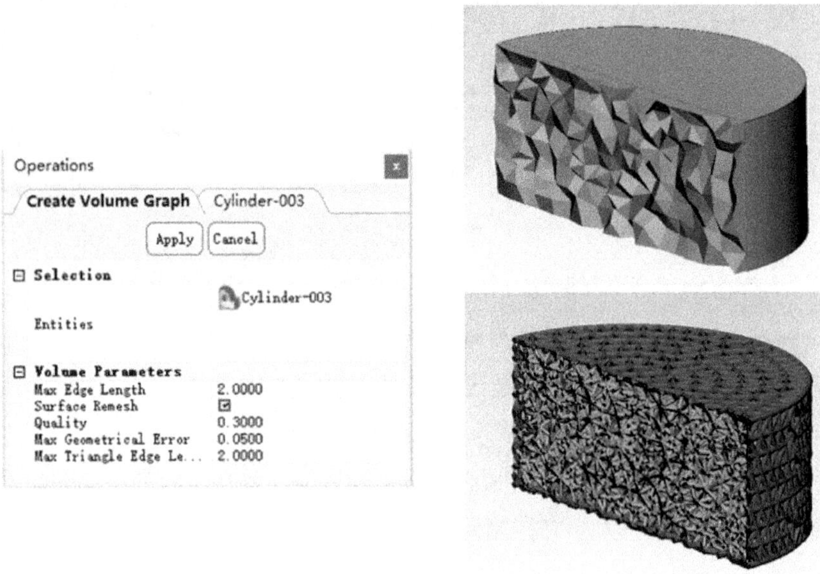

图 3.2.12-5 “Create Volume Graph”的“Operation”页及示例

6.2D Conformal Pattern（二维共形图案）

“2D Conformal Pattern”工具可在曲面上创建 2D 图案，是在零件上创建 3D 网络图形模式的第 1 步，第 2 步是“3D Conformal Structure”操作。在“2D Conformal Pattern”工具的“Operation”页中框选“Create UV page”，点击“Apply”工作视图将分为 2 个窗口，在右侧的“UV page”中可以根据需要重新排列 2D 纹理的方向、大小（图 3.2.12-6）。

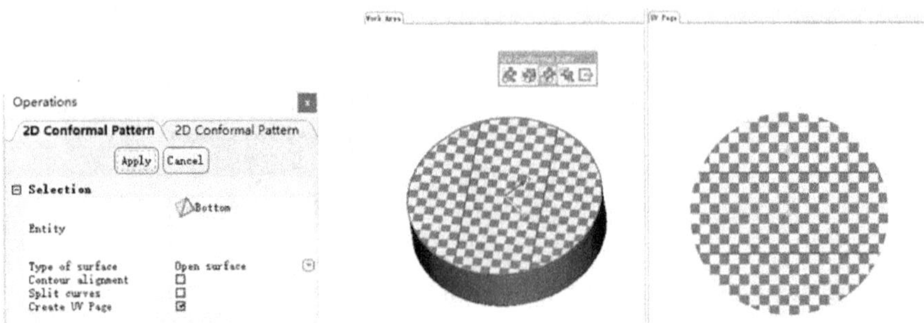

图 3.2.12-6 “2D Conformal Pattern”的“Operation”页及示例

7.3D Conformal Structure（三维共形结构）

在完成“2D Conformal Pattern”操作后，“3D Conformal Structure”工具可使用基本单元网络图形结构填充图案，用户可在“Operation”页中设置相关参数，“Preferred distance”为 2 个相邻单位网络图形之间的距离，“Depth”为网络图形结构与原始零件相重叠的程度（图 3.2.12-7）。

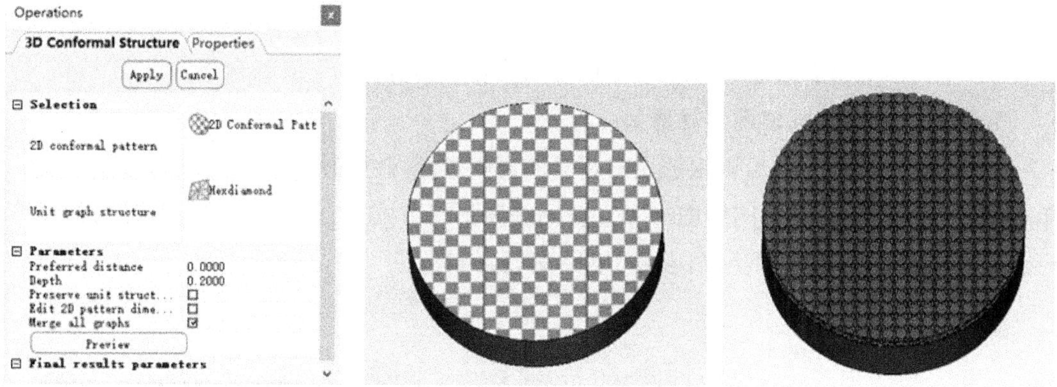

图 3.2.12-7 “3D Conformal Structure”的“Operation”页及示例

8.Curve to Graph（曲线转换为网络图形）

“Curve to Graph”工具可将曲线转换为网络图形。

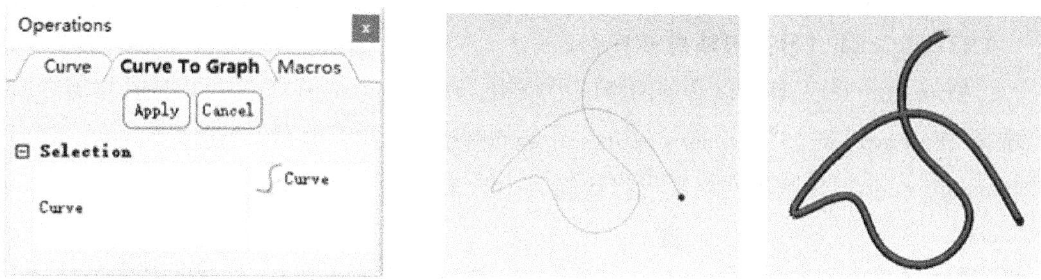

图 3.2.12-8 “Curve to Graph”的“Operation”页及示例

9.Connect Graphs（连通网络图形）

“Connect Graphs”操作可在 2 个网络图形结构之间创建连接，在网络图形之间建立的连接将创建新的网络图形线。用户可在“Operation”页中设置网络图形结构之间的连接数量，也可以指定半径来定义连接范围，软件将查找指定半径内最近的相邻点的数量，并创建连接（图 3.2.12-9）。

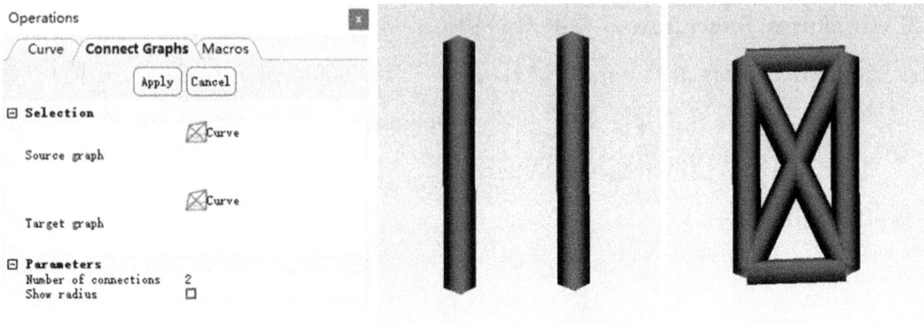

图 3.2.12-9 “Connect Graphs” 的 “Operation” 页及示例

10.Filter Graph（网络图形过滤）

“Filter Graph”工具可以根据用户定义的规则过滤网络图形，可以通过长度、角度、单个连接、无连接、聚类网络图形和重叠网络图形等方式进行过滤，被过滤掉的图像将形成 1 个新的网络图形 / 网络图形集（图 3.2.12-10）。

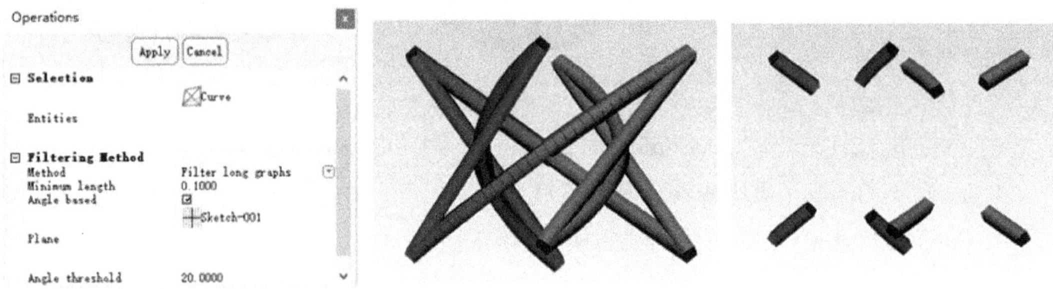

图 3.2.12-10 “Connect Graphs” 的 “Operation” 页及示例

11.Trim Graph（修剪网络图形）

“Trim Graph”工具可以修剪网络图形结构，在“Operation”页中可以选择修剪方向。当选择“External”时，“Trimming entity”外部的网络图形将被修剪；当选择“Internal”时，“Trimming entity”内部的网络图形将被修剪（图 3.2.12-11）。

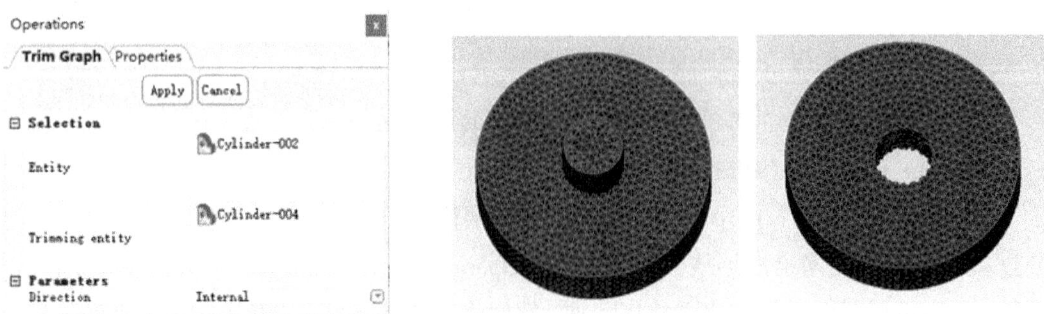

图 3.2.12-11 “Connect Graphs” 的 “Operation” 页及示例

12.Create Graph Line（创建网络图形线）

“Create Graph Line”工具可在现有网络图形上通过鼠标选择 2 点创建网络图形线。在“Operation”页中的“Adding Graph Line” 内选择“To New Graph”，将在新的网络图形中创建的网络图形线，接着选择“To Existing Graph”，将新的网络图形线将添加到已有网络图形上（图 3.2.12–12）。

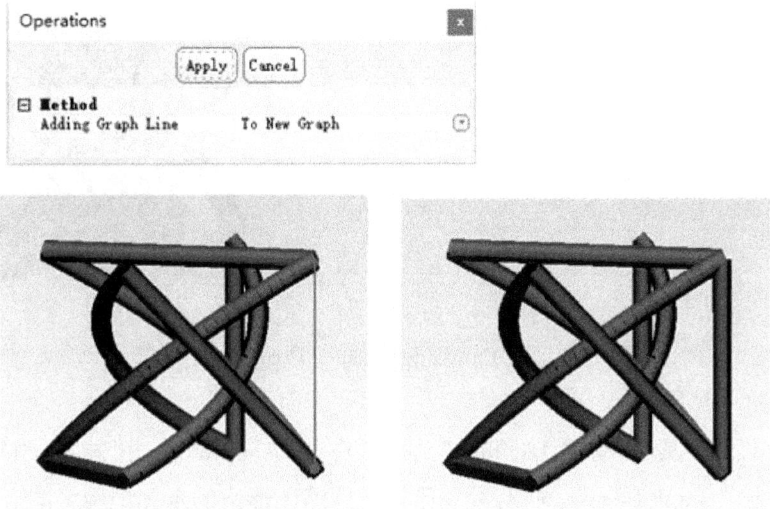

图 3.2.12–12 “Create Graph Line”的“Operation”页及示例

13.Graph Edge（网络图形边标记）

“Graph Edge”工具没有“Operation”页，选择工具后在“Work Area”中点击相应的网络图形边即可进行标记，按住“Ctrl”键点击已选中的网络图形边即可取消标记，在“Property”页中可以查看以选中网络图形边的数量（图 3.2.12–13）。

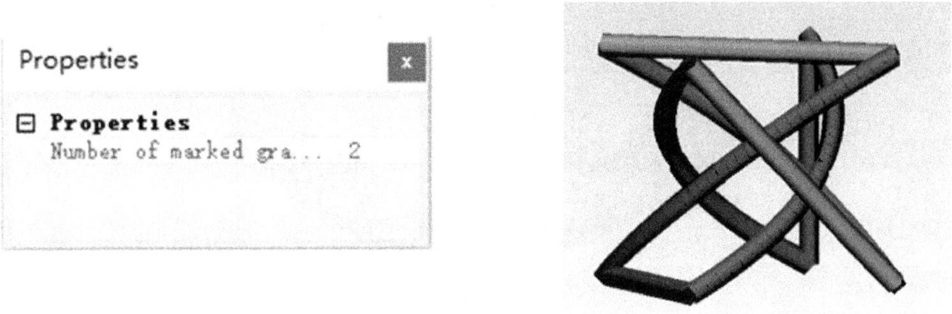

图 3.2.12–13 “Graph Edge”的“Property”页及示例

14.Rectangular Mark（矩形标记）

“Rectangular Mark”工具可以通过矩形框来标记网络图形边。单击 1 个点并拖动将显示 1 个矩形，松开鼠标时完全或部分落入矩形的网络图形边会被标记出来。按住“Ctrl”

键框选已选中的网络图形边即可取消标记，在“Property”页中可以查看以选中网络图形边的数量（图 3.2.12-14）。

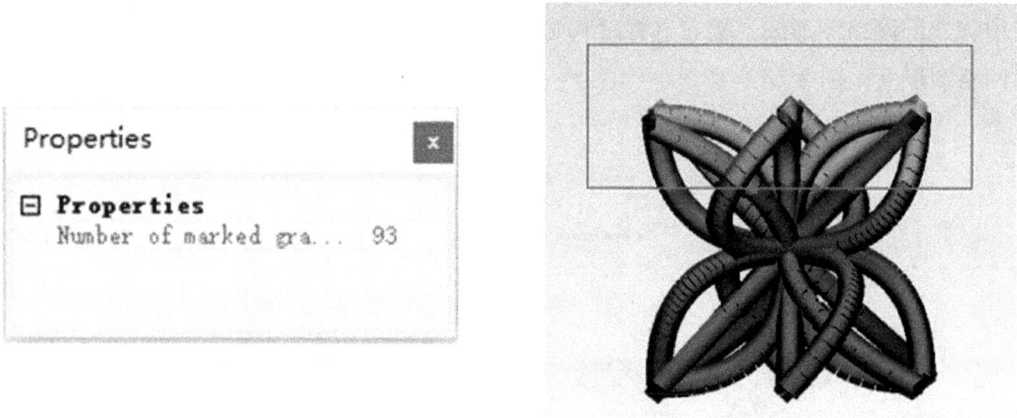

图 3.2.12-14 “Graph Edge”的“Property”页及示例

15.Expand（扩展）

“Expand”工具没有“Operation”页，在“Scene Tree”中选择“Marked Graph Edges”后点击“Graph Edge”，所有紧邻已标记网络图形边的未标记网络图形边都将被标记，标记的网络图形边组将变得更大（图 3.2.12-15）。

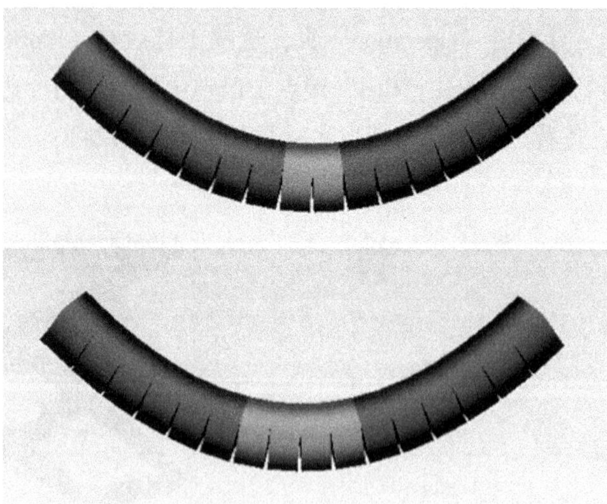

图 3.2.12-15 “Expand”的示例

16.Expand by Number（按数字扩展）

“Expand by Number”操作是对“Expand”操作的迭代，在“Operation”页中可以设置迭代的次数（图 3.2.12-16）。

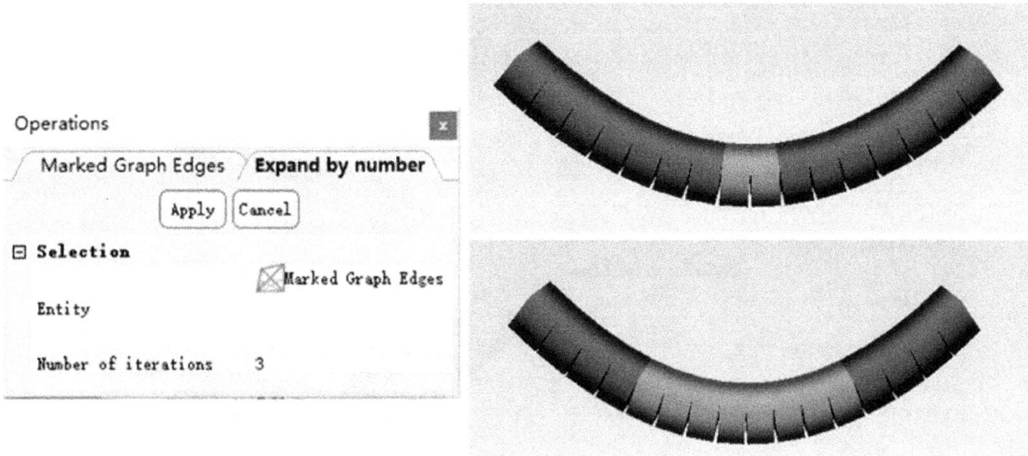

图 3.2.12-16 “Expand by Number”的“Operation”页及示例

17.Shrink（收缩）

“Shrink”操作是“Expand”操作的逆向过程，二者都没有“Operation”页，在“Scene Tree”中选择“Marked Graph Edges”后点击“Shrink”，所有已标记的外缘网络图形边将被转换为未标记，标记的网络图形边组将变得更小（图 3.2.12-17）。

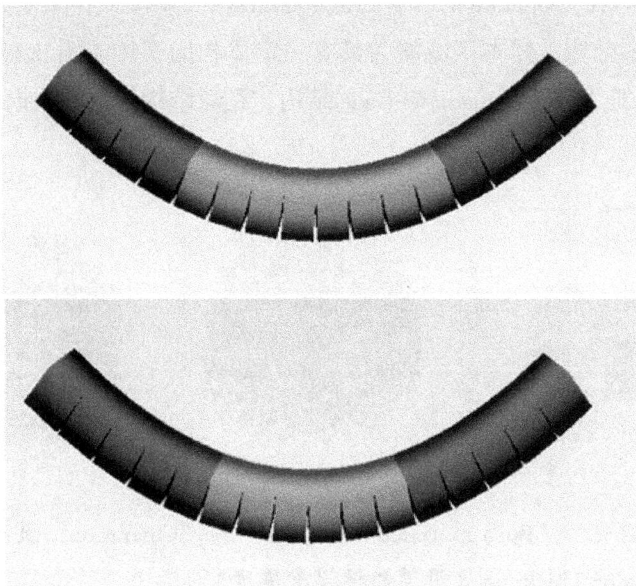

图 3.2.12-17 “Shrink”的示例

18.Shrink by Number（按数字缩小）

“Shrink by Number”操作是对“Shrink”操作的迭代，在“Operation”页中可以设置迭代的次数（图 3.2.12-18）。

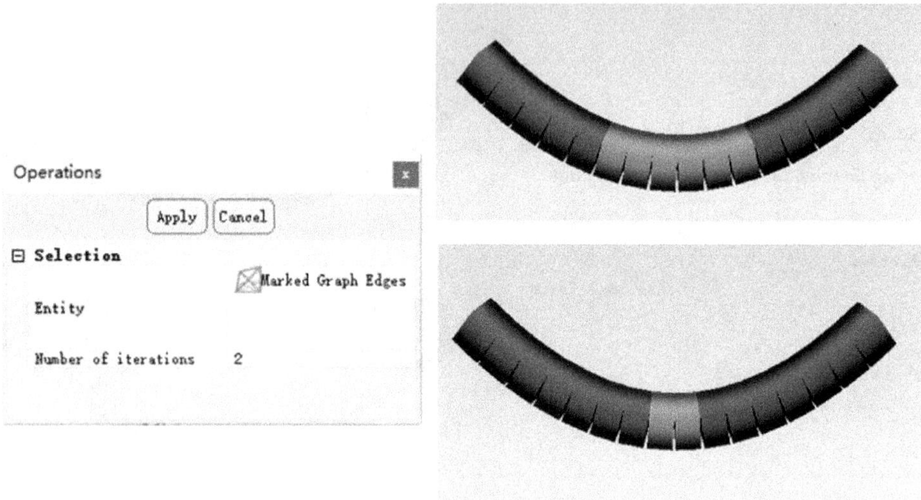

图 3.2.12-18 “Expand by Number”的“Operation”页及示例

19.Porosity Based Thickness（基于孔隙率设置厚度）

孔隙率是多孔结构的参数，指的是微小的孔体积占总体积的比例。网络图形边越粗，孔隙度越低。“Porosity Based Thickness”工具可基于用户定义的孔隙度设置网络图形边的直径，用户可在“Operation”内“Target Porosity”中填入孔隙度数值，在“Sample region”中填入样本区域，样本区域需为具有一定体积的实体（图 3.2.12-19）（具体操作可参考第 4 章中的“4.6.2 3-matic 中 Cage 结构、孔隙结构修复骨缺损设计过程”）。

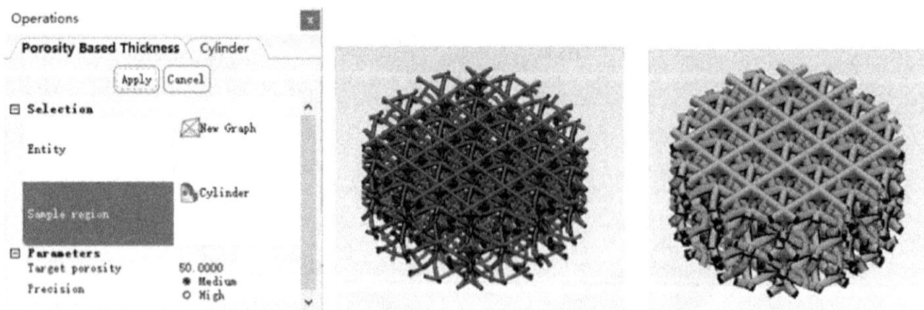

图 3.2.12-19 “Porosity Based Thickness”的“Operation”页及示例

20.Linear Gradient Thickness（设置线性梯度厚度）

“Linear Gradient Thickness”工具可以根据用户定义的方向设置沿坐标轴渐变的网络图形边直径，在“Operation”页中可以选择网络图形边直径的范围。“Minimum thickness”为渐变过程能达到的最小直径，默认值为“0.1”，用户可选择的范围为 [0.1, 15]，“Maximum thickness”为渐变过程能达到的最大直径，默认值为“1.1”，用户可选

择的范围为 [0.01，15]，点击“Preview”后，用户可以在“Work Area”中交互式地增加或减少局部网络图形边的直径（图 3.2.12–20）。

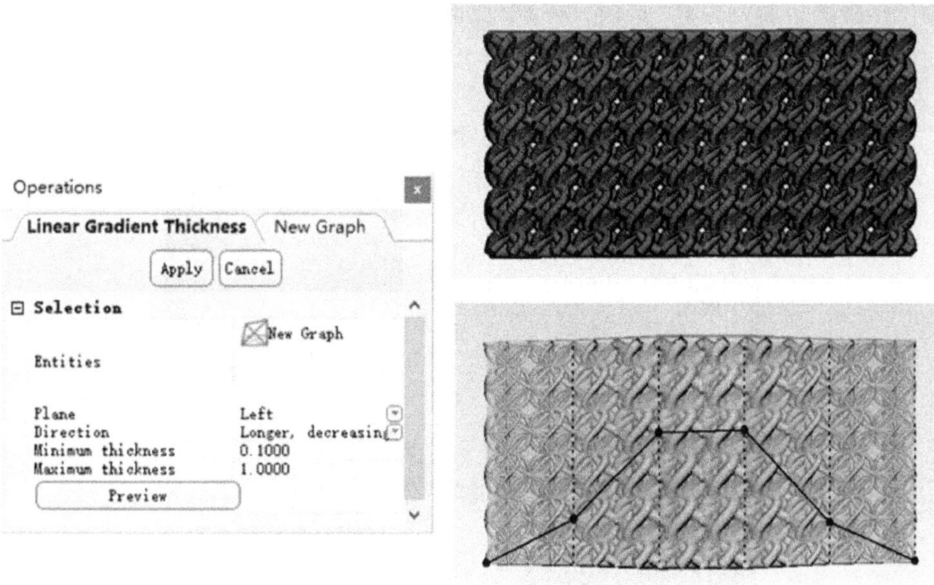

图 3.2.12–20 “Linear Gradient Thickness”的“Operation”页及示例

21.FEA Based Thickness（基于 FEA 结果设置厚度）

“FEA Based Thickness”工具可以根据有限元分析程序 (如 Ansys) 的结果控制网络图形边的直径，于“Analyze”模块中可输入“FEA Result”，在“FEA Based Thickness”的“Operation”页中为分析结果的最小值与最大值指定相应的网络图形边直径。“Minimum thickness”默认值为“0.5”，用户可选择范围为 [0.1，15]，“Maximum thickness”默认值为“2”，用户可选择范围为 [0.1，15]，用户还可以在“Local Thickness Parameters”对局部范围的分析结果指定网络图形边直径（图 3.2.12–21）。

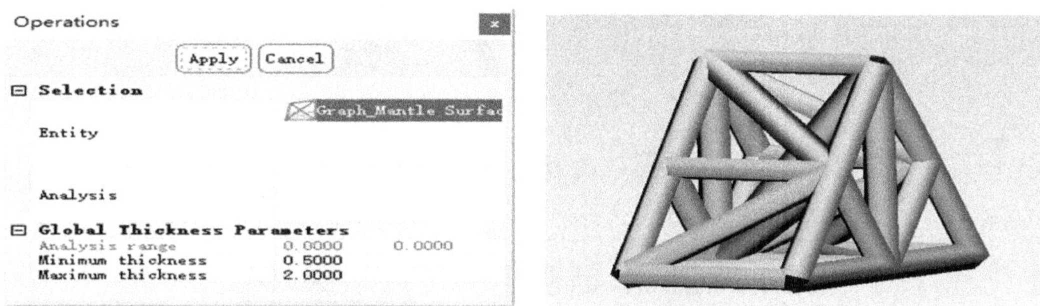

图 3.2.12–21 “Linear Gradient Thickness”的“Operation”页及示例

22.Image Based Gradient Thickness（基于图像的渐变厚度）

“Image Based Gradient Thickness”工具可以基于图像的灰度梯度设置网络图形边的

直径。支持的图片格式有 *.bmp、*.jpeg、*.png，用户可在“Operation”页中导入图片，并为不同的颜色设置不同的网络图形边直径。点击“Preview”后工作视图将分为 2 个窗口，左侧为工作视图，右侧为 UP 页面，在 UP 页面中用户可用于根据需要重新排列 2D 图像的方向（图 3.2.12–22）。

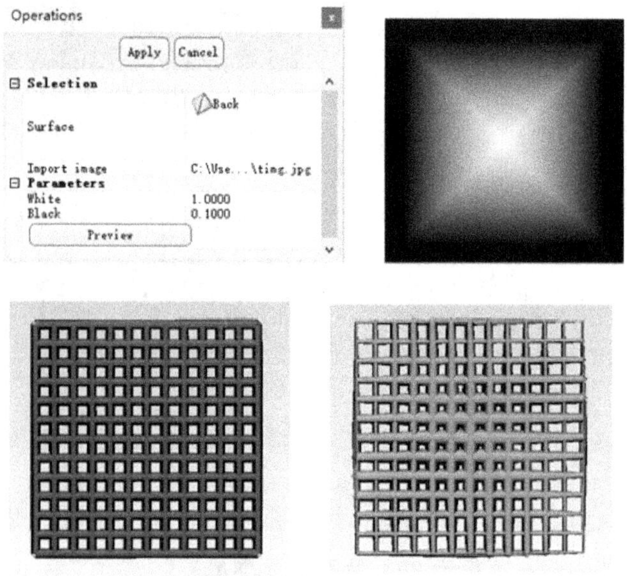

图 3.2.12–22 “Image Based Gradient Thickness”的“Operation”页及示例

23.Porosity Analysis（孔隙率分析）

“Porosity Analysis”工具可以计算已存在“Gragh”的孔隙率，孔隙率是材料中空隙空间的量度，是空隙体积在总体积中的占比，介于 0 和 1 之间，运行此工具后将在“Log info”窗口中显示孔隙率的大小，及孔隙率值的 95% 置信区间（图 3.2.12–23）。

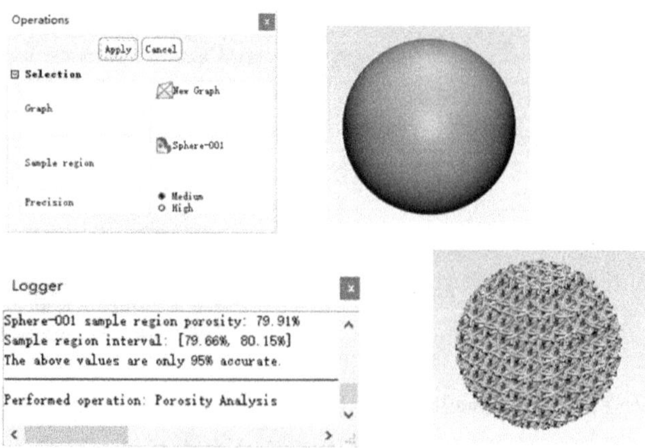

图 3.2.12–23 “Porosity Analysis”的“Operation”页及示例

24.Pore Size Analysis（孔径分析）

“Pore Size Analysis”工具可以显示网络图形的孔隙信息，显示的值是孔隙的半径。运行此工具后结果将在“Log info”窗口中显示（图 3.2.12-24）。

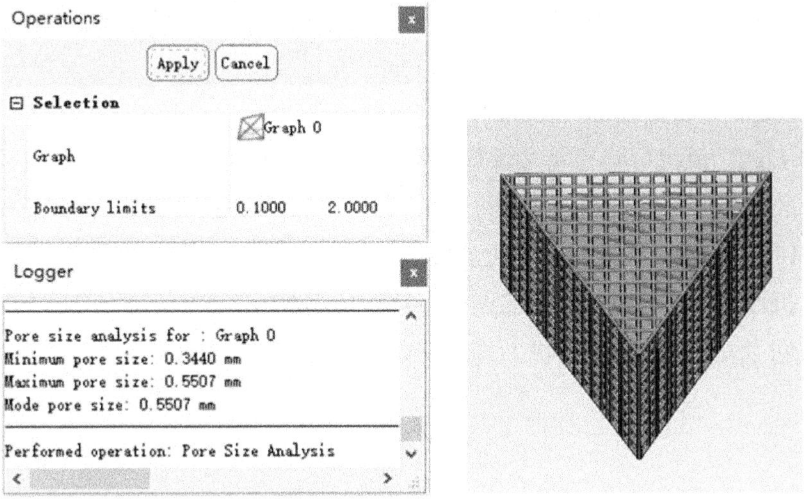

图 3.2.12-24 “Pore Size Analysis”的“Operation”页及示例

25.Graph to STL（网络图形转换为 STL)

“Graph to STL”工具可以将选定的网络图形转换 STL 文件，进行转换的网络图形必须是设置好网络图形边直径的网络图形。

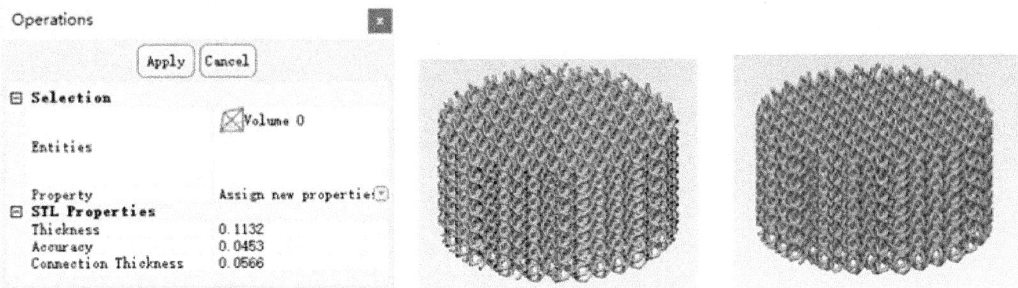

图 3.2.12-25 “Graph to STL”的“Operation”页及示例

26.Graph to IGES（网络图形转换为 IGES)

“Graph to IGES”该功能可将网络图形导出为 Iges 线，在“Operation”中可指定需要导出的网络图形和“Iges”文件导出后保存的位置。

3.2.13 其他模块

1. Remesh（网格）模块

“Remesh”模块可通过各种自动和手动网格重建操作优化表面网格，控制部件表面三角部分的质量和大小。也可对部件进行立体网格化，创建 Tet4 和 Tet10 立体网格，这些表面网格和立体网格能够以 Fluent、Ansys、Abaqus、Comsol、Patran 和 Nastran 文件格式导出。此外，3-matic 中设计的轻量化梁能够以 Abaqus 和 Optistruct 文件格式导出，这样在打印前就能够充分分析轻量化部件的结构完整性（关于 Remesh 模块更详细介绍请阅读 3-matic 帮助文件）。

2. CAD Link（CAD 连接）模块

“CAD Link”模块可轻松将文件转回 CAD/CAM 环境。该模块结合了自动化智能切分以及全新的四边形切分方法，提供将 STL 文件转换成 IGES 或 STEP 的完整解决方案，并为在 CAM 软件中的处理进行了优化。转换过程运用了特征识别，可以用正确的参数来转换基本分析形状，同时有机形状的区域将被转换成 NURBS 以获得完整的参数化表达，通过脚本也可使用 CAD Link 模块（关于 CAD Link 模块更详细介绍请阅读 3-matic 帮助文件）。

4. 3-matic 解决临床问题

4.1 骨皮质壁厚分析

4.1.1 相关背景

骨皮质是分布在骨头外周表面的骨密质。在组织学上，骨组织可分为板层骨和非板层骨。1 岁以后人体的全部骨均由板层骨组成。骨皮质增厚可见于：①蜡油样骨病；②慢性硬化性骨髓炎；③婴儿骨皮质增殖症；④骨梅毒；⑤血管瘤；⑥肺性骨关节病。骨皮质厚度分析对手术置钉区域选择及疾病的鉴别诊断具有重要意义。

4.1.2 3-matic 中骨皮质壁厚分析过程

1. 运行

程序→【3-matic Medical】，进入 3-matic 平台。

2. 导入文件

步骤操作如图 4.1.2-1 所示。

（1）导航栏中选【File】，在快捷菜单中选中【Import Part】，将已备好的股骨干 STL 格式文件导入 3-matic。

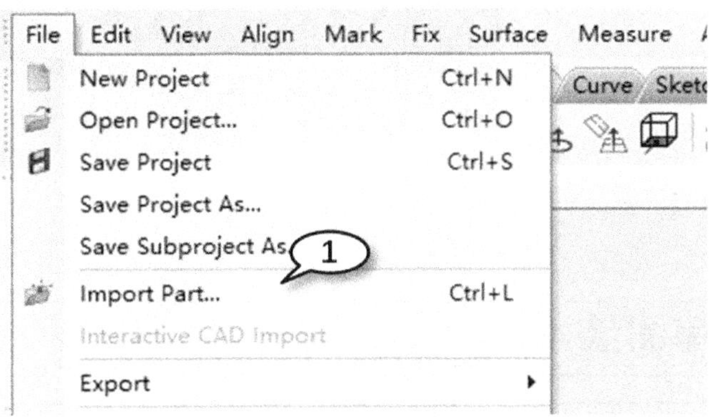

图 4.1.2-1 导入文件

3. 股骨干的三角面片集合选择

步骤操作如图 4.1.2-2。

（1）在导航栏中点击【Analysis】，进入分析模块。

（2）选择【Create Wall Thickness Analysis】，启动厚度分析工具。

（3）在 Operations 中的【Entity】填入股骨干，设置【Maximum wall thickness】= “10”，定义最大壁厚为 10mm，大于该厚度三角形将被忽略。

（4）点击【Apply】，生成分析结果，绿色至红色厚度逐渐增厚。

（5）在“Property”页中可以查看你不同厚度的分布直方图，并可以拖动直方图中的滑块对不同厚度阈值进行观察。

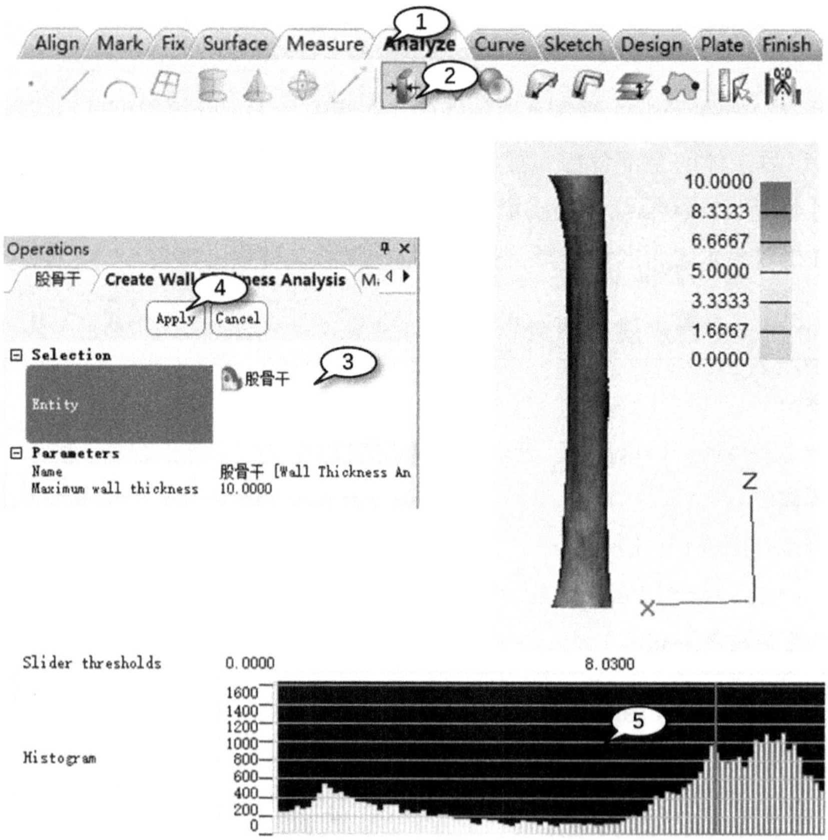

图 4.1.2-2 厚度分析

4.2 表面曲率测量

4.2.1 相关背景

曲率是描述几何体弯曲程度的量，例如三维曲面偏离平面的程度或者二维曲线偏离直线的程度，也可确定曲面类型，常应用于几何分析，地理测绘等领域 /3-matic 可以获得骨表面上任意点的曲率，包括高斯曲率、平均曲率、局部最小曲率、局部最大曲率等，由此获得骨表面曲率分布与变化的云图。

4.2.2 3-matic 中表面曲率分析过程

1. 运行

程序→【3-matic Medical】，进入 3-matic 平台。

2. 导入文件

（1）导航栏中选【File】，在快捷菜单中选中【Import Part】，将已备好的股骨 STL 格式文件导入 3-matic。

3. 曲率分析

步骤操作如图 4.2.2-1 所示。

（1）在导航栏中点击【Analyze】，进入分析模块。

（2）选择【Create Curvature Analysis】，启动曲率分析工具。

（3）在【Entities】中选择股骨，【Analysis Type】= "Maximum curvature"，【Fitting radius】=6.0 mm。

（4）点击【Apply】，生成分析结果，由绿色至红色曲率逐步增大。

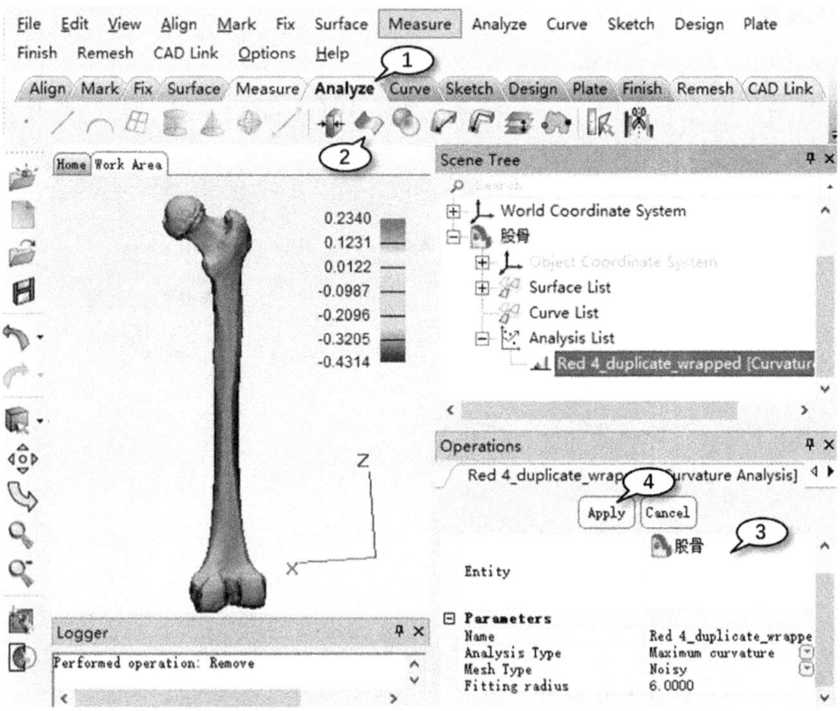

图 4.2.2-1 曲率分析

4.3 股骨解剖轴的绘制

4.3.1 相关背景

每根长骨都有机械轴和解剖轴，骨骼解剖轴是骨干的中心线，股骨干解剖轴即股骨干长轴，定义为股骨颈与股骨干的交叉点和股骨远端中点连线，下肢机械轴与股骨解剖轴的夹角为膝关节外翻角，为 5°~10°，平均为 6°，大于或小于这一范围均提示患者存在膝外翻或膝内翻，因此精确定位股骨的解剖轴具有重要的临床意义。

临床工作中常采用在下肢全长片二维平面上对股骨解剖轴进行绘制，绘制的精度一定程度上取决于患者 X 线摄影体位是否标准。在 3-matic 中我们可以通过拟合股骨干的中心的方法在三维空间中对股骨解剖轴进行绘制，这种方法相对于传统方法更为精确。

4.3.2 3-matic 中股骨解剖轴绘制过程

1. 运行

程序→【3-matic Medical】，进入 3-matic 平台。

2. 导入文件

步骤操作如图 4.3.2-1 所示。

（1）导航栏中选【File】，在快捷菜单中选中【Import Part】，将已备好的股骨 STL 格式文件导入 3-matic。

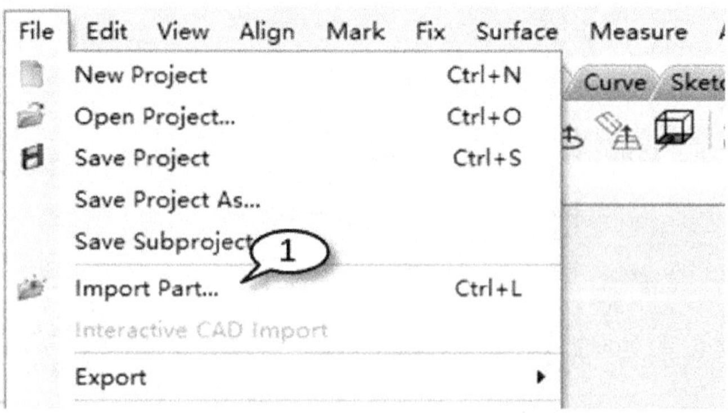

图 4.3.2-1 导入文件

3. 股骨干的三角面片集合选择

步骤操作如图 4.3.2-2、4.3.2-3 所示。

（1）在导航栏中点击【Mark】，进入标记模块。

（2）选择【Rectangular Mark】，启动矩形标记工具。

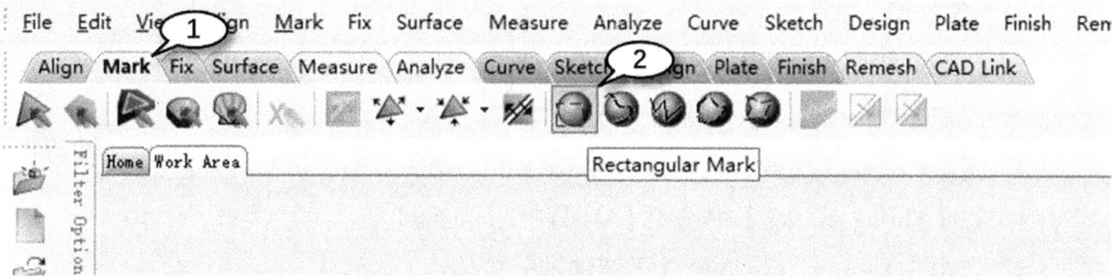

图 4.3.2-2 矩形面选择工具

提示

常用的 3D 打印设备常使用 STL 模型文件格式的文件，STL 只能用来表示封闭的面或者体，其文档描述原始非结构化三角网格由表面单位法线和由右手定则排序的顶点用三维三角形笛卡儿坐标系，每个三角形以 12 个 32 位浮点数来描述，3-matic 的所有操作都是基于数字化的形式（基于三角片）进行处理。

（3）在 Option 中选中【Mark across surfaces】、【Mark flipped triangles】。

（4）按住【Shift】键盘使用矩形选择工具，框选股骨干部分，上方起自小粗隆下方，下方达股骨内外髁上方。

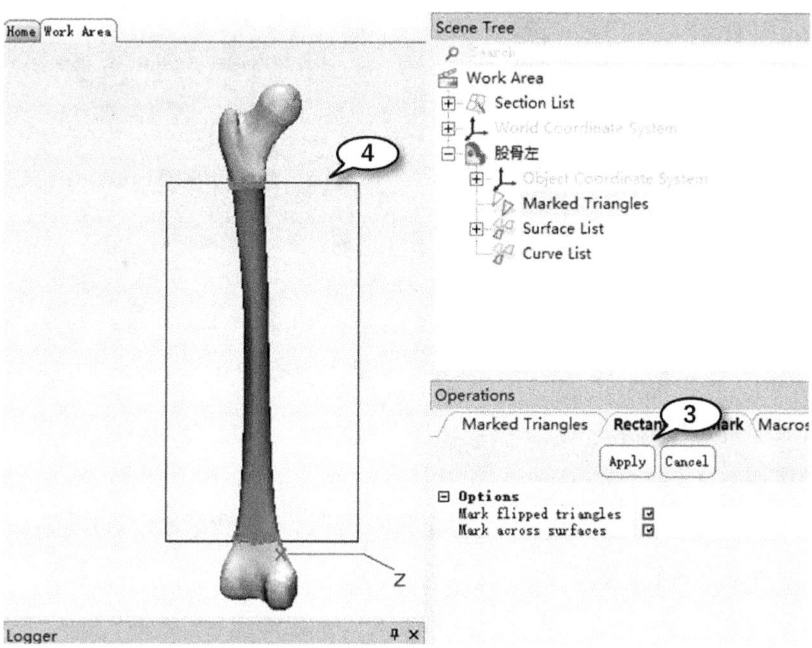

图 4.3.2-3 选择股骨干

4. 股骨干解剖轴的构建

步骤操作如图 4.3.2-4 所示。

（1）在导航栏中点击【Analyze】，进入分析模块。

（2）点击【Create Line】，启动线分析体创建工具。

（3）将【Method】展开，选择【Fit ruled surface direction】。

（4）在【Fitting entities】中选中【Marked Triangles】。

（5）点击【Apply】，生成股骨干解剖轴分析体。

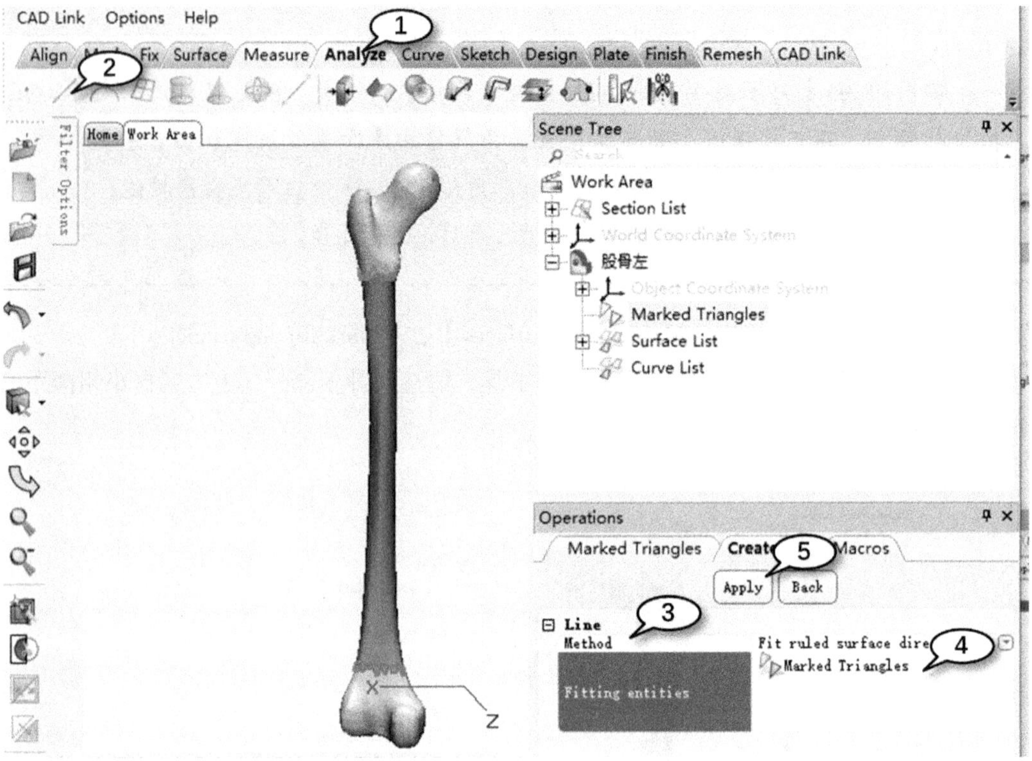

图 4.3.2-4 创建股骨解剖轴分析体

5. 查看股骨解剖轴线

步骤操作如图 4.3.2-5 所示。

（1）在“Scene Tree”中左键选中“股骨左”，右击鼠标，快捷菜单中选中【Transparency】-【High】，即可查看构建的轴线。

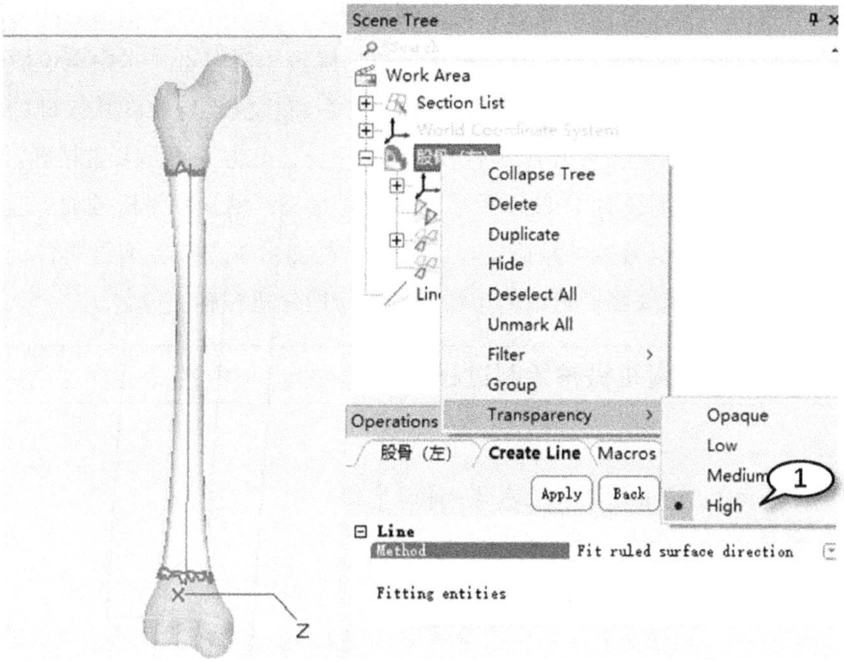

图 4.3.2-5　查看股骨解剖轴

4.4　股骨机械轴的绘制

4.4.1　相关背景

下肢机械轴（Mechanical axis of the lower limb）又称下肢力轴线，为通过髋关节中心、膝关节中心和踝关节中心的轴线。许多研究已经表明，全膝关节置换（total knee arthroplasty，TKA）远期成功与否与下肢力线的恢复情况密切相关。全膝关节假体的对线异常预示着远期可能出现问题，包括胫骨关节不稳、髌骨关节不稳、髌骨骨折、僵硬、聚乙烯磨损加速及假体松动。要使置入的假体对线良好并且有可重复性，就必须使用精密的器械，并很好地了解使用器械的基本原则。一些术者选择使用计算机辅助导航技术来实现力线的重建。

正常情况下，股骨与胫骨的解剖轴形成 6°±2° 的外翻角。下肢力线是指站立前后位 X 线片上股骨头中心到距骨顶中点的连线。正常情况下该轴线应恰好通过膝关节的中心，称为“中立”力学轴。当力学轴线偏移到膝中心外侧时，称为膝关节力线外翻。内翻与外翻的角度可在前后位 X 线片上测量，即先连接股骨头中心和髁间窝中点，画出股骨力线，并将其向远端延长。再连接胫骨平台中心和胫骨踝穴顶中点，画出胫骨力线。该力线能反映胫骨弓形屈曲的程度；这两条力线形成的夹角就是偏离“中立”力学轴线的内外翻角度。

全膝关节置换术中，胫骨机械轴的确定相对容易，因为胫骨解剖形态相对对称，其机械轴与胫骨解剖轴线是相同的；股骨机械轴线的确定相对较难，术中定位股骨机械轴最广泛的方法是将股骨髓腔定位杆作为解剖轴，然后将机械轴定位在从该杆的轴线内侧大约 6° 处。但是由于不同患者股骨解剖形态存在差异，此方并不是非常精确。

详细的术前解剖学测量对于 TKA 手术具有重要意义，测量股骨机械轴与股骨解剖轴之间的夹角有助于术中机械轴的精确定位，此角度的测量首先需要测量股骨机械轴，通过 3-matic 中的分析体模块我们可以简单快速的定位股骨机械轴的位置。

4.4.2 3-matic 中股骨机械轴绘制过程

1. 运行

程序→【3-matic Medical】，进入 3-matic 平台。

2. 导入文件

步骤操作如图 4.4.2-1 所示。

（1）导航栏中选【File】，在快捷菜单中选中【Import Part】，将已备好的股骨 STL 格式文件导入 3-matic。

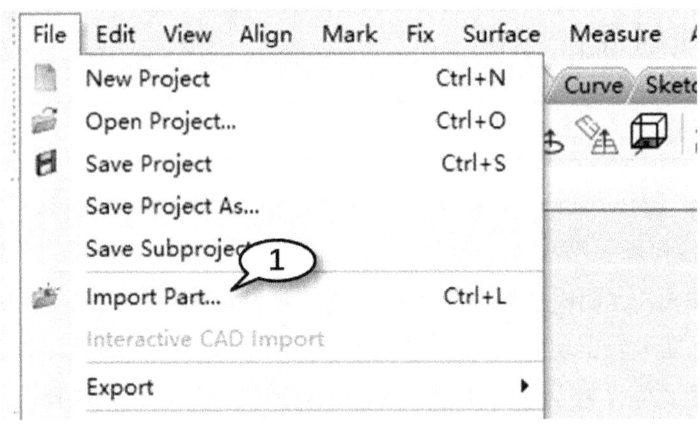

图 4.4.2-1 导入文件

3. 股骨头中心点的确定

步骤操作如图 4.4.2-2 所示。

（1）在导航栏中点击【Analyze】，进入分析模块。

（2）点击【Create Analytical Sphere】，启动球型分析体创建工具。

（3）将【Method】中选择【4 Points】。

（4）点击鼠标左键，在左侧图形区股骨头上均匀选 4 个点。

（5）点击【Apply】生成股骨头相拟合的球形分析体，检查否能够以良好的拟合股骨头，若出入较大，则返回第（3）步，重新选择 4 个点。

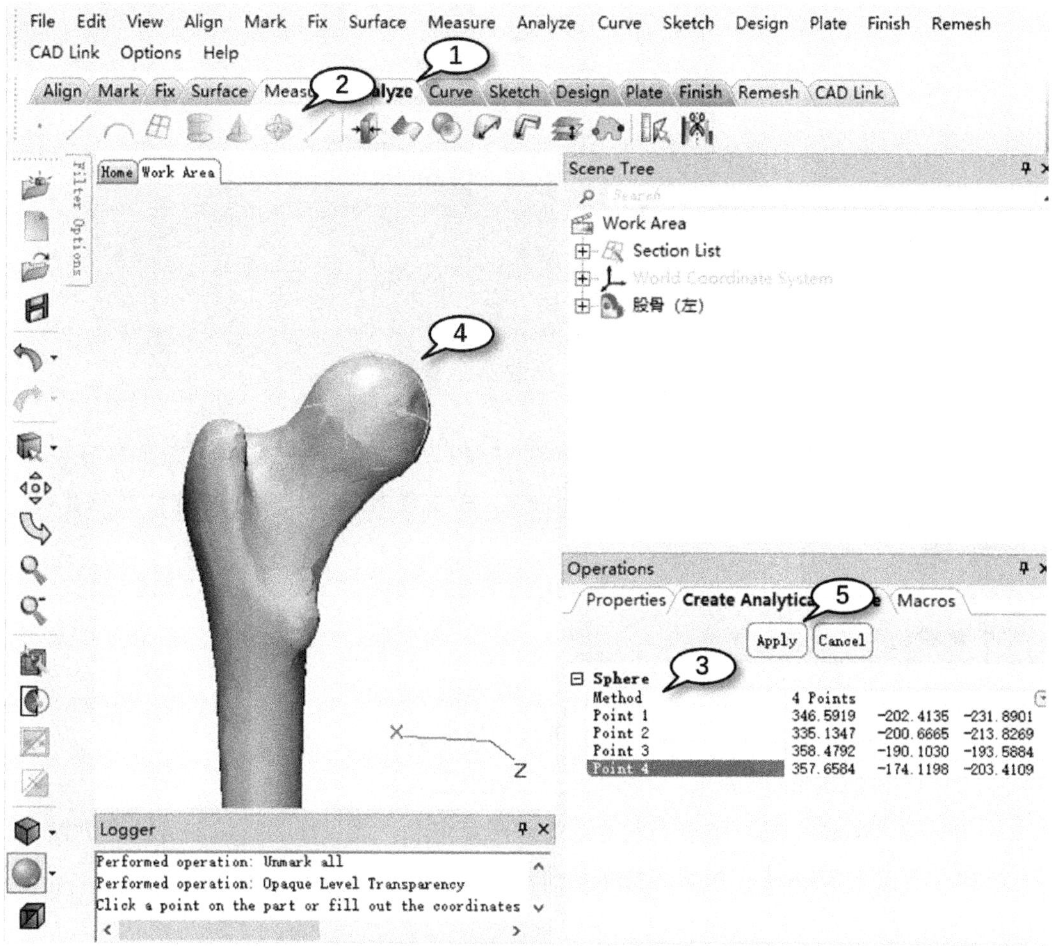

图 4.4.2-2 拟合股骨头球形分析体构建

提示

过不同的面的 4 点可以决定唯一的球体，股骨头上选择的 4 点必须不在同一平面上。

4. 股骨头中心点的查看

步骤操作如图 4.4.2-3 所示。

（1）在“Scene Tree”中展开【Sphere】，即可查看【Center】的具体位置与信息，并可以在“Property”页中显示股骨头的半径为 21.58 mm。

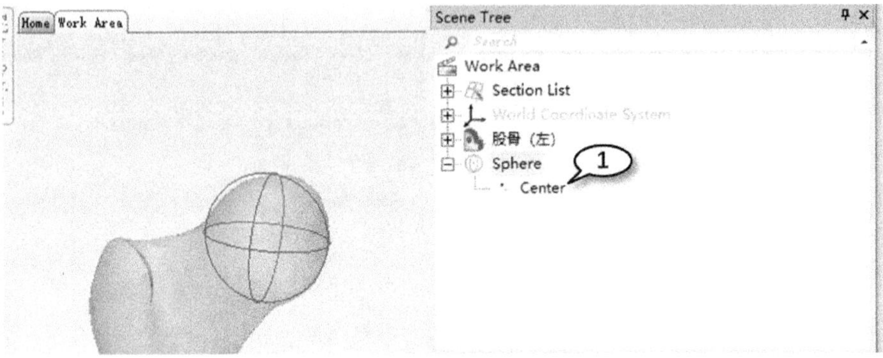

图 4.4.2-3 股骨头中心查看

提示

3-matic 与 Mimics 中的默认单位为 mm，若未进行放大或缩小操作，则与真实比例一致。

5. 构建股骨机械轴股骨端

步骤操作如图 4.4.2-4 所示。

（1）在导航栏中点击【Analyze】，进入分析模块。

（2）点击【Create Point】，启动点分析体创建工具。

（3）在“Work Area”中点击股骨远端髁间窝中点，该点作为机械轴远端点位置。

（4）点击【Apply】，生成机械轴股骨远端点。

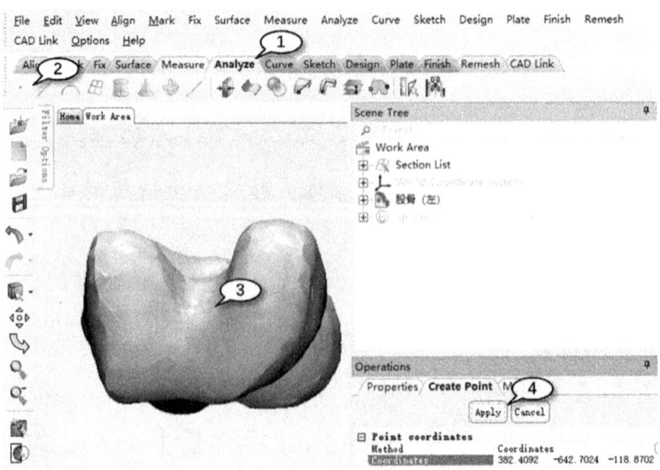

图 4.4.2-4 股骨机械轴远端点构建

6. 构建股骨机械轴

步骤操作如图 4.4.2-5 所示。

（1）在导航栏中点击【Analyze】，进入分析模块。

（2）点击【Create Line】，启动线分析体创建工具。

（3）在“Operation”页中将【Method】展开，选择【Coordinates】。

（4）点击【From】，然后点击“Scene Tree”中的【Center】，设置线分析体的起点为股骨头中心。

（5）点击【To】，然后点击“Scene Tree”中的【Point-001】，设置线分析体的终点为股骨机械轴远端点。

（6）点击【Apply】，生成股骨机械轴线分析体。

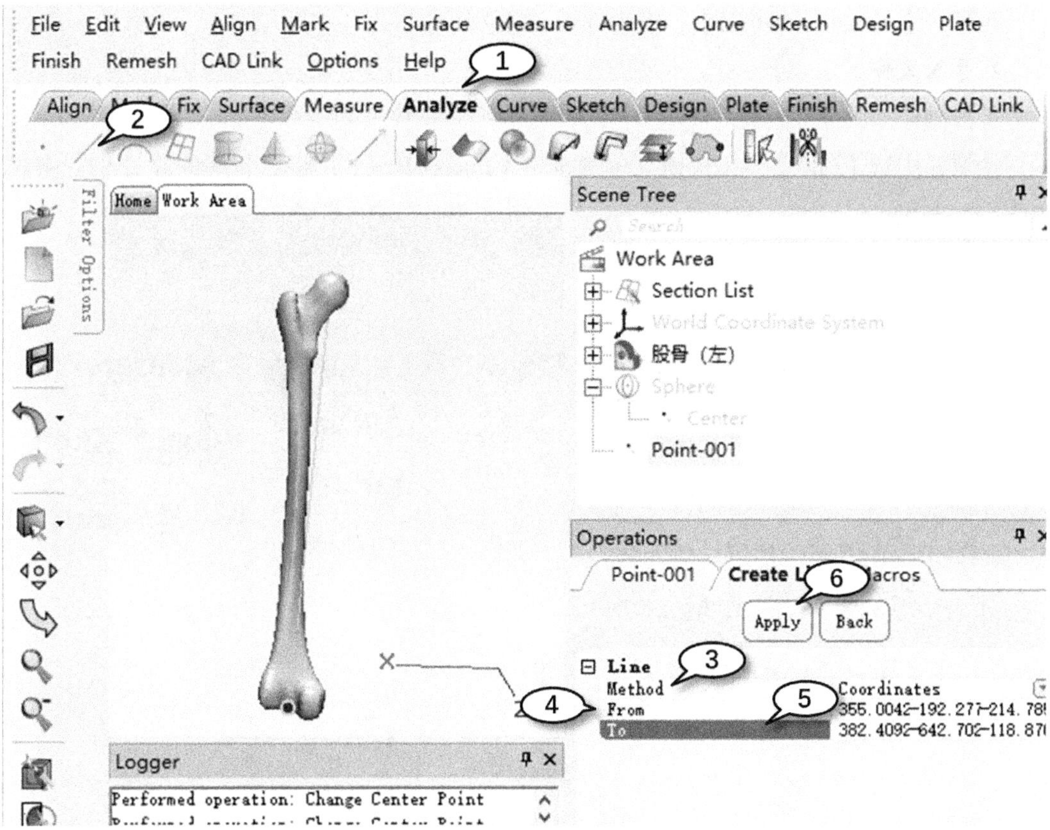

图 4.4.2-5 股骨机械轴线分析体构建

4.5 股骨颈干角测量

4.5.1 相关背景

股骨干纵轴线和股骨颈轴线内下方夹角为股骨颈干角 (collo-diaphyseal angle of the femur)，颈干角可以增加下肢的运动范围，使躯干的力量传达至较宽的基底部，其正常范围在 110°~140° 之间，平均为 128° ，男性平均为 132° ，女性平均为 127° 。

4.5.2 3-matic 中股骨颈干角测量过程

1. 运行

程序→【3-matic Medical】，进入 3-matic 平台。

2. 导入文件

步骤操作如图 4.5.2-1 所示。

导航栏中选【File】，在快捷菜单中选中【Import Part】，将已备好的股骨 STL 格式文件导入 3-matic。

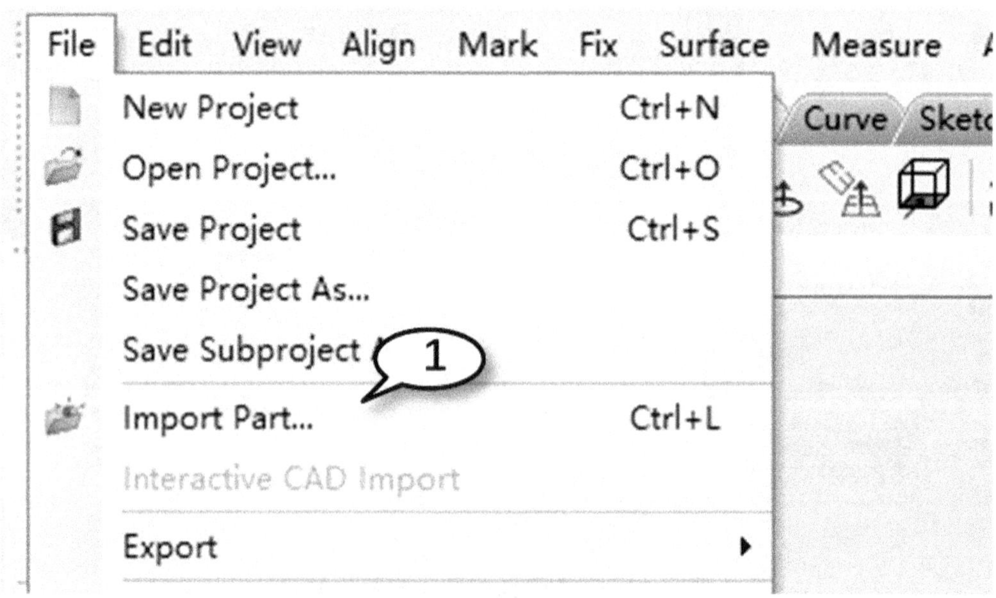

图 4.5.2-1 导入文件

3. 股骨干解剖轴绘制，见第 4 章，4.3 节。

4. 股骨颈的轴线分析体构建

步骤操作如图 4.5.2-2、4.5.2-3 所示。

（1）在导航栏中点击【Mark】，进入标记模块。

（2）选择【Rectangular Mark】，启动矩形标记工具，也可使用【Wave Brush Mark】工具进行刷选。

（3）在“Operation”页中选中【Mark across surfaces】、【Mark flipped triangles】。

（4）按住【Shift】键，在“Work Area”中使用矩形标记工具框选股骨颈部分。

（5）点击【Apply】，标记股骨颈部分的面。

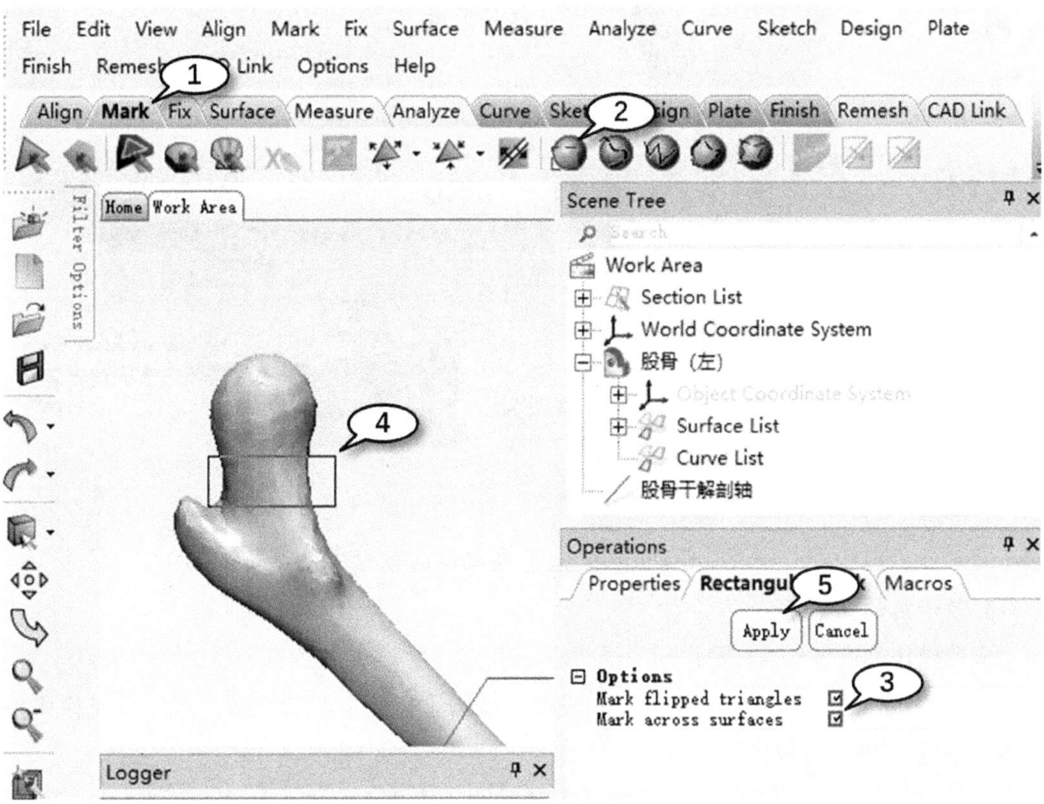

图 4.5.2-2 股骨颈面集合选定

（6）在导航栏中点击【Analyze】，进入分析模块。

（7）点击【Create Line】，启动线分析体创建工具。

（8）在“Operation”页中将【Method】展开，选择【Fit ruled surface direction】。

（9）在【Fitting entities】中填入第（5）步骤中生成的【Marked Triangles】。

（10）点击【Apply】生成股骨颈轴线分析体。

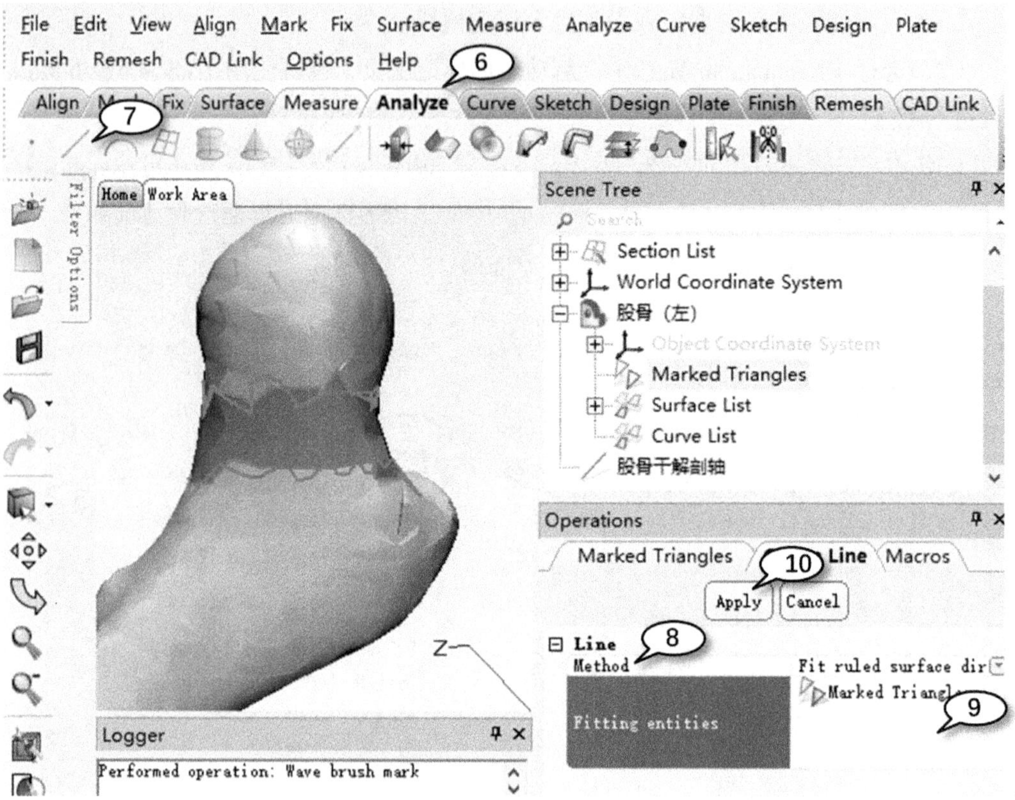

图 4.5.2-3 股骨颈轴线的创建

5. 颈干角的测量

步骤操作如图 4.5.2-4 所示。

（1）右键点击“Scene Tree”中的股骨，点击【Hide】隐藏股骨，点击导航栏中的【Measure】，进入测量模块。

（2）选择【Measure Angle】，启动角度测量工具。

（3）在“Operations”页中展开【Method】，选择【Line to line】，进行线与线之间的角度测量。

（4）在“Work Area”中分别选择股骨干解剖轴与股骨颈轴线。

（5）点击【Apply】，测量股骨颈干角。

（6）最终得到的测量角为 132.96° 。

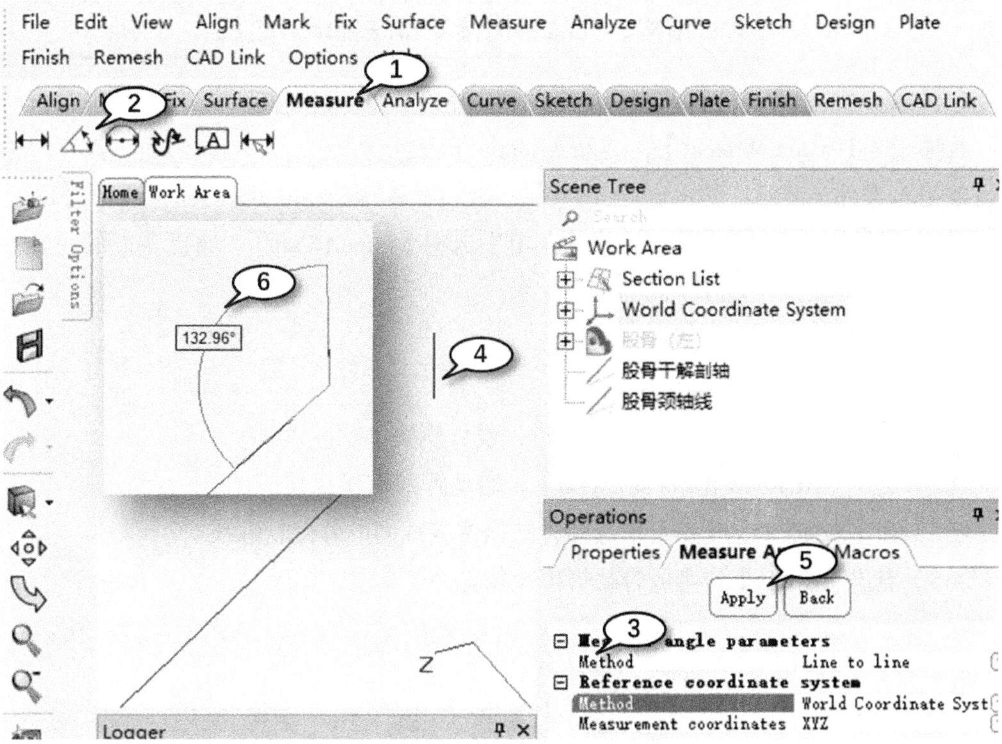

图 4.5.2-4 颈干角的测量

4.6 Cage 结构、孔隙结构修复骨缺损设计

4.6.1 相关背景

目前，临床上骨缺损修补的方法主要有自体骨移植、异体骨移植和人工材料。自体骨具有最佳的生物匹配，但会造成机体二次创伤，且骨缺损较大时无法满足临床需要；异体骨经处理后生物特性接近自体骨，且可按需取量，但属于异物，感染风险值得警惕；而传统铸造的标准假体缺乏个体化，与人体解剖匹配性欠佳。生物 3D 打印是快速成型技术中的一种，可将生物材料和“生物墨水”进行自动化、精细化叠加，从而制造个体化的骨组织工程支架、脏器甚至生命体等制品。实现组织功能化，已广泛应用于临床，本节中“4.6.2 5. 植入物轻量化设计”，通过 3-matic 工业版（3-matic STL）的 Lightweights 模块，能够实现植入物轻量化设计，一般 Mimics 附带的 3-matic Research 不具备该模块。

4.6.2 3-matic 中 Cage 结构、孔隙结构修复骨缺损设计过程

1. 运行

程序→【3-matic Medical】，进入 3-matic 平台。

2. 导入文件

（1）导航栏中选【File】，在快捷菜单中选中【Import Part】，将已备好的胫骨、孔隙结构 STL 格式文件导入 3-matic。

3. 吻合骨缺损的 Cage 设计

步骤操作如图 4.6.2-1~4.6.2-3 所示。

（1）在导航栏中点击【Design】，进入设计模块。

（2）点击【Anatomy Reconstruction】，启动解剖重建工具。

（3）在【Select a Contour】中选择骨缺损两端截面的外侧轮廓线。

（5）点击【Apply】，生成骨缺损填充物。

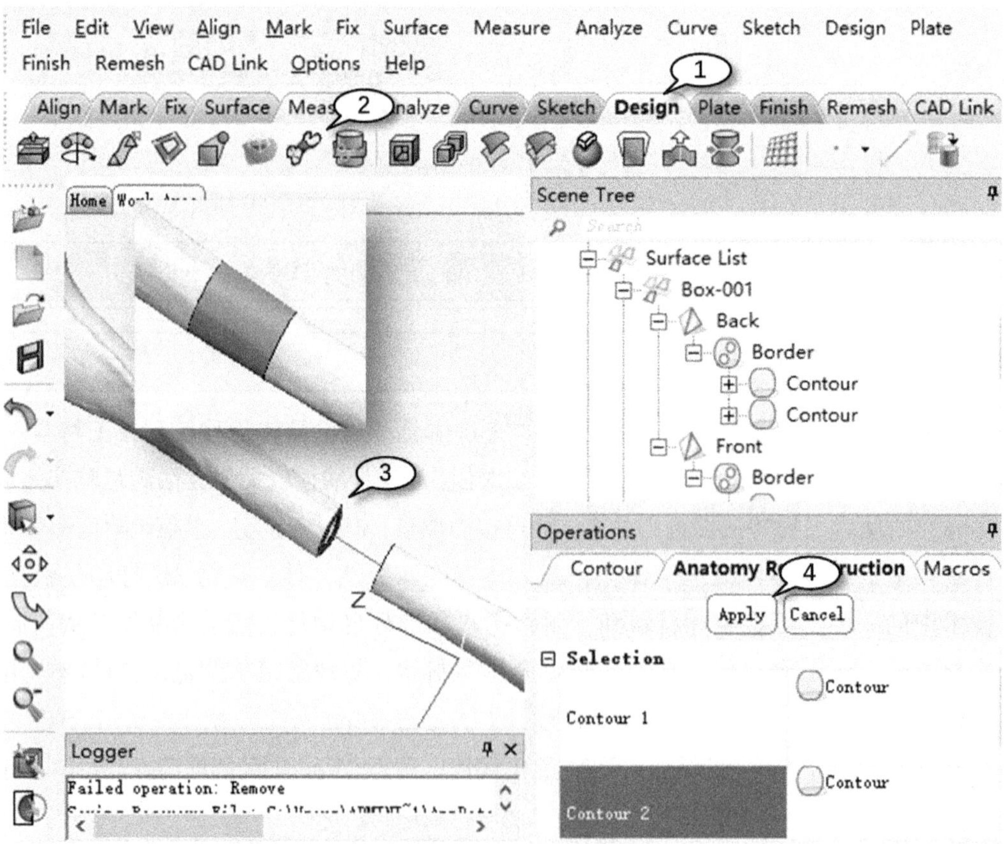

图 4.6.2-1 骨缺损重建

（5）右键点击缺损胫骨，在快捷菜单中点击【Hide】，然后展开在“Scene Tree”中展开重建的骨填充物，在“Surface List”中找到填充物外表面的面，点击鼠标右键，依次选择【Separate】→【Copy to Part】→【Create New】。

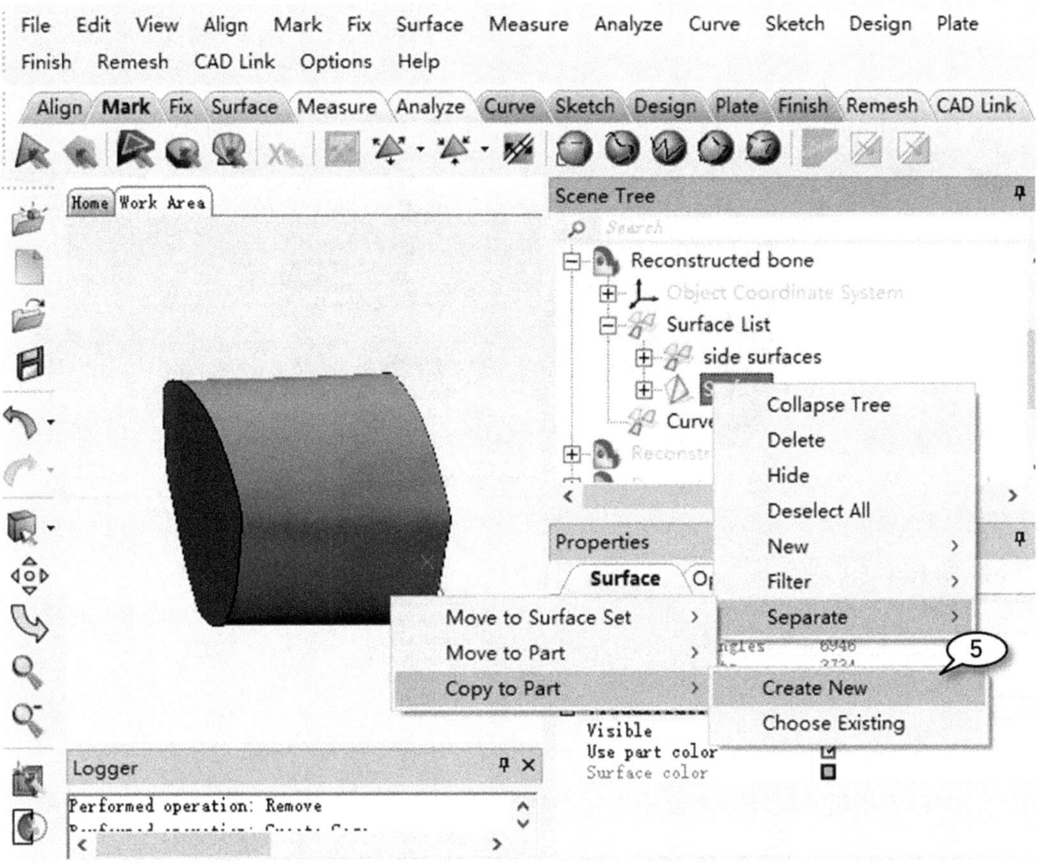

图 4.6.2-2 骨重建部分外表面选择

（6）在导航栏中点击【Design】，进入设计模块。

（7）点击【Create Cage】，启动 Cage 创建工具。

（8）在“Operations”页中【surface】选中骨缺损重建部分的外表面。

（9）点击【Apply】，生吻合缺损的 Cage。

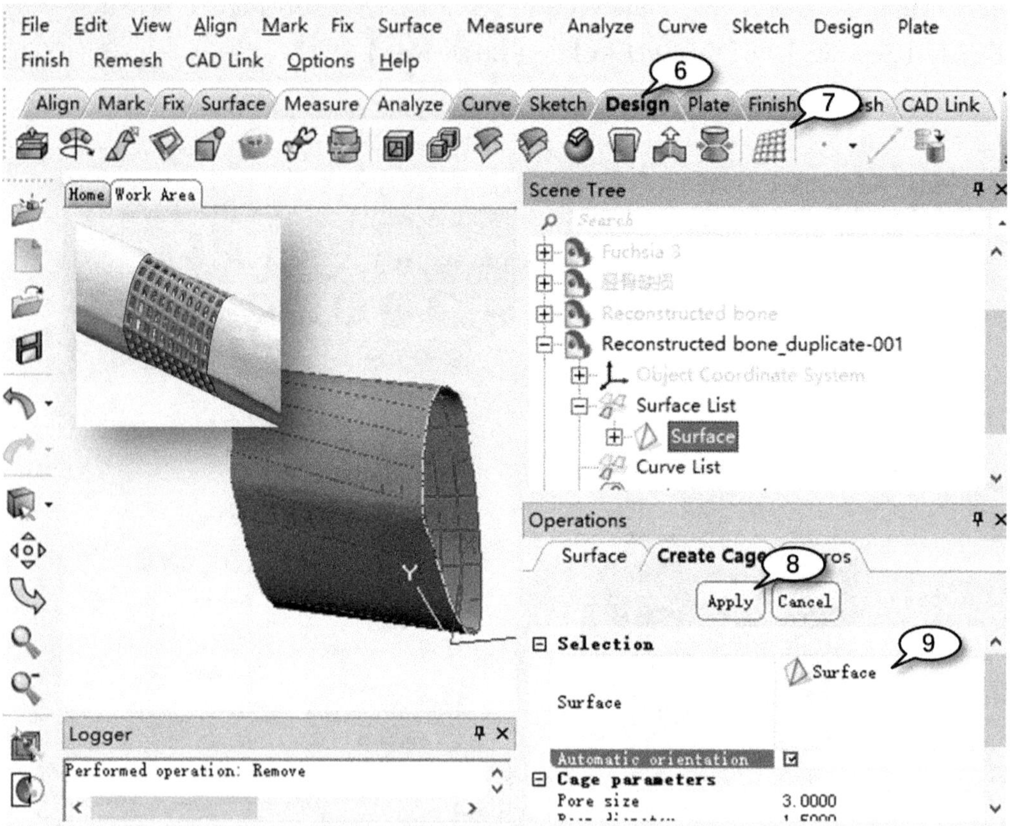

图 4.6.2-3 Cage 构建

4. 吻合骨缺损的孔隙结构设计

步骤操作如图 4.6.2-4~4.6.2-20 所示。

（1）在导航栏中点击【Analyze】，进入分析模块。

（2）点击【Create Analytical Cylinder】，启动圆柱分析体创建工具。

（3）将【Method】展开，选择【2 points】。

（4）点击【Point 1】，然后点击“Work Area”中的胫骨表面近端合适的位置；点击【Point 2】，点击“Work Area”中的胫骨表面远端合适的位置。2 点之间范围决定髓内固定部分的长度范围。

（5）“Operations”中【Radius】=25mm，使圆柱范围覆盖胫骨。

（6）点击【Apply】，生成圆柱分析体。

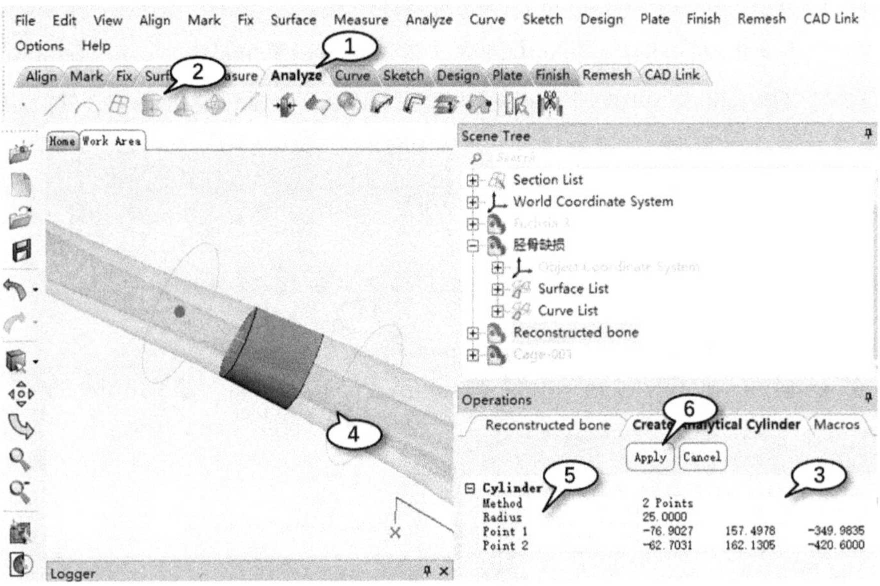

图 4.6.2-4 覆盖胫骨的圆柱分析体构建

（7）在导航栏中点击【Design】，进入设计模块。

（8）点击【Convert Analytical Primitive to Part】，启动分析体转换为实体工具。

（9）在“Operations”页中的【Entities】选中第（6）步骤构建的分析体【Cylinder】。

（10）点击【Apply】，生成圆柱实体。

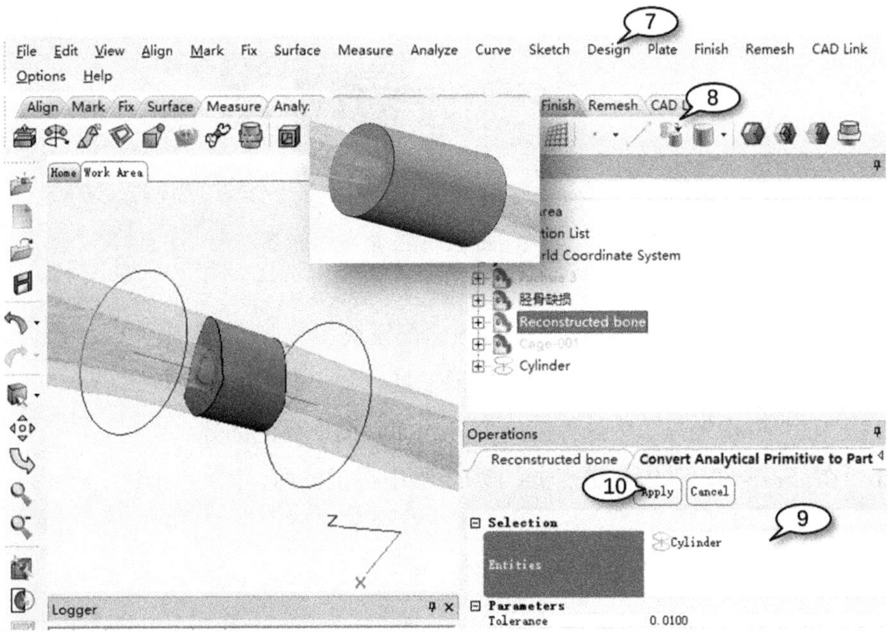

图 4.6.2-5 圆柱实体构建

（11）在导航栏中点击【Design】，进入设计模块。

（12）点击【Boolean Subtraction】，启动布尔减集运算工具。

（13）在“Operations”页的【Entities】中填入第（10）步骤创建的圆柱，在【Subtraction Entity】中选中缺损的胫骨。

（14）点击【Apply】，生成布尔运算结果。

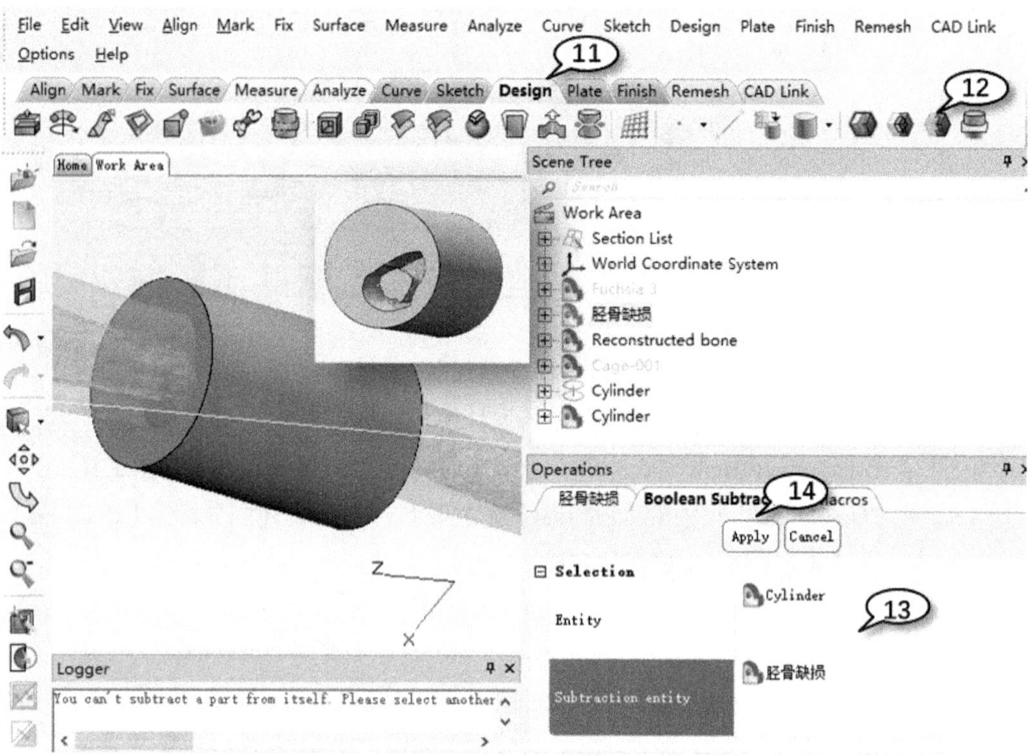

图 4.6.2-6 圆柱与胫骨布尔运算

（15）在导航栏中选择【Mark】，进入标记模块。

（16）选择【Mark Shell】，启动壳标记工具。

（17）在“Work Area”中选择髓内部分的面，图中标记部分。

（18）在“Scene Tree”中右键点击（17）步骤中标记的面，依次点击【Separate】→【Copy to Part】→【Create New】。

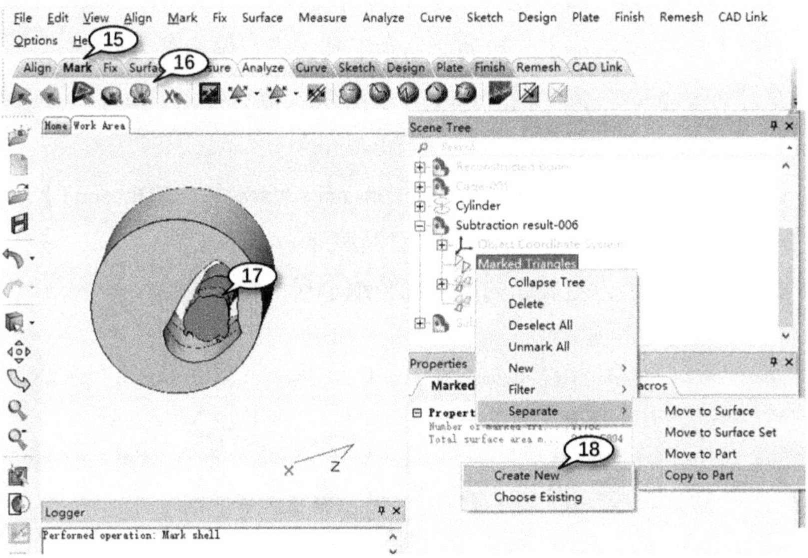

图 4.6.2-7 选中髓内部分

（19）在导航栏中点击【Design】，进入设计模块。

（20）选择【Boolean Union】，启动布尔并集运算工具。

（21）在“Operations”页内【Entities】中填入（18）步骤中形成的部件以及骨缺损重建部分。

（22）点击【Apply】，生成骨缺损重建与髓内部分的组合体。

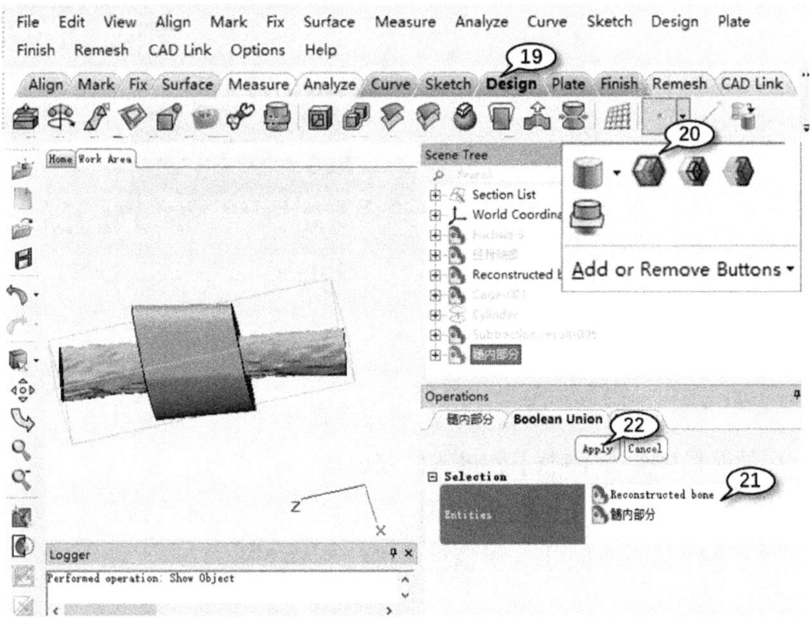

图 4.6.2-8 植入物装配

（23）在导航栏中点击【Design】，进入设计模块。

（24）选择【Move Surface】，启动面移动工具，进行髓内部分缩小。

（25）在“Operations”页中的【Entities】内填入组合体的“Surface List”中代表髓内部分的面。

（26）设置【Method】=“Automatic directions per surface”，【Direction】=“Inside”，【Distance】=1.0 mm，使植入物髓内部分相对髓腔缩小 1 mm。

（27）点击【Apply】，生成新的髓内部分缩小后的植入物。

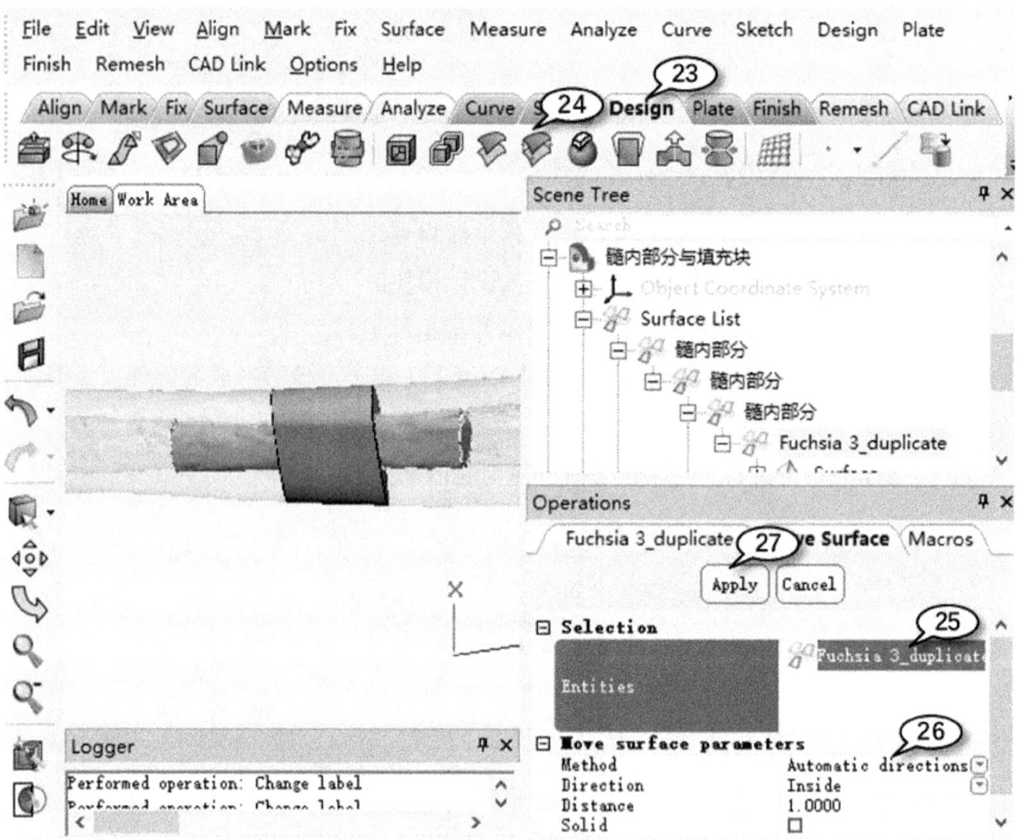

图 4.6.2-9 髓内部分修饰

（27）在导航栏中点击【Fix】，进入修复模块。

（28）选择【Fix Wizard】，启动修复向导工具进行组合体面修复。

（29）点击【Follow advice】，根据提示进行面的修补。

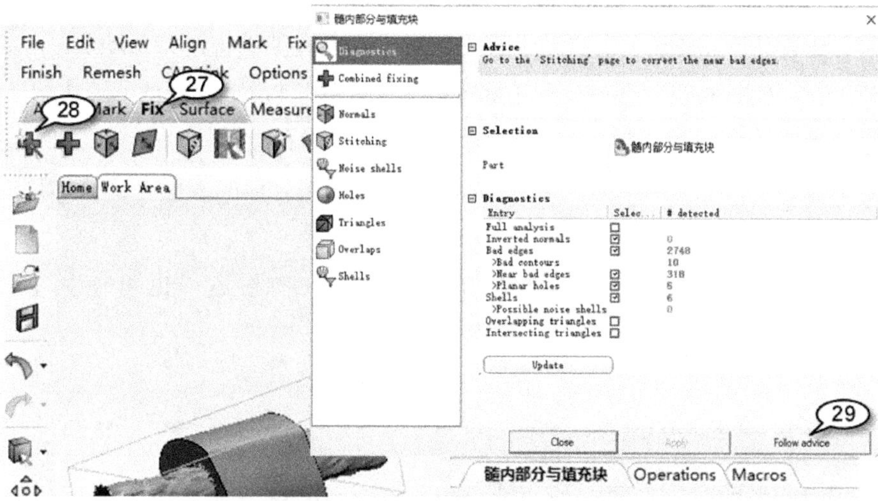

图 4.6.2-10 面的修复

（30）点击“Scene Tree”中的【Section List】，选中“Standard Section - Z”。

（31）在“Properties”页中框选“Clip”。

（32）调整 Position 的位置到适合位置，在“Work Area”中查看预留的间隙。

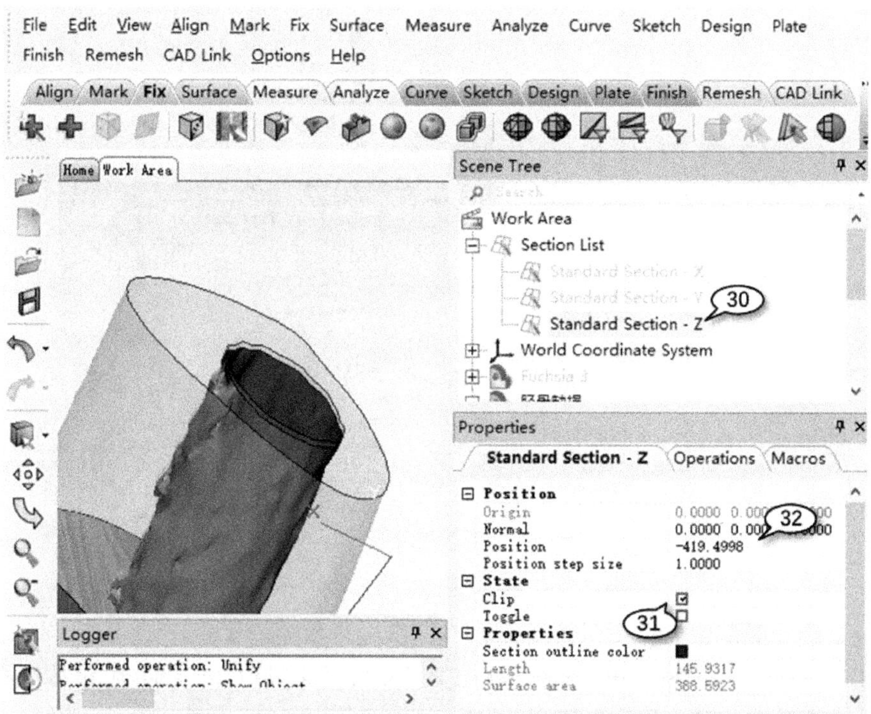

图 4.6.2-11 预留植入物与骨之间间隙的查看

（33）在导航栏中点击【Align】，进入校准模块。

（34）选择【Translate】，启动平移工具对导入的孔隙结构进行移动。

（35）在“Operation”页中展开【Method】，选择【From point to point】。

（36）点击【From】，然后在“Work Area”中点击孔隙结构的表面。

（37）点击【To】，接着在“Work Area”中点击组合体的表面，组合体周围的黄色线条代表执行此操作后孔隙结构将要被移动到的位置。

（38）点击【Apply】，将孔隙结构移动到植入物附近，也可使用【Interactive Positioning】工具拖动孔隙结构到植入物附近。

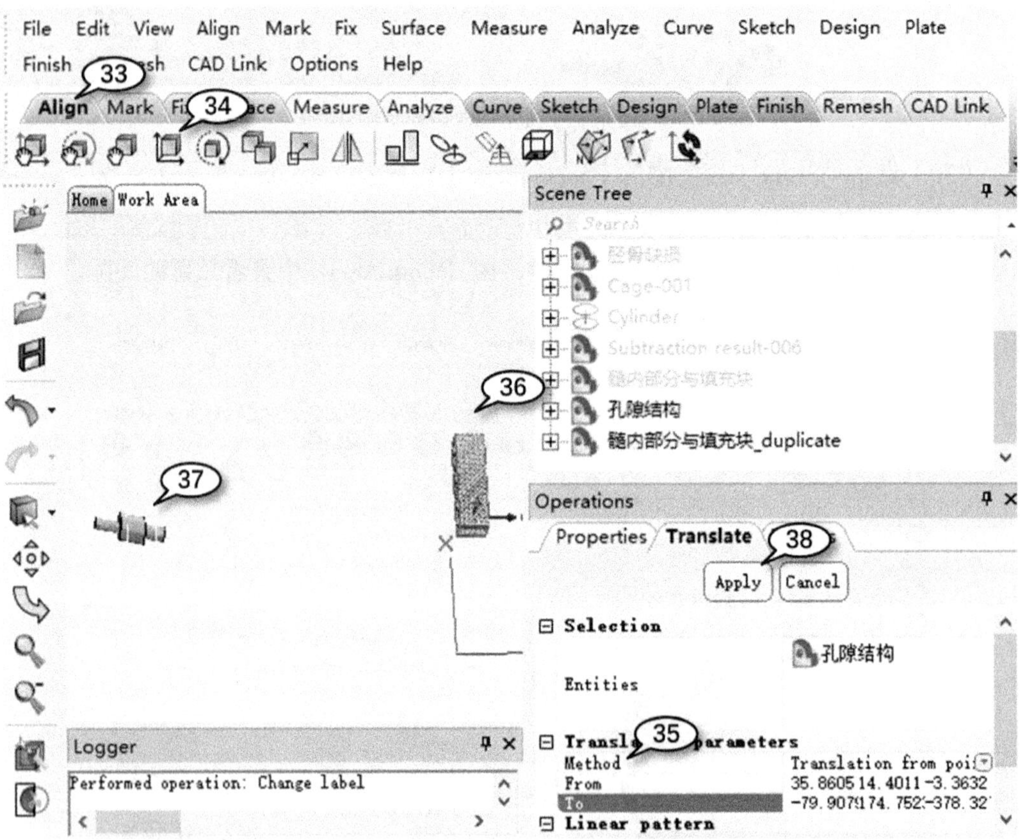

图 4.6.2-12 点到点移动孔隙结构

（39）在导航栏中点击【Align】，进入校准工具箱。

（40）选择【Interactive Rotate】，启动交互式旋转工具对导入的孔隙结构进行旋转，使孔隙结构完全覆盖植入物，也可使用“Global Registration”工具快速使孔隙结构与植入物重叠。

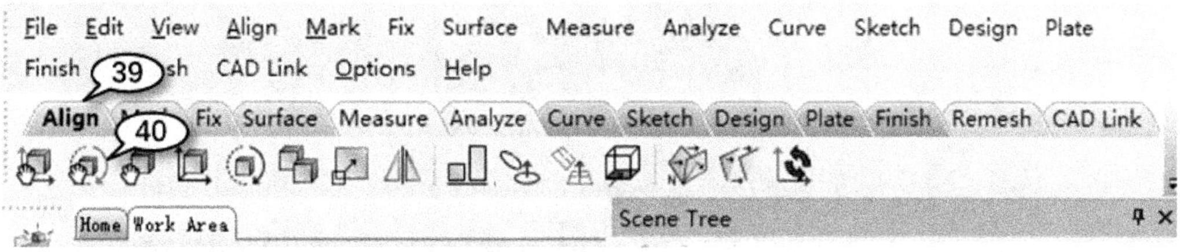

图 4.6.2-13 旋转孔隙结构

（41）在导航栏中点击【Design】，进入设计模块。

（42）选择【Boolean Intersection】，启动布尔交集工具，对植入物与多孔结构进行布尔交集运算。

（43）在“Operations”页中填入孔隙结构及植入物。

（44）点击【Apply】，生成孔隙结构的植入物，如图 4.6.2-16 所示。

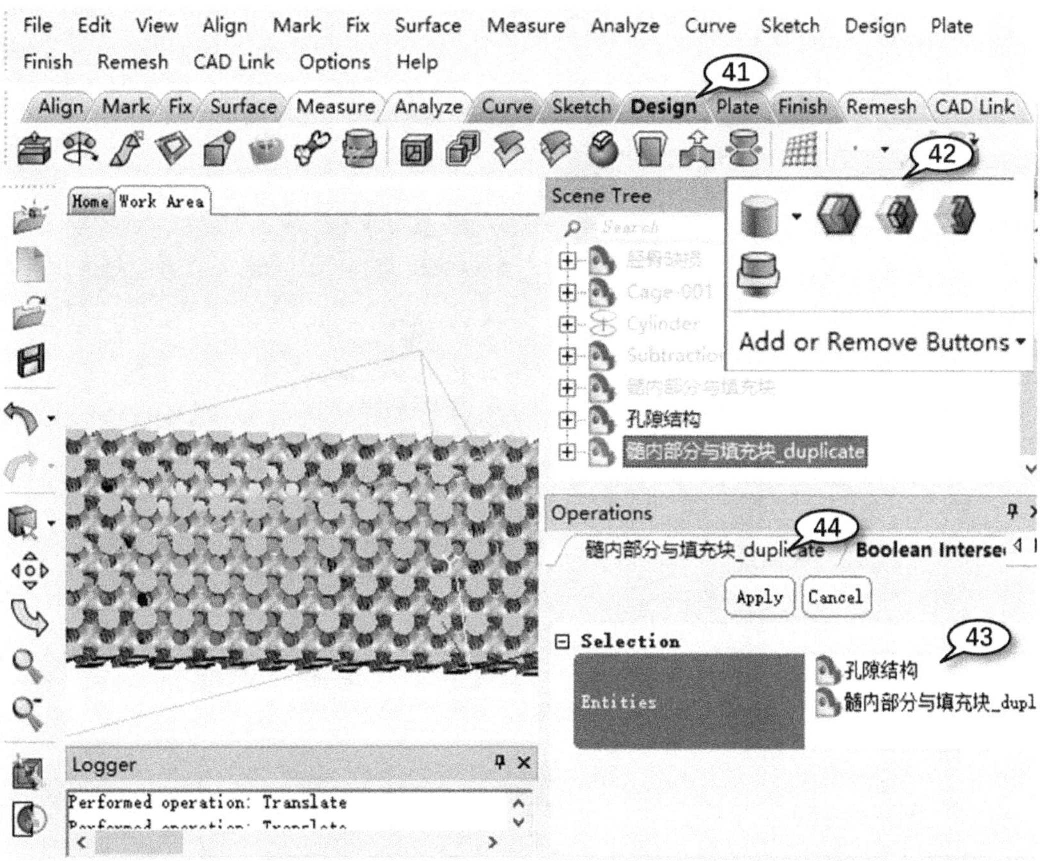

图 4.6.2-14 布尔交集运算

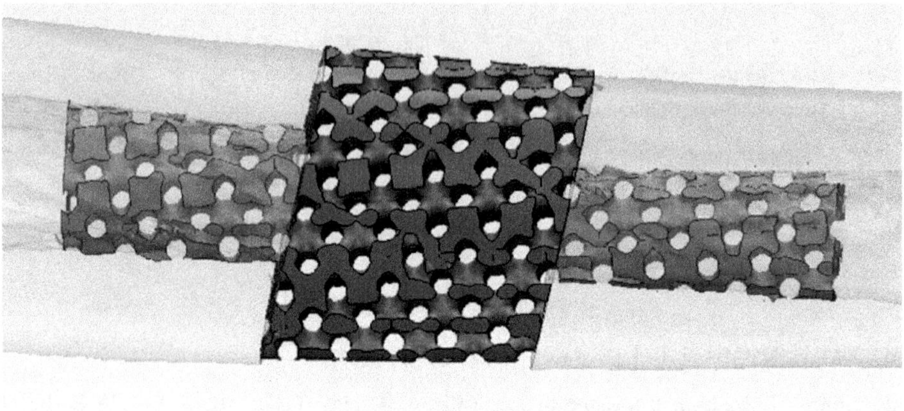

图 4.6.2-15 孔隙结构植入物

（45）在导航栏中选择【Analyze】，进入分析模块。

（46）点击【Create Line】，启动线分析体创建工具。

（47）分别选择【From】、【To】，在“Work Area”中选择胫骨平台中点与踝关节中点。

（48）点击【Apply】，生成胫骨解剖轴分析体。

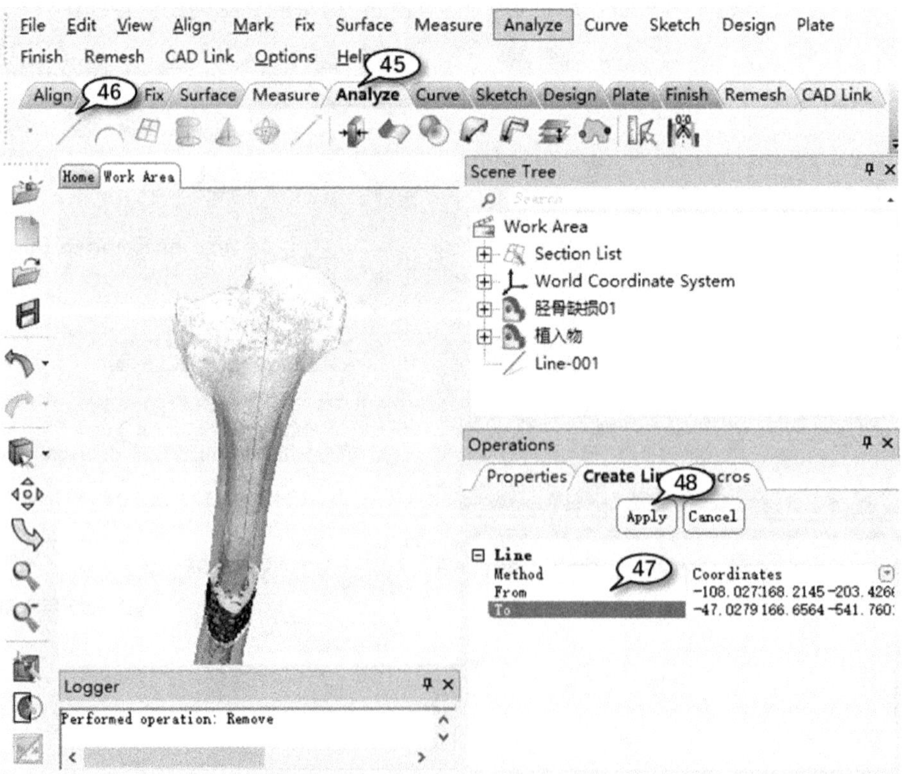

图 4.6.2-16 胫骨解剖轴分析体构建

（49）在导航栏中选择【Mark】，进入标记模块。

（50）点击【Mark Shell】，启动壳标记工具，在 3-matic 中壳定义为相互正确连接的三角形的有限集合，本例中即代表胫骨缺损近端部分。

（51）在“Work Area”中，鼠标左键点击胫骨近端外表面进行标记。

（52）在“Scene Tree”中选择第（51）步骤标记的“Marks Triangles”，点击鼠标右键，在弹出菜单中选择【Separate】→【Copy to Part】→【Create New】，创建胫骨近端零件，以相同的方式创建胫骨远端零件。

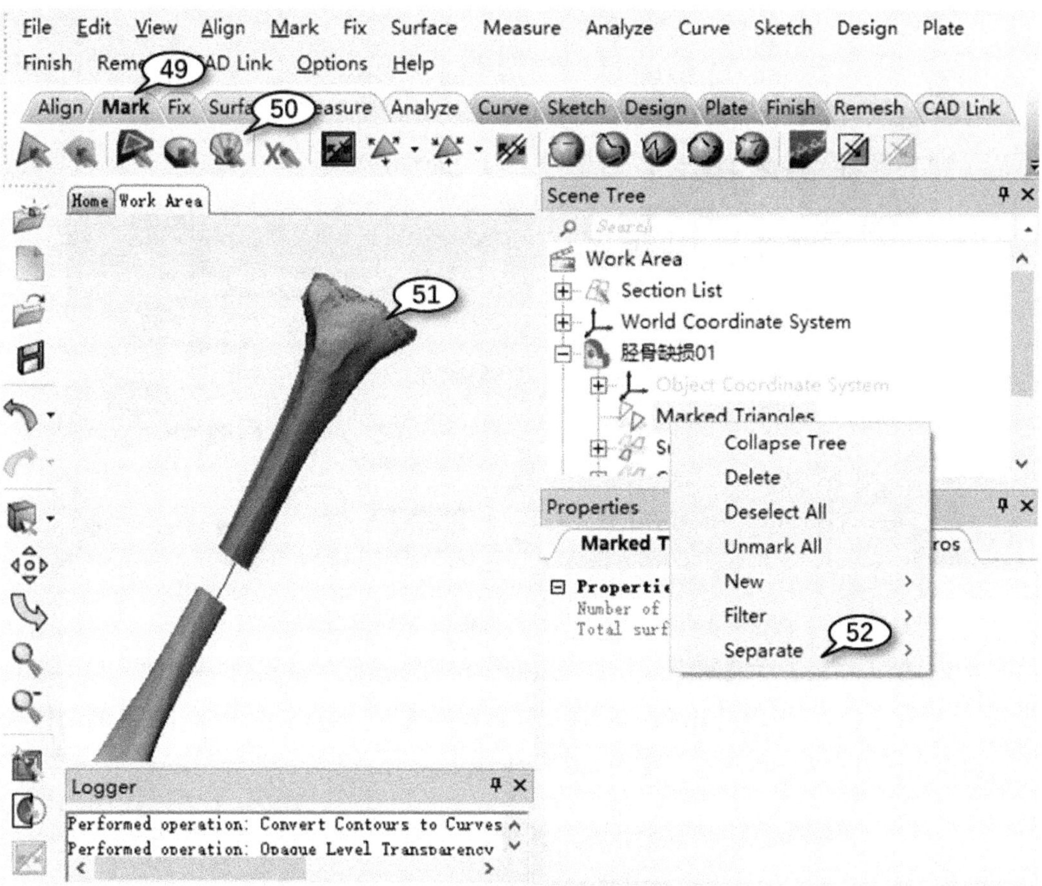

图 4.18-17 胫骨近端零件的创建

（53）在导航栏中选择【Finish】，进入加工模块。

（54）选择【Undercut Removal】，启动咬边移除工具。

（55）在“Operations”页中的【Entity】内填入（44）步骤中生成的植入物，即需要去除咬边的零件。

（56）在【Fitting entity】中填入“胫骨－近端”零件，此处填入的是（55）中零件需要适应的对象。

（57）选定“Parameters”中的【Direction】，然后选择第（48）步骤中生成的胫骨解剖轴分析体，即定义植入物的安装与去除方向，设置为平行于胫骨解剖轴方向。

（58）点击【Apply】，完成植入物胫骨近端髓内部分咬边去除修饰。

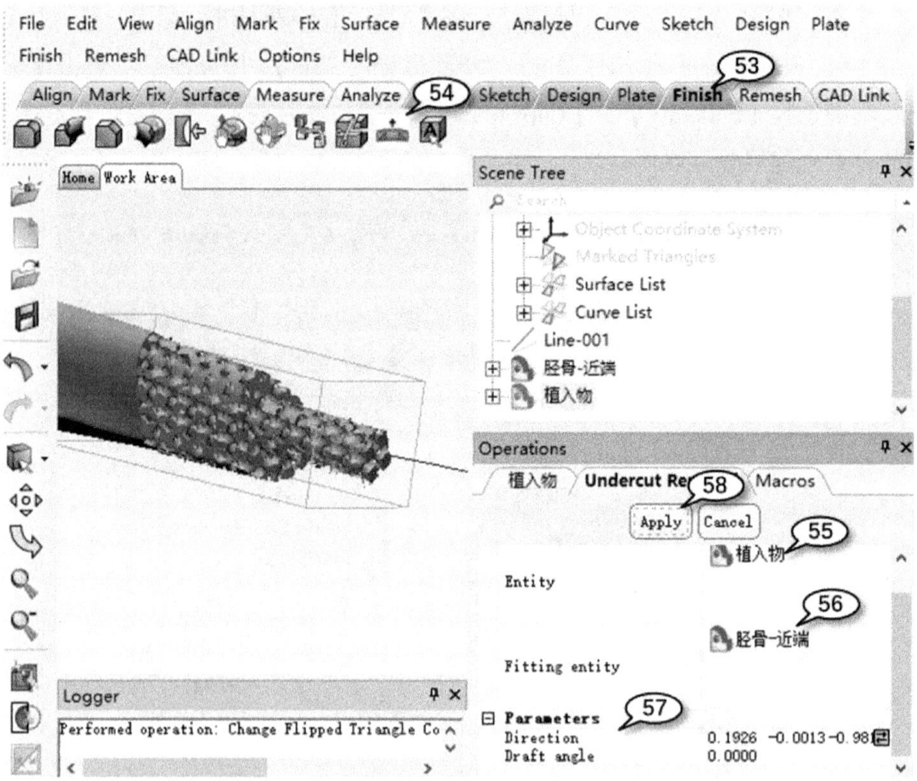

图 4.6.2-18 植入物胫骨近端髓腔部分咬边操作

（59）植入物胫骨远端髓内部分的咬边操作与近端操作基本相同，具体见（53）~（58）步骤，区别在于（57）步骤中【Direction】选定胫骨解剖轴后，需要点击坐标右侧的颠倒符号，咬边操作完成后植入物的形态，如图 4.6.2-21 所示。

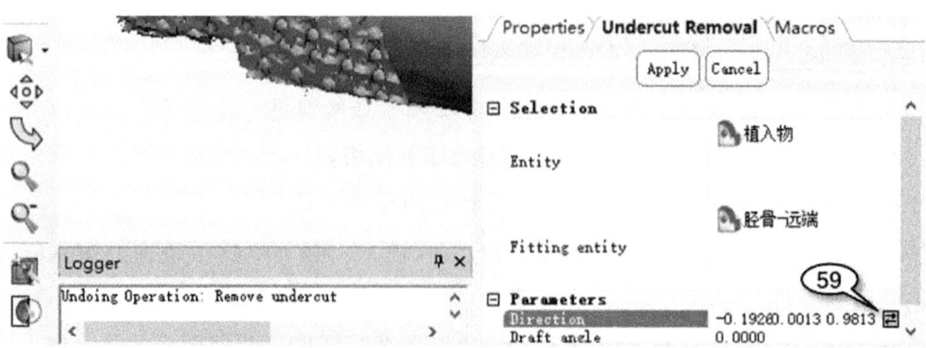

图 4.6.2-19 植入物胫骨远端髓腔部分咬边操作

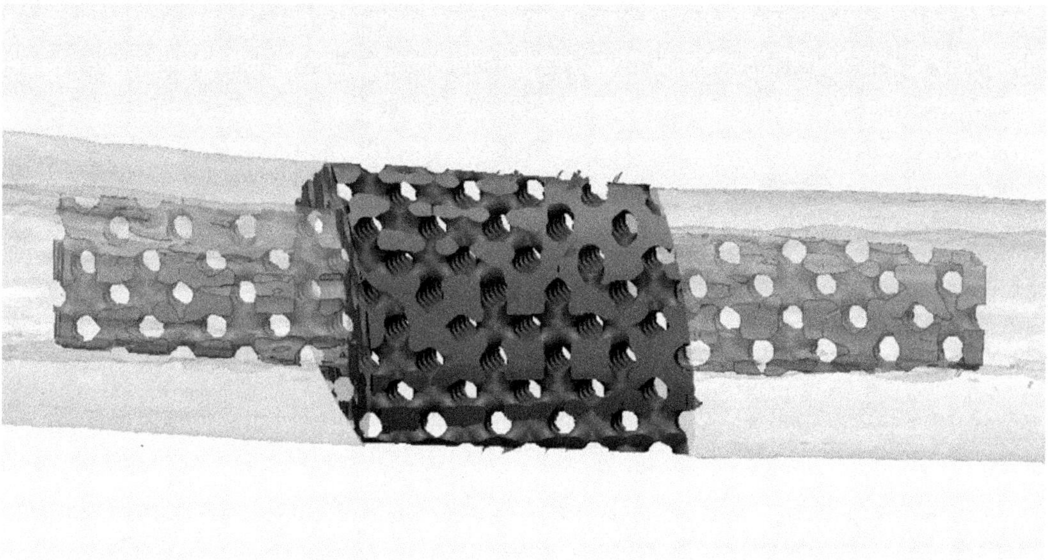

图 4.6.2-20 咬边操作之后的植入物

5. 植入物轻量化设计

步骤操作如图 4.6.2-21~4.6.2-22 所示。

（1）程序→ 3-matic 工业版（3-matic STL），进入 3-matic 平台，打开“4. 吻合骨缺损的孔隙结构设计”中的文件，对第（25）步骤修复好的植入执行咬边操作，操作方法参考“4. 吻合骨缺损的孔隙结构设计 ”中（49）~（59）操作步骤，得到植入物外形。

（2）点击【File】→【Import Part】，打开 C:\Program Files\Materialise\Materialise 3-matic \UnitGraphLibrary，进入单元网络图形库，找到目录下的 Hexvase.mxp 文件并导入。

（3）在导航栏中选择【Light weights】，进入轻量化模块。

（4）选择【Create Unit Graph】，启动创建统一填充网络图形工具。

（5）在“Operations”页中的【Entities】内填入（1）步骤中生成的植入物。

（6）于【Graph set】中填入第（2）步骤中导入的【Hexvase】网络图形。

（7）于【Graph Structure size X】中填入“2”，即指定单位网络图形结构的大小为 2.0 mm。

（8）展开“Surface Options”中的“Method”，选择“Remove original surface”。

（9）点击【Apply】，创建轻量化网格。

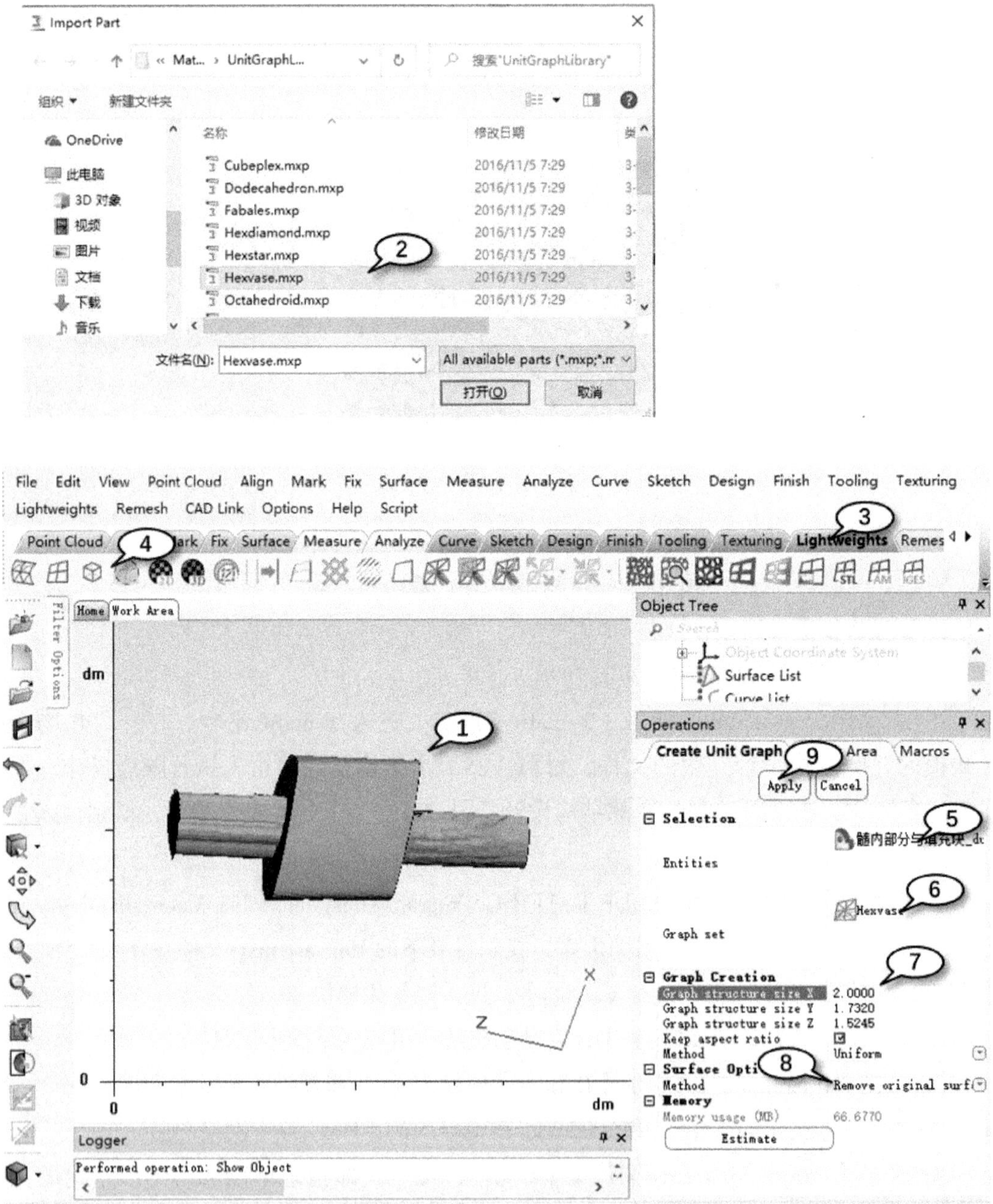

图 4.6.2-21 轻量化网格创建

（10）在导航栏中选择【Lightweights】，进入轻量化模块。

（11）选择【Porosity Based Thickness】，启动“基于孔隙率设置厚度”工具。

（12）在“Operation”页“Entity”内填入第（9）步骤创建的网络图形网格。

（13）在“Sample region”中填入第（1）步骤中创建的植入物零件。

（14）在“Target Porosity”中填入“50”，即目标孔隙率为 50%。

（15）点击【Apply】，生成孔隙率为 50% 的植入物，最终植入物如图中（16）所示。

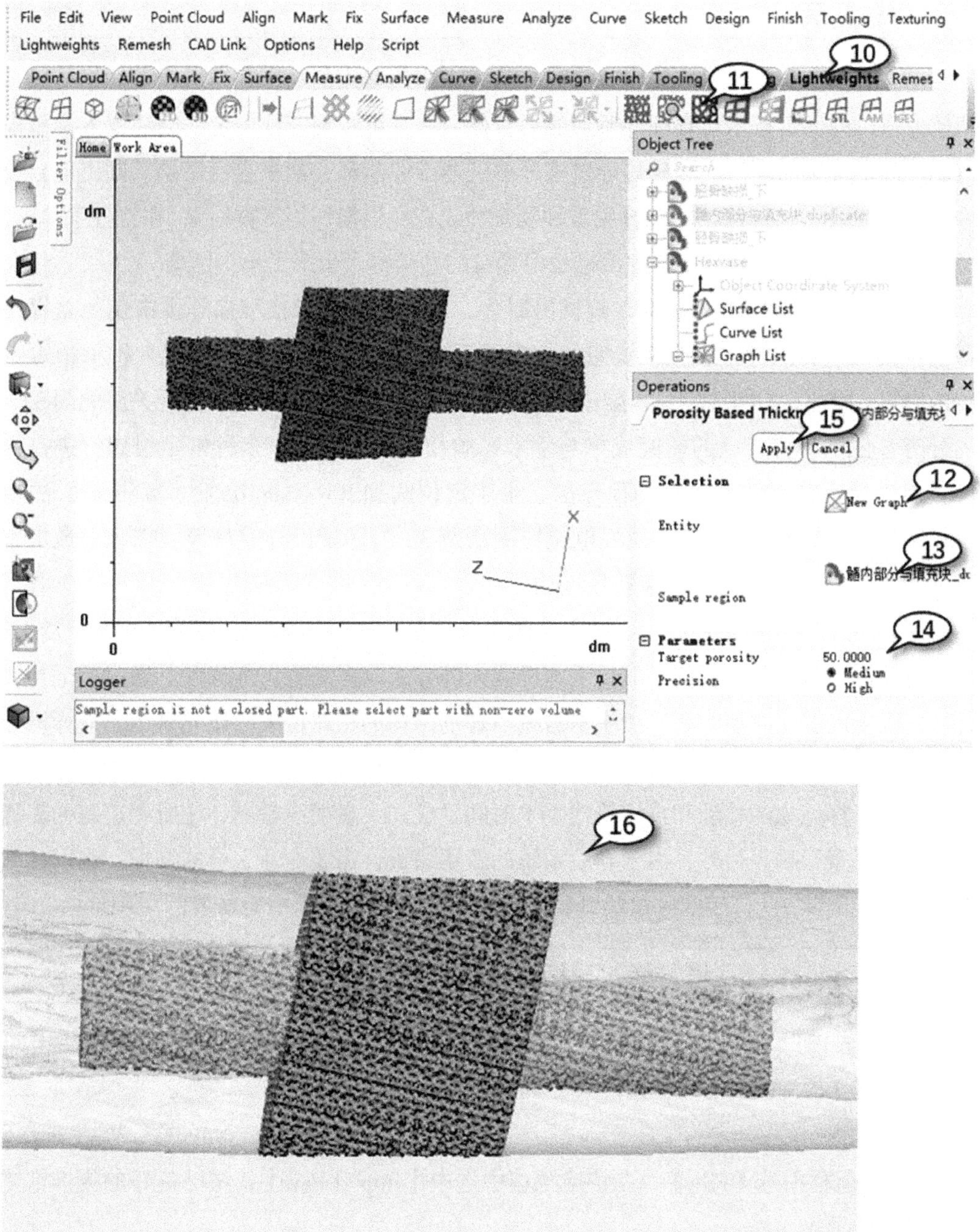

图 4.6.2-22 基于孔隙孔隙率设置厚度操作

4.7 椎弓根钉导板设计

4.7.1 相关背景

目前，经后路置入椎弓根螺钉是脊柱外科手术中最常用的内固定方法，脊柱椎弓根螺钉把持力强，内固定技术对脊柱的矫形能力较好，并且可实现三柱固定。成功置入椎弓根螺钉的关键是要确保螺钉能准确地通过椎弓根到达椎体前部，如果进钉错误，则可能导致椎弓根皮质破裂、大血管损伤、硬脊膜破裂及脊髓或神经根损伤等严重后果。在脊柱手术中，椎弓根解剖结构的复杂性及特殊性给椎弓根螺钉的准确置入带来了不少困难。

腰椎骨折、腰椎间盘突出症、腰椎滑脱症、退变性腰椎管狭窄症等腰椎疾患是脊柱外科的常见疾病，治疗上述腰椎疾患往往需要手术，而手术中往往需要置入椎弓根螺钉进行内固定。因此，如何准确置入腰椎椎弓根螺钉一直以来都是广大学者所关注的问题。国内外有多位学者将自己的研究成果与手术经验相结合，提出了多种椎弓根螺钉进钉方法，目前主要有徒手法（人字嵴顶点法、十字定位法如 Roy-Camille 法、Weinstein 法及 Magerl 法等）三维 CT 导航法、诱发电位监测法及 3D 打印辅助导航法等。临床上最常用的是徒手法中的 Magerl 法和人字嵴顶点法。

徒手植入椎弓根钉主要依靠手感，文献报道的徒手椎弓根钉误置率为 3.5% 至 72.4% 不等。目前业界多采用计算机导航、手术机器人等方式以提高置钉准确性。通过标记物和软件，使医生能够实时追踪和监测手术器械与解剖结构的相对位置。研究显示，计算机导航技术与导板导航的螺钉准确置入率优于徒手置钉。但导航技术也有其不利因素，包括因为术中体位、标记物的移动和再注册使手术时间延长，大量射线暴露，注册和追踪的准确性受呼吸等因素影响。另外，由于导航系统的费用昂贵，需要专业人员的维护，难以在基层医院普及，因此 3D 打印椎弓根螺钉导板在椎弓根钉置入手术中有重要的应用价值。

4.7.2 3-matic 中椎弓根钉置入导板设计过程

1. 运行 3matic

程序→【3-matic Medical】，进入 3-matic 平台。

2. 导入文件

（1）导航栏中选【File】，在快捷菜单中选中【Import Part】，将已备好的腰椎椎体 STL 格式文件导入 3-matic。

3. 钉道设计

步骤操作如图 4.7.2-1~4.7.2-9 所示。

（1）在导航栏中点击【Analyze】，进入分析模块。

（2）点击【Create Analytical Cylinder】，启动圆柱分析体创建工具。

（3）在“Operations”页中的【Method】选择【2 points】，分别选择【Point 1】、【Point 2】后在“Work Area”点选理想位置的点，两点构成钉道方向。

（4）设置【Radius】=2.5 mm，即钉道半径为 2.5 mm。

（5）点击【Apply】，生成圆柱分析体。

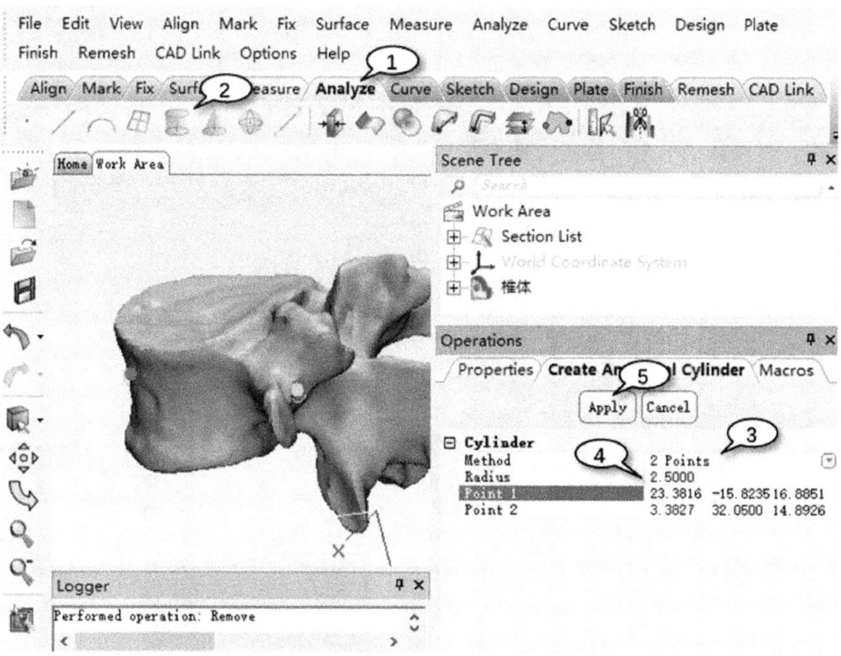

图 4.7.2-1 圆柱分析体创建

（6）点击【Properties】，进入属性页。

（7）在【Length】中输入 100.0 mm，设置分析体圆柱的长度为 100.0 mm。

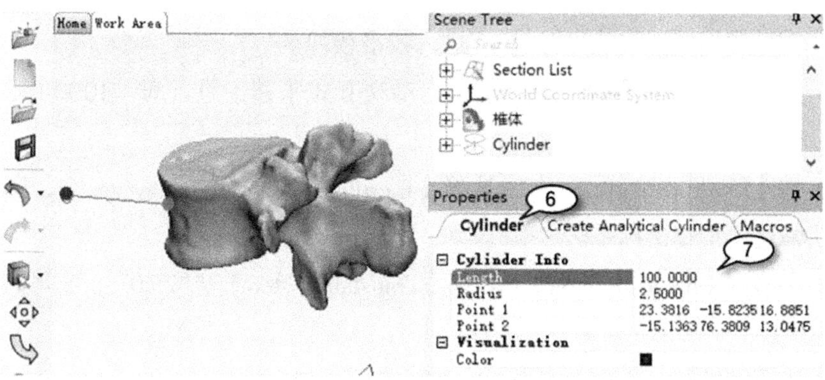

图 4.7.2-2 圆柱分析体的长度调整

（8）在导航栏中选择【Design】，进入设计模块。

（9）点击【Convert Analytical Primitive to Part】，启动分析体转换为实体工具，将圆柱分析体转换为实体。

（10）在【Entities】中选择（6）步中创建的分析体圆柱。

（11）点击【Apply】，生成圆柱实体。

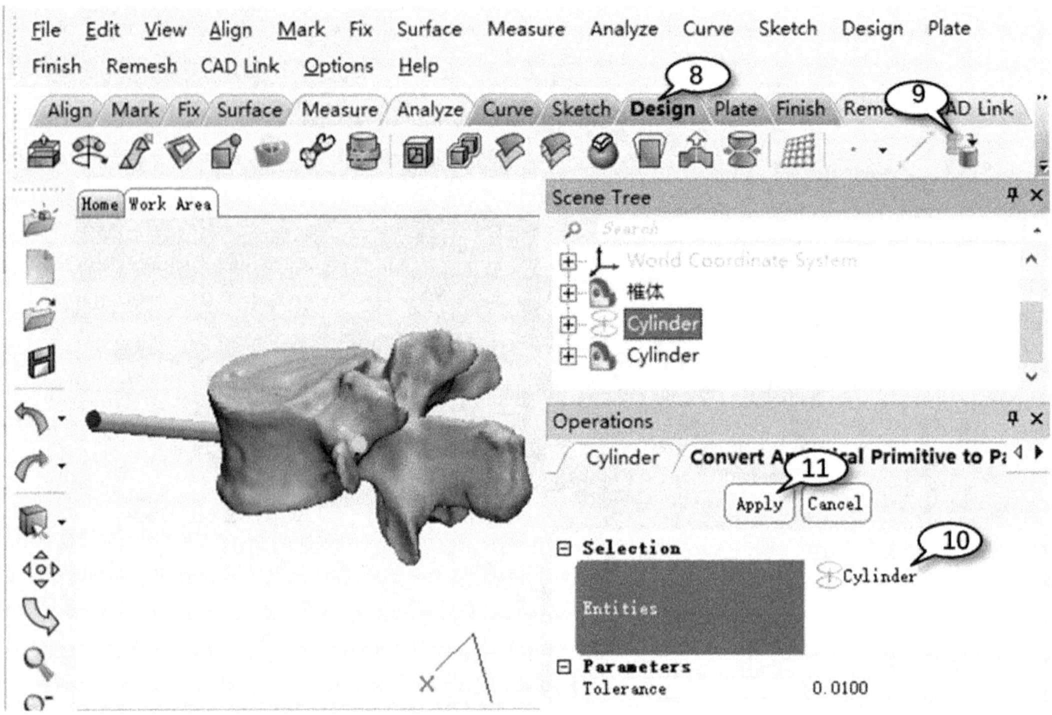

图 4.7.2-3 分析体转换为实体

（12）在导航栏中选择【Align】，进入校准模块。

（13）点击【Interactive Translate】，启动交互式平移工具，对（10）步骤生成的圆柱实体进行移动。

（14）在【Coordinate system】中选择【Inertia axes coordinate system】，即根据移动对象的惯性轴定位平移坐标系。

（15）框选【Enable snaping】，设置【Translation step】=“25.0”，即移动距离为 25.00mm 的倍数。

（16）沿着圆柱长轴方向移动圆柱，移动距离为 25.0 mm。

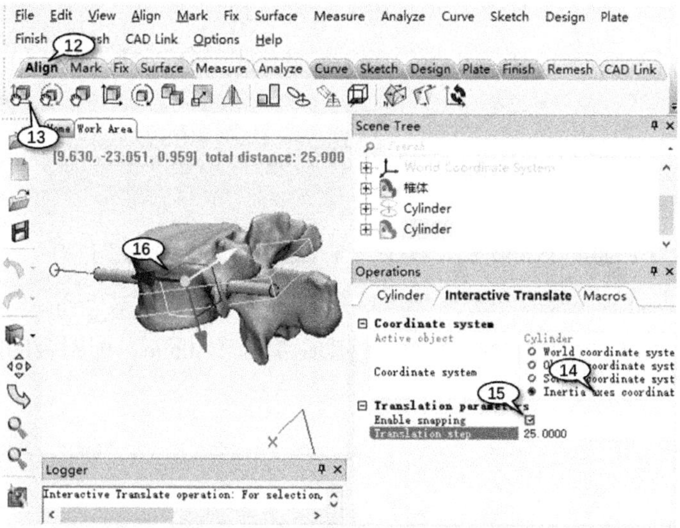

图 4.7.2-4 沿圆柱长轴移动圆柱

（17）在导航栏中选择【Design】，进入设计模块。

（18）点击【Create Cone】，启动椎体创建工具。

（19）在【Method】中选择【Axis】，创建由 1 个轴 2 个半径确定的圆台。

（20）选择【Direction】，然后点选第（6）步骤中的创建的圆柱分析体的【Axis】，使用圆柱的长轴作为圆台的长轴。

（21）设置【Hight】= “15.0”，【Top radius】= “3.0”，【Bottom radius】= “4.0”，即圆柱的高度为 15.0 mm，顶端半径为 3.0 mm，底端半径为 4.0 mm。

（22）点击【Apply】，生成圆台。

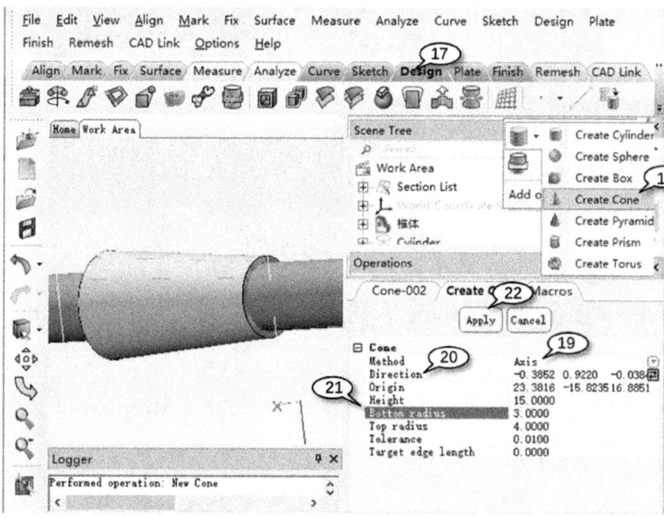

图 4.7.2-5 圆台的创建

（23）在导航栏中选择【Align】，进入校准模块。

（24）点击【Interactive Translate】，启动交互式平移工具，对（21）步骤生成的圆台进行移动。

（25）在【Coordinate system】中选择【Inertia axes coordinate system】，即根据移动对象的惯性轴定位平移坐标系。

（26）框选【Enable snaping】，设置【Translation step】=“15.0”，即移动距离按 15.0 mm 的倍数进行。

（27）沿着圆台长轴方向移动圆台，移动距离为 15.0mm，即圆台的高度。

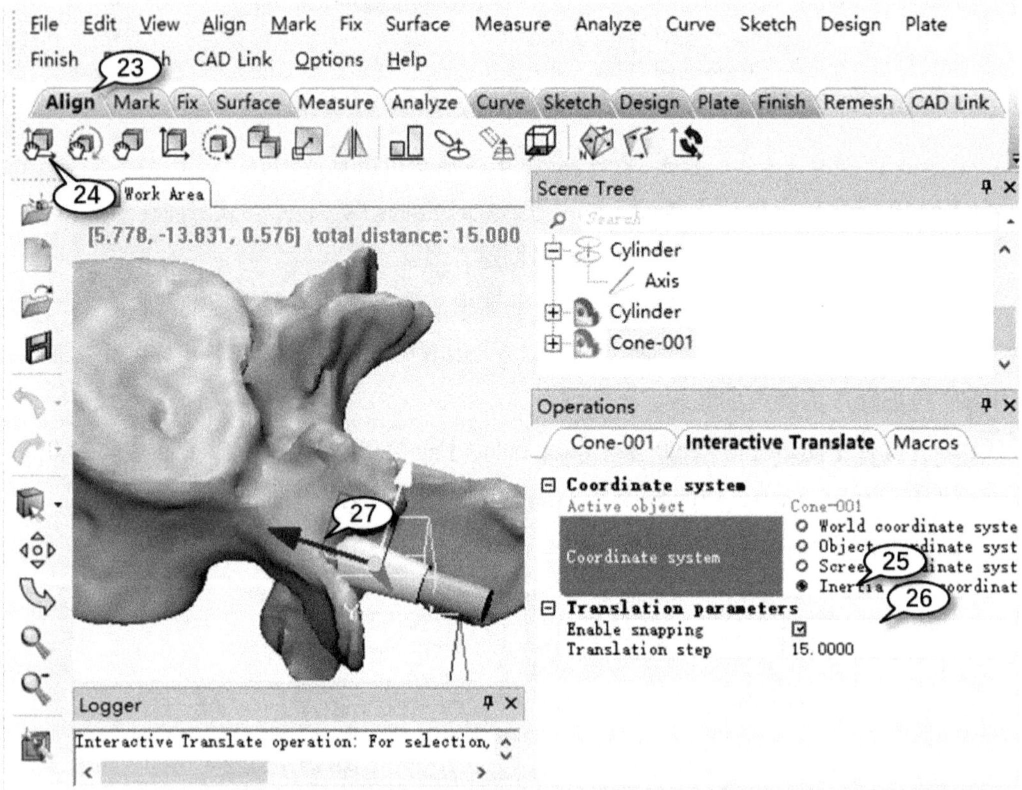

图 4.7.2-6 圆台的移动

（28）在导航栏中点击【Analyze】，进入分析模块，点击【Create Datum Plane】，启动基准面创建工具。

（29）在“Operations”页中展开【Method】，选择【Midplane】，该方法定义为创建垂直于两点之间线段中点的面。

（30）在“Work Area”中鼠标左键点击椎体横突外缘对称的两点。

（31）点击【Apply】，生成位于椎体中间的基准面。

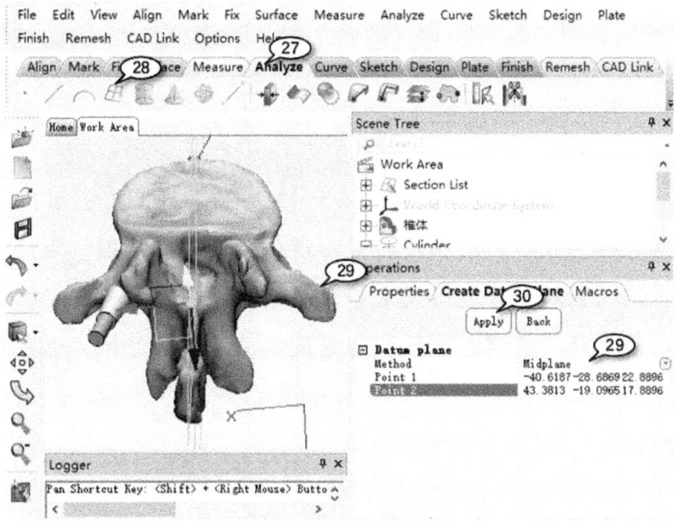

图 4.7.2-7 镜像基准面创建

（32）在导航栏中点击【Align】，进校准模块，点击【Mirror】，启动镜像工具，此工具可以根据用于定义的镜像面对实体进行镜像操作。

（33）在“Operations”页中中点击【Entities】，填入第（15）步骤中移动后的圆柱实体与第（26）步骤中移动后的圆台实体。镜像工具此处可以填入实体的类型有：Part, Point, Line, Datum Plane, Arc, Cylinder, Sphere, Point Cloud。

（34）在【Mirror plane】中填入（30）步骤中创建的基准面。

（35）框选【Mirror options】中的【Copy】，保留镜像的原始实体。

（36）点击【Apply】，生成镜像的钉道部件。

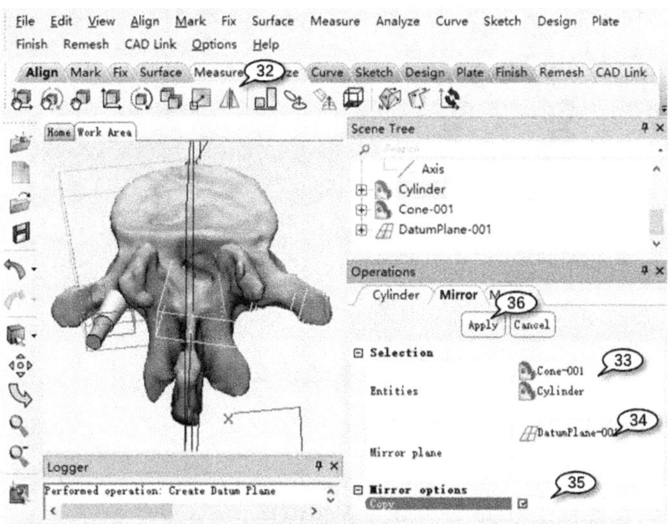

图 4.7.2-8 镜像操作设置

（37）右键点击“Scene Tree”中的椎体，在快捷菜单中选择【Transparency】→【Medium】，使椎体透明显示，观察钉道的位置是否理想。

提示

目前导板制造多使用尼龙、光敏树脂等材料，刚度较小，在应力下容易出现变形，术中导板变形是导致置入螺钉与预设钉道出现偏差的重要原因。因此在导板设计过程中，要根据不同的材料刚度适当设定导板厚度以保证其结构稳定性，尤其是在导板钉道与主体的连接处，应增加该区域的厚度，防止因为导板变形导致置入的螺钉位置出现偏差。

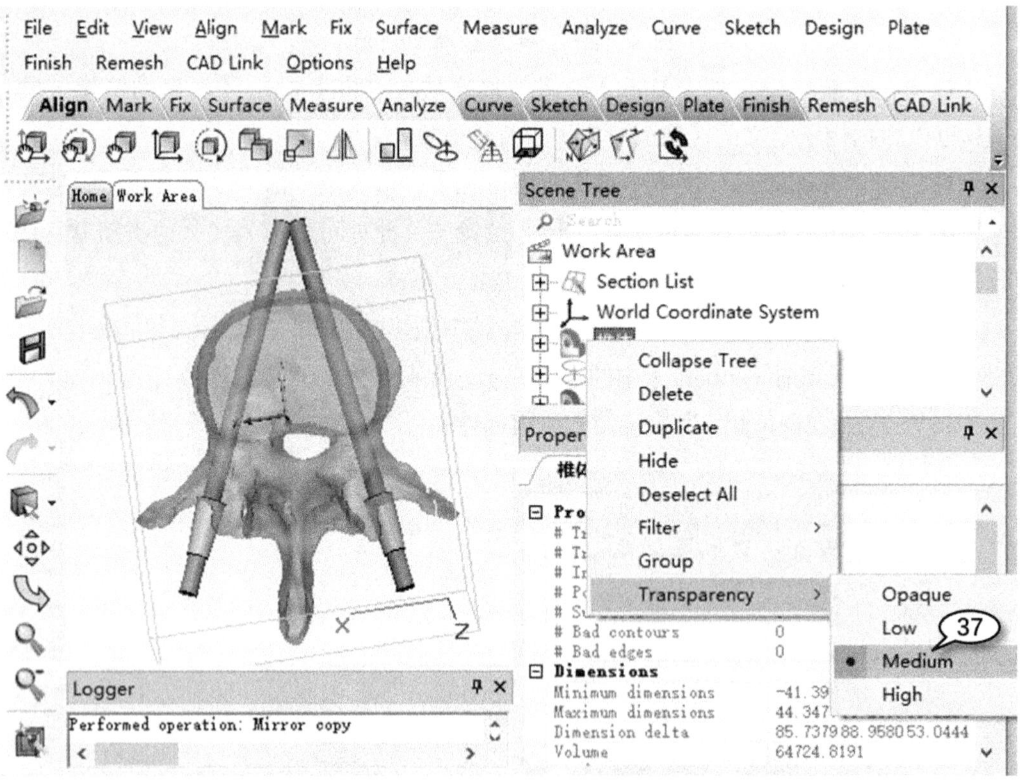

图 4.7.2-9 钉道位置观察

4. 导板贴附部位设计

步骤操作如图 4.7.2-10~4.7.2-12 所示。

（1）在导航栏中选择【Mark】，进入标记模块。

（2）选择【Wave Brush Mark】，启动刷选标记工具，此工具可以设置画笔的直径，在实体表面进行刷选时所有在画笔范围内的三角形面片都将被选择，选择错误需要取消选择部分时，可以按住键盘【Ctrl】然后刷选已选定的区域。

（3）设置【Brush diameter】=“4.0”，即定义画笔直径为 4.0mm。

（4）在“Work Area”中刷选导板需要贴附的面。

（5）点击【Apply】，标记导板贴附面。

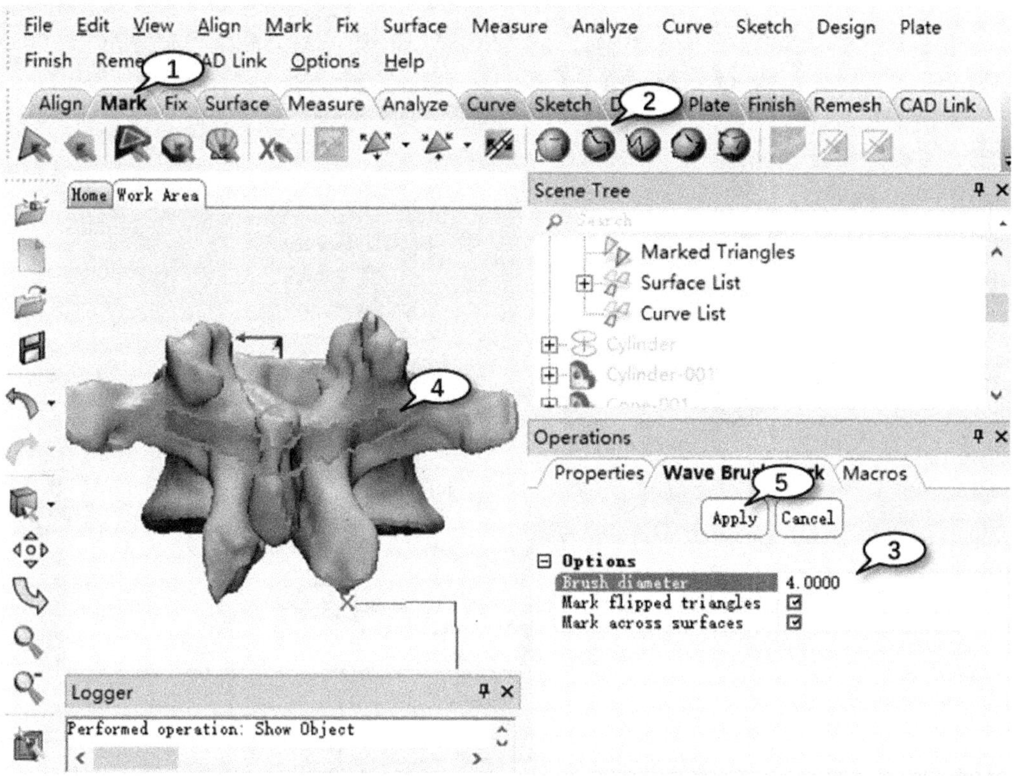

图 4.7.2-10 颅骨缺损补片创建

（6）在“Scene Tree”中点选第（5）步骤中标记的面，点击鼠标右键，在快捷菜单中选择【Separate】→【Copy to Part】→【Create New】，在导航栏中选择【Design】，进入设计模块。

（7）选择【Hollow】，启动空心工具根据标记的面创建空心实体，该操作可以创建 1 个外壳，使零件具有厚度。创建的外壳是由三角面片构建的，三角面片的大小由参数【Smallest detail】决定。

（8）在“Operations”页中的【Entity】内填入第（6）步骤中生成的贴附面实体。

（9）在【Hollow type】中选择【Both】，该类型操作将在 2 个方向上围绕原始零件创建曲面。如果零件是封闭的体，该操作会形成具有内外表面的壳体，它也可以在开放的零件上进行。如本例中的面，它会在厚度为零的面两侧形成一仅有外表面的空心体。

（10）设置【Distance】= “2.0”，即零件的厚度为 2.0 mm。

（11）点击【Apply】，生成导板的贴附部分。

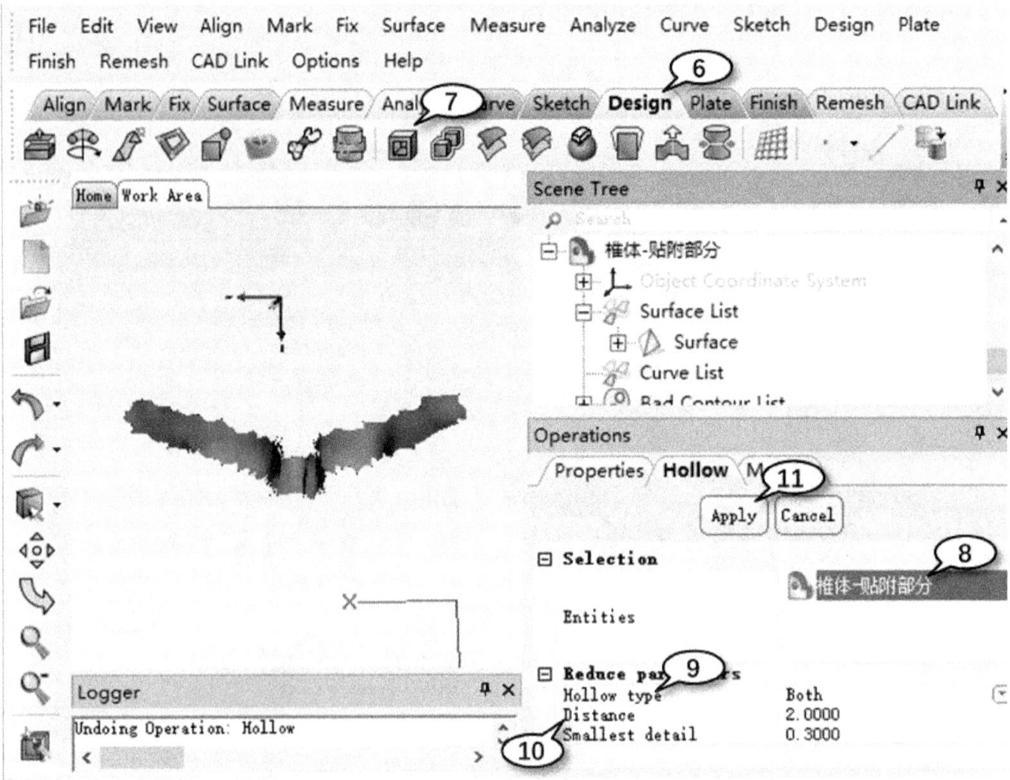

图 4.7.2-11 导板贴附部分创建

（12）原始面仍存在于【Hollow】操作中创建的空心体中，必须进行去除，否则会影响接下来的布尔运算操作，使用包裹工具达到此目的，点击【Design】，进入设计模块。

（13）选择【Wrap】，对内部含有原始面的空心体进行包裹操作，该操作将创建包裹选定实体的包络曲面，该功能可以去除零件内部的孔隙，形成只有 1 个面的实体。

（14）在【Entities】中填入第（11）步骤中创建的包含原始面的空心体。

（15）设置【Gap closing distance】= “0.0”，即保留间隙进行包裹；【Smallest detail】=1.0 mm，即创建的包裹外壳表面的三角面片最小为 1.0mm。

（16）点击【Apply】，生成仅包含外表面的导板贴附部分。

提示

【Wrap】工具是一种强大的面修复工具，可以通过此操作修复对象中存在的 Inverted normals、Bad contours 、Small gaps (in between CAD entities) 、Unconnected triangles 等难以处理的问题，在遇到【Fix】工具难以解决的问题时可以尝试【Wrap】工具。

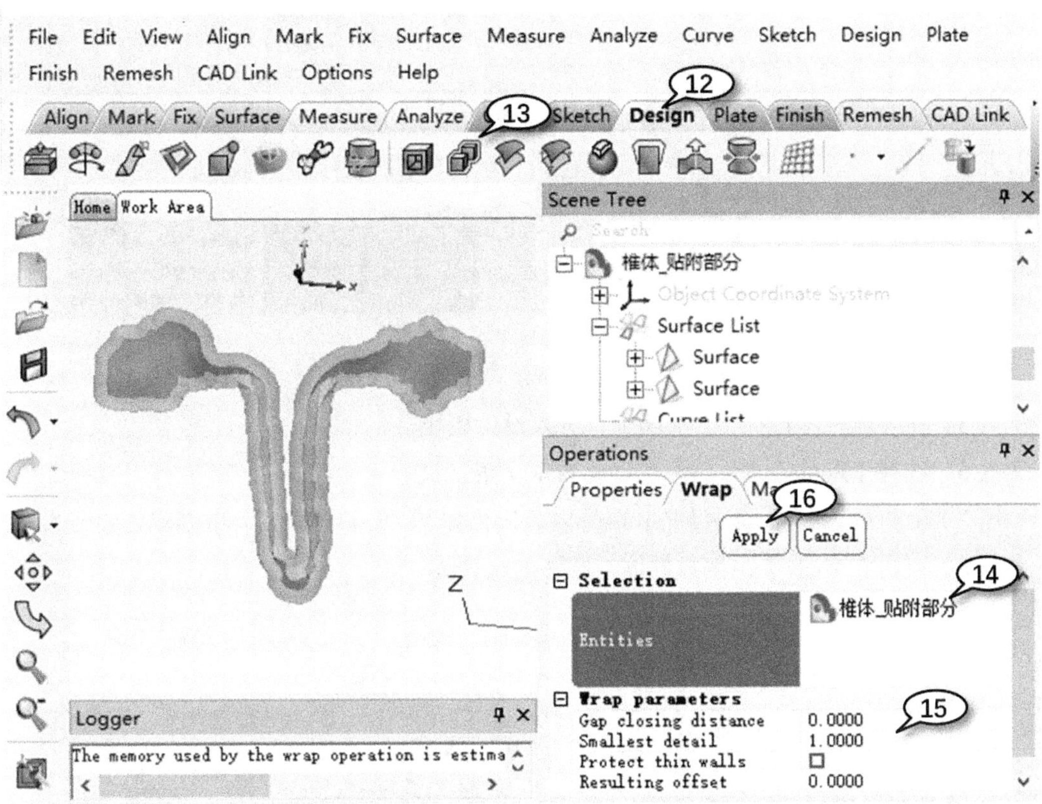

图 4.7.2-12 对空心体进行包裹操作

5. 导板的整体构建

步骤操作如图 4.7.2-13~4.7.2-16 所示。

（1）在导航栏中选择【Design】，进入设计模块。

（2）选择【Boolean Union】，启动布尔交集工具。

（3）在【Entities】中填入“4. 导板贴附部分设计”中（15）步骤形成的导板贴附部分与“3. 钉道设计”中创建的 2 个圆台。

（4）点击【Apply】，生成导板贴附部分与圆台的组合体。

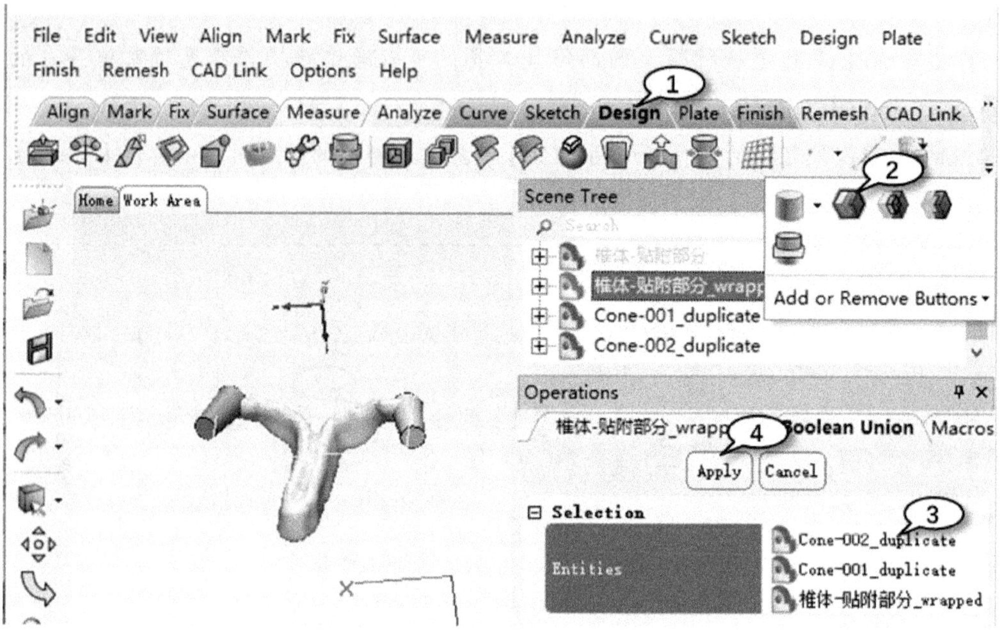

图 4.7.2-13 贴附部分与圆台组合体创建

（5）在导航栏中选择【Design】，进入设计模块。

（6）选择【Boolean Union】，启动布尔交集工具。

（7）在“Operation”页中【Entities】内填入椎体与“3. 钉道设计”中创建的 2 个圆柱。

（8）点击【Apply】，生成椎体与圆柱的组合体。

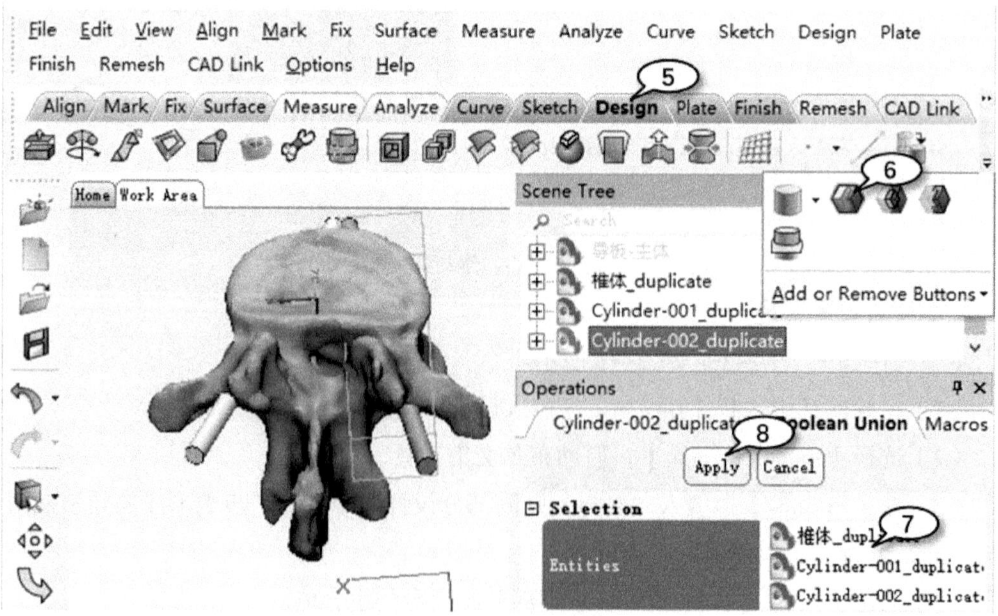

图 4.7.2-14 椎体与圆柱组合体创建

（9）在导航栏中选择【Design】，进入设计模块。

（10）选择【Boolean Subtraction】，启动布尔减集工具。

（11）在“Operation”页中【Entities】内填入第（4）步骤创建的导板贴附部分与圆台的组合体。

（12）在【Subtraction Entity】中填入（8）步骤创建的椎体与圆柱的组合体。

（13）点击【Apply】生成椎弓根钉置钉导板，导板形态如图 4.7.2-15 所示。

提示

导板辅助置钉时，需要将导板与预定骨面紧密贴合，任何小的相对活动都会造成置钉偏差，这需要术者在术中暴露时对预设贴合骨面上方的软组织进行充分剥离，同时需要通过观察骨性标志以确定导板拜访位置是否准确。

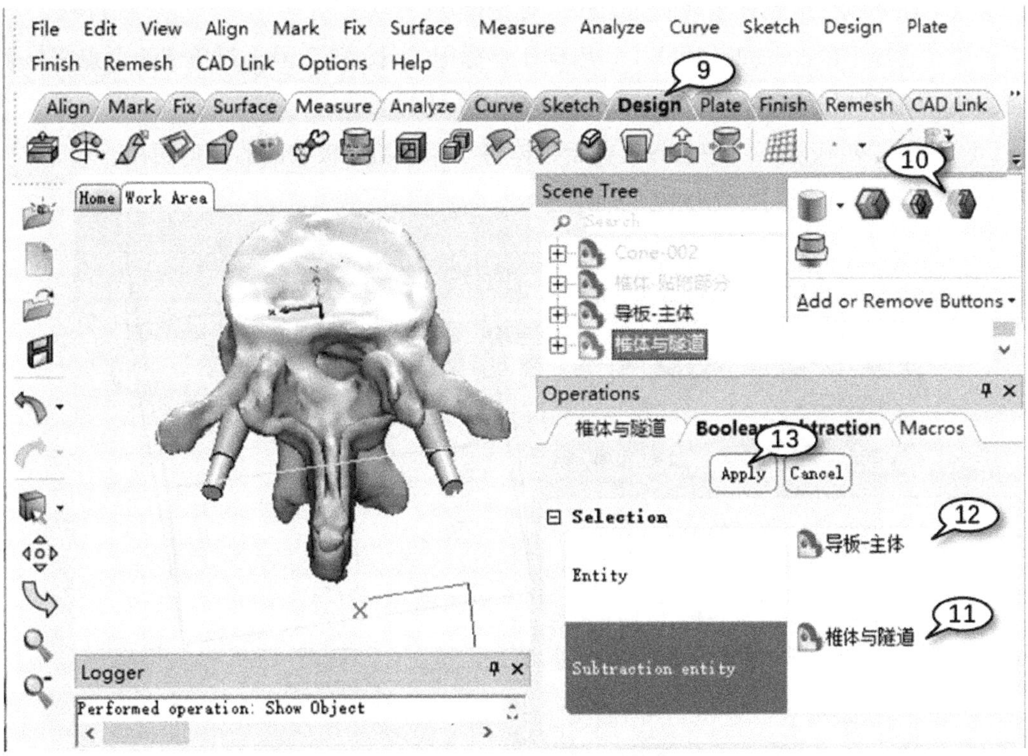

图 4.7.2–15 运用布尔运算减法获取导板

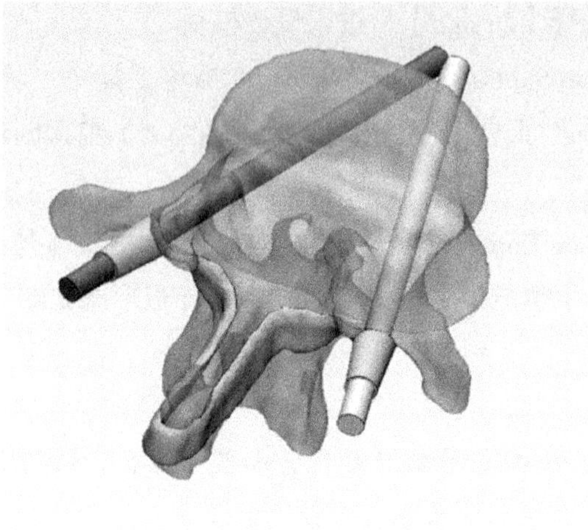

图 4.7.2-16 椎弓根钉置钉导板

6. 导板手柄设计

步骤操作如图 4.7.2-17~4.7.2-20 所示。

（1）在导航栏中选择【Mark】，进入标记模块。

（2）选择【Rectangular Mark】，启动矩形标记工具，该工具通过单击 1 个点并拖动形成矩形，松开鼠标时将标记在矩形范围中的三角面片。

（3）在“Work Area”中选择覆盖于椎体棘突部分的导板表面的三角面片。

（4）点击【Apply】，创建标记面。

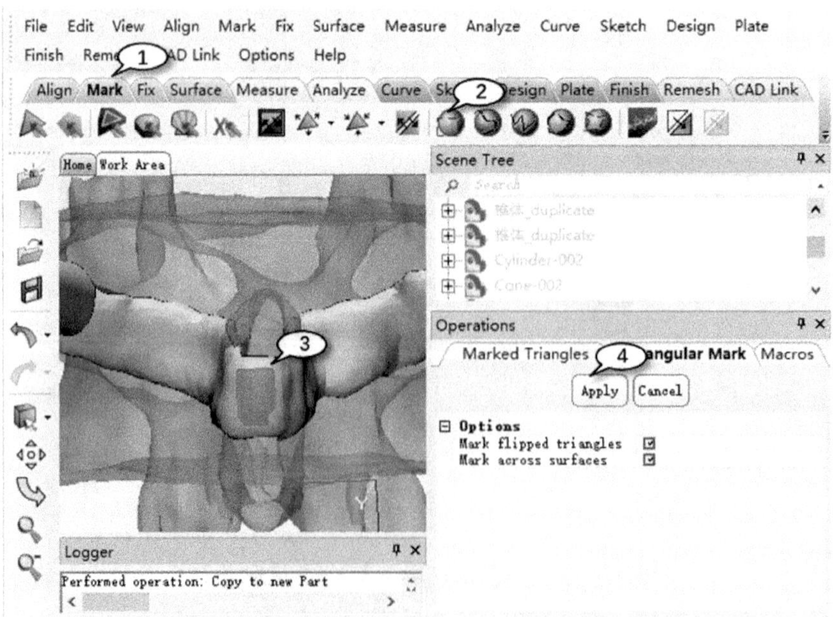

图 4.7.2-17 缝隙大小观察

（5）在“Scene Tree”中点选第（4）步骤中标记的面，点击鼠标右键，在快捷菜单中选择【Separate】→【Copy to Part】→【Create New】，在导航栏中选择【Design】，进入设计模块。

（6）选择【Move Surface】，启动面移动工具，该工具可以在定义的方向与距离上移动选定的曲面。

（7）在“Operation”页中【Entities】内填入（5）步骤中生成的标记面零件。

（8）在【Method】中选择【Automatic directions per surface】，即曲面将以曲面的法线方向移动。

（9）在【Direction】中选择【Outside】，使曲面向外移动。

（10）设置【Distance】=“15.0”，即手柄长度为 15.0 mm

（11）框选【Solid】复选框，框选后曲面将在移动的路径上形成封闭的体。

（12）点击【Apply】，生成手柄零件。

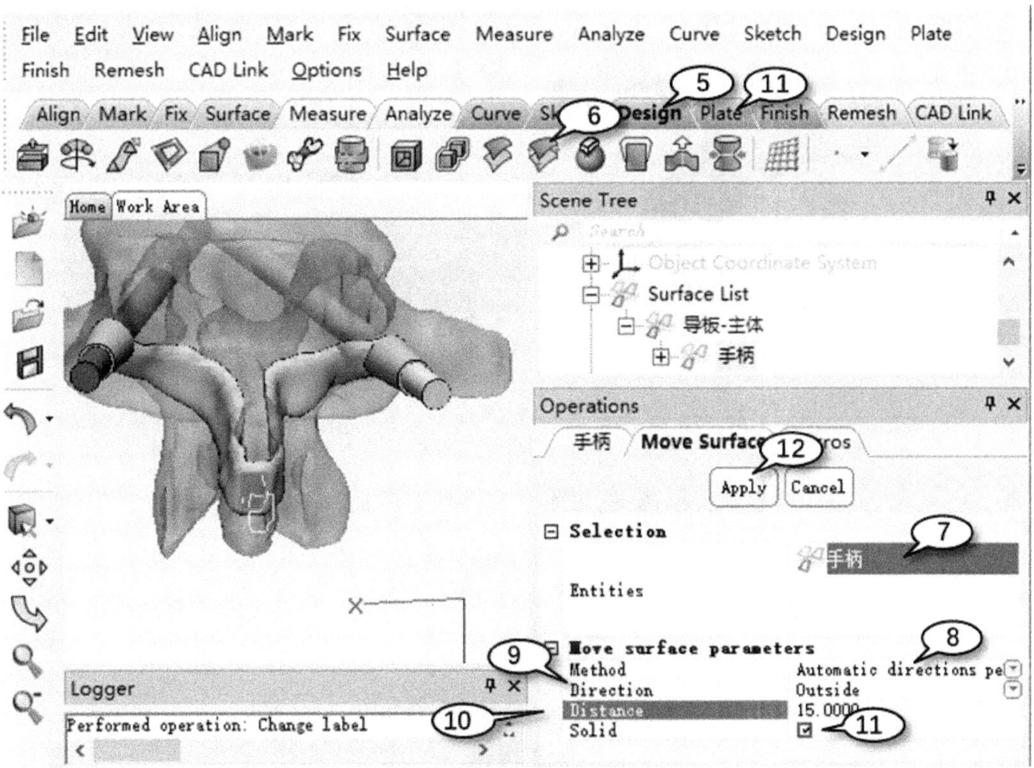

图 4.7.2-18 手柄的创建

（13）在导航栏中选择【Design】，进入设计模块。

（14）选择【Boolean Union】，启动布尔并集工具。

（15）在【Entities】中填入“5. 导板的整体构建”中构建的导板零件与第（12）步

骤中创建的手柄零件。

（16）点击【Apply】，生成带手柄的椎弓根钉置钉导板，导板形态如图 4.7.2-20 所示。

提示

手柄设计可以方便术者固定导板位置，保证导板紧密贴合，防止因导板滑动导致置钉出现偏差。椎弓根钉的安全区非常小，螺钉偏差容易出现灾难性后果，当术中发现导板与骨面无法贴合紧密或在置钉时发现导板滑动，要立即放弃使用导板。

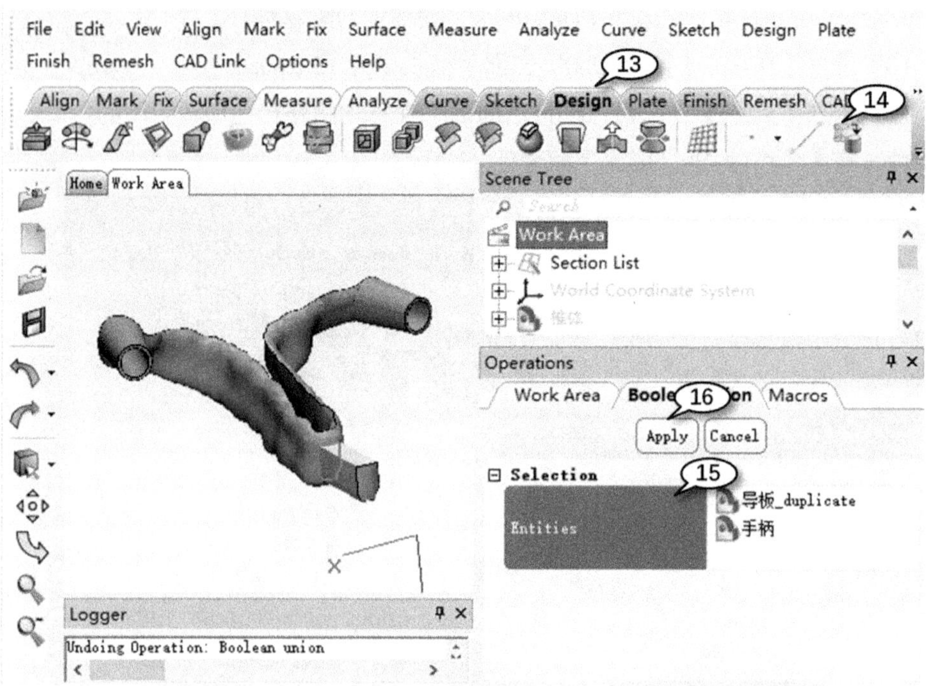

图 4.7.2-19 运用布尔加法组合导板与手柄

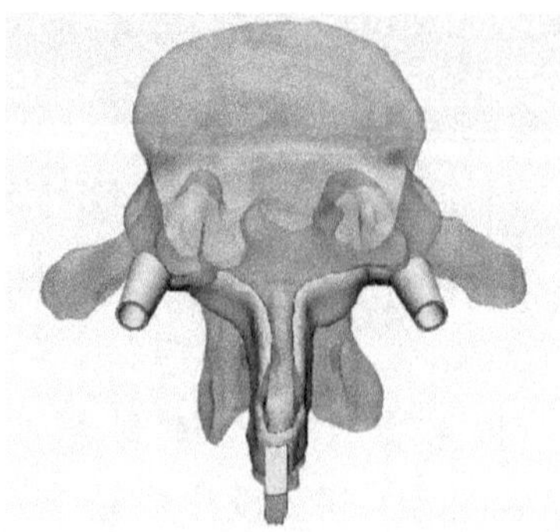

图 4.7.2-20 带手柄椎弓根钉置钉导板

4.8 个性化髋臼假体设计（Triflange Cup）

4.8.1 相关背景

人工全髋术后假体松动、骨溶解或多次翻修手术后会形成骨缺损，因而在髋关节翻修手术中对于巨大骨缺损的处理是一个难题，如果髋臼缺损非常大，无法应用大臼杯、垫块、结构性植骨、打压植骨、Cage 或 Cup-Cage 等方法来解决，这时候就只能用髋臼翻修的终极手段——定制 Triflange Cup 来解决。Triflange Cup 对手术者有很高的要求，要求术者熟悉髋部和骨盆的解剖学、髋臼骨折和骨盆骨折内固定技术、各种髋关节翻修技术、髋关节生物力学知识，了解 3D 打印和定制假体的流程等。由于病例较少，对医生的要求高，因此在国际上能够独立完成该手术的医生较少。

适应证：多数 AAOS III 型缺损或全部骨盆不连续（AAOS IV 型），Paprosky III A 或 III B 缺损，骨盆放射性骨坏死。

Triflange Cup 不要求假体与宿主骨接触面积 50% 以上，臼杯可以与宿主骨没有接触，只要患者有部分髂骨、坐骨残留即可进行手术其通过 3 个侧翼分别固定在髂骨、坐骨和耻骨上达到稳定。早期靠螺钉固定达到初始稳定，后期靠多孔表面或羟基磷灰石涂层实现骨长入，达到长期生物学固定的目的。孔隙结构构建常用 Lightweights（轻量化）模块实现，不在本章介绍。下面简要介绍 Triflange Cup 设计在 3-matic 中的实现方法。

提示

假体的 CT 金属伪影将给骨盆三维在 Mimics 中的重建带来巨大困难，金属伪影消除软件（metal artifacts reduction software，MARS）是搭载于宝石能谱 CT 上的特有重建软件，可以减轻伪影对周围组织的干扰。具备条件的医院可以选择 MRAS 软件进行初步处理。

4.8.2 3-matic 中髋臼杯设计（Triflange Cup）过程

1. 运行 3-matic

程序→【3-matic Medical】，进入 3-matic 平台。

2. 导入文件

步骤操作如图 4.8.2-1 所示。

（1）导航栏中选【File】，在快捷菜单中选中【Import Part】，将已备好的股骨 STL

格式文件导入 3-matic，包括髋骨、股骨、锁定螺钉。

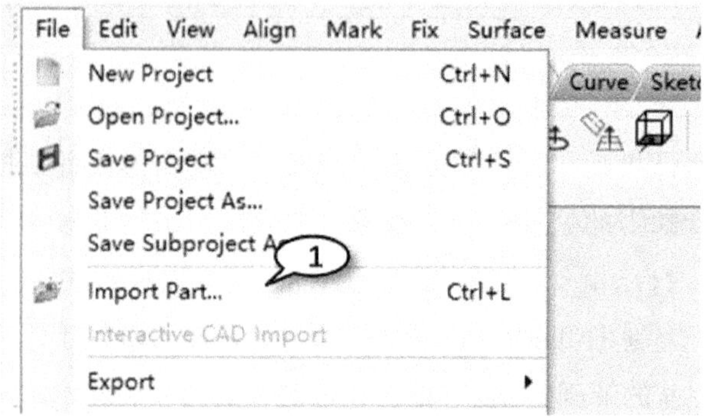

图 4.8.2-1 导入文件

3. 臼杯的构建

步骤操作如图 4.8.2-2~4.8.2-6 所示。

（1）在导航栏中点击【Analyze】，进入分析模块。

（2）点击【Create Analytical Sphere】，启动球分析体创建工具。

（3）在“Operation”页中【Method】内中选择【4 Points】。

（4）在“Work Area”中用鼠标左键于股骨头上均匀选 4 个点。

（5）点击【Apply】，生成股骨头相拟合的球形分析体，检查否能够以良好的拟合股骨头，若出入较大，则返回第（3）步，重新选择 4 个点。

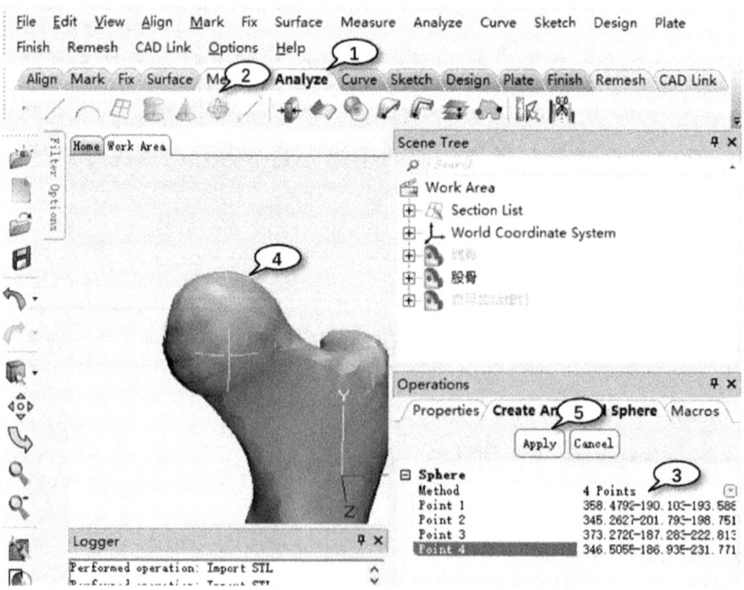

图 4.8.2-2 股骨头拟合分析体构建

（6）在导航栏中点击【Design】，进入设计模块，点击【Convert Analytical Primitive to Part】，启动转换分析体为实体工具。

（7）点击“Operations”中的【Entities】，然后选中第（5）步骤中构建的球形分析体【Sphere】。

（8）点击【Apply】，将分析体转化为实体。

（9）指示部分为得到的实体。

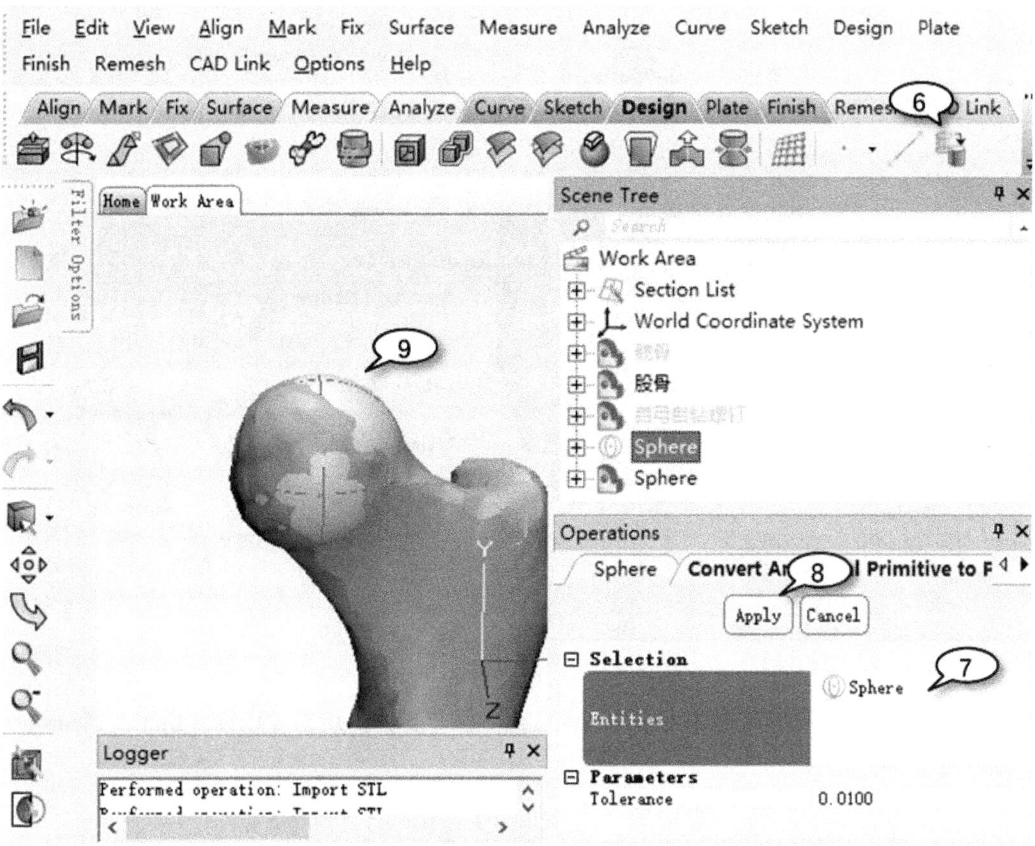

图 4.8.2-3 股骨头拟合实体构建

（10）在导航栏中点击【Design】，进入设计模块，点击工具箱中的【Hollow】，启动空心工具。

（11）在“Operations”中【Entities】内填入第（8）步骤生成的球形实体【Sphere】。

（12）在“Reduce parameters”中展开【Hollow type】，选择【Outside】，使球体向外膨胀。

（13）设置【Distance】=“3”，即定义臼杯壁的厚度为 3.0 mm。

（14）点击【Apply】，得到球形壳体。

（15）标记部分为得到的球形壳体。

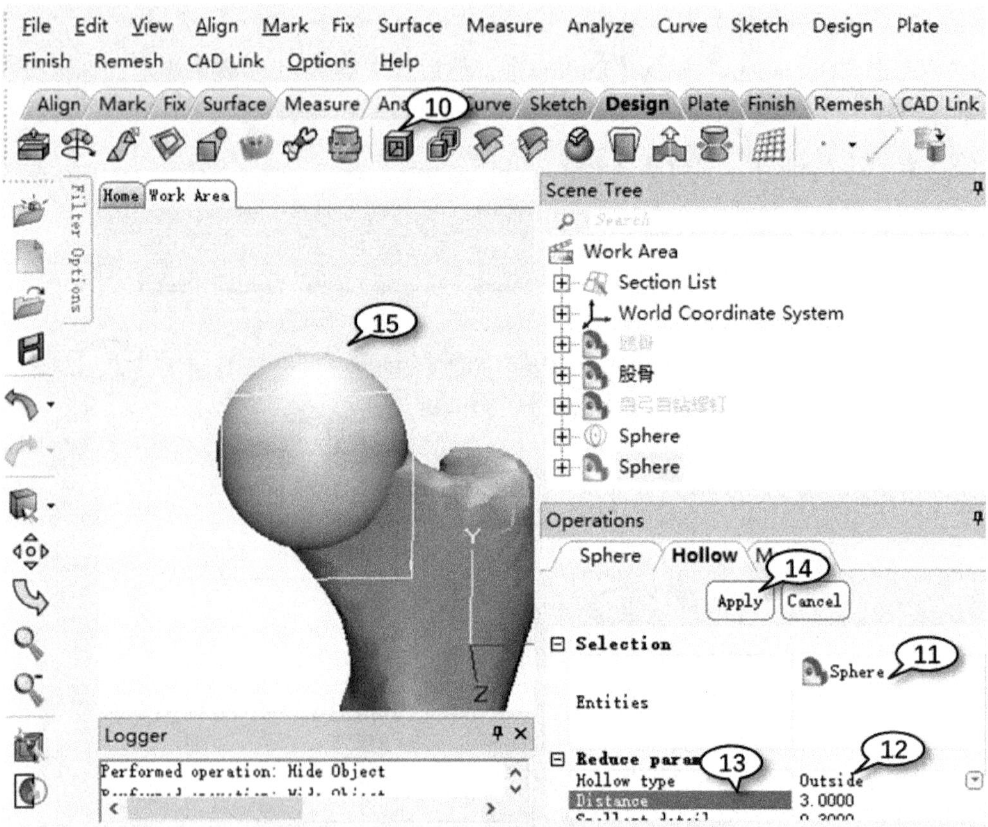

图 4.8.2-4 臼杯外壁的构建

（16）在导航栏中点击【Analyze】，进入分析模块，点击【Create Datum Plane】，启动基准面创建工具。

（17）在“Operations”页中展开【Method】，选择【3 Points】。

（18）在“Work Area”中于髋臼边缘上均匀选 3 个点。

（19）点击【Apply】，生成基准面。

提示

临床中使用的 Triflange Cup 臼杯厚度通常为 5~6mm，臼杯的大小对植入后的稳定性存在影响，大的直径可以提供更好的稳定性，缺点是植入困难，需要去掉过多的宿主骨，植入时容易损伤臀上神经和外展肌。

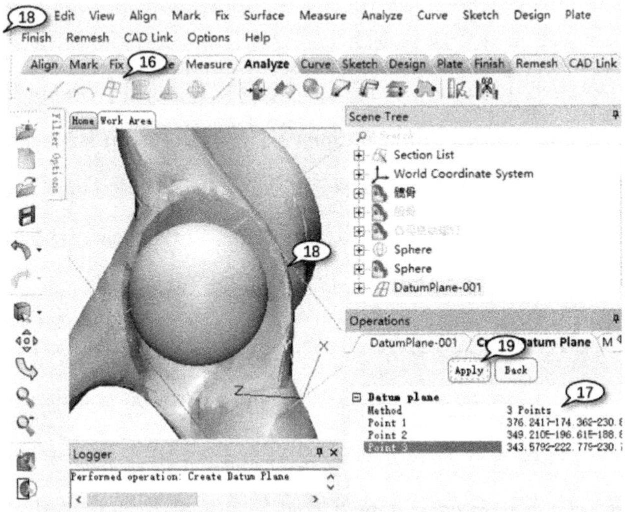

图 4.8.2-5 臼杯切割平面构建

（20）在“Scene Tree”中用右键点击股骨，选择【Hide】隐藏股骨，在导航栏中点击【Design】，进入设计模块，点击【Cut】，启动切割工具进行球形壳体的切割。

（21）在“Operations”页中【Entities】内填入（15）步骤中生成的球体【Sphere】，此处填入为被切割的零件。

（22）在【Cutting entities】内填入（19）步骤中创建的基准面【DatumPlan-001】。

（23）点击【Apply】，将球体剖开。

（24）隐藏不需要的一半球体【Sphere-2】，得到髋臼假体。

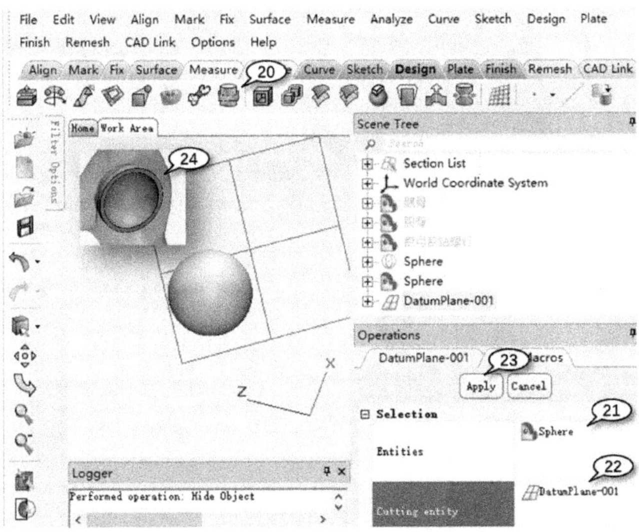

图 4.8.2-6 臼杯半球构建

4. 坐骨和耻骨侧臼杯翼构建

步骤操作如图 4.8.2-7 至 4.8.2-14 所示。

（1）在导航栏中点击【Curve】，进入曲线模块，点击【Create Curve】，启动曲线创建工具。在“Operations”页中【Split options】内框选【Split surfaces】选项。

（2）在“Work Area”中用鼠标左键点选髋臼外缘，环绕 1 周形成封闭的曲线。

（3）点击【Apply】，将髋臼内壁的面选中，在“Work Area”中左键点击髋臼内侧壁，选中髋臼内壁面，通过键盘执行【Delete】操作，删除髋臼内壁。

提示

本书是在正常 CT 模型中进行演示的，临床工作中需要根据旋转中心位置，骨缺损情况，外展角、前倾角等参数综合考虑来设计臼杯。旋转中心外移可导致髂骨侧的螺钉向外的应力增大，故应尽量在原解剖位置，或稍向内重建旋转中心。

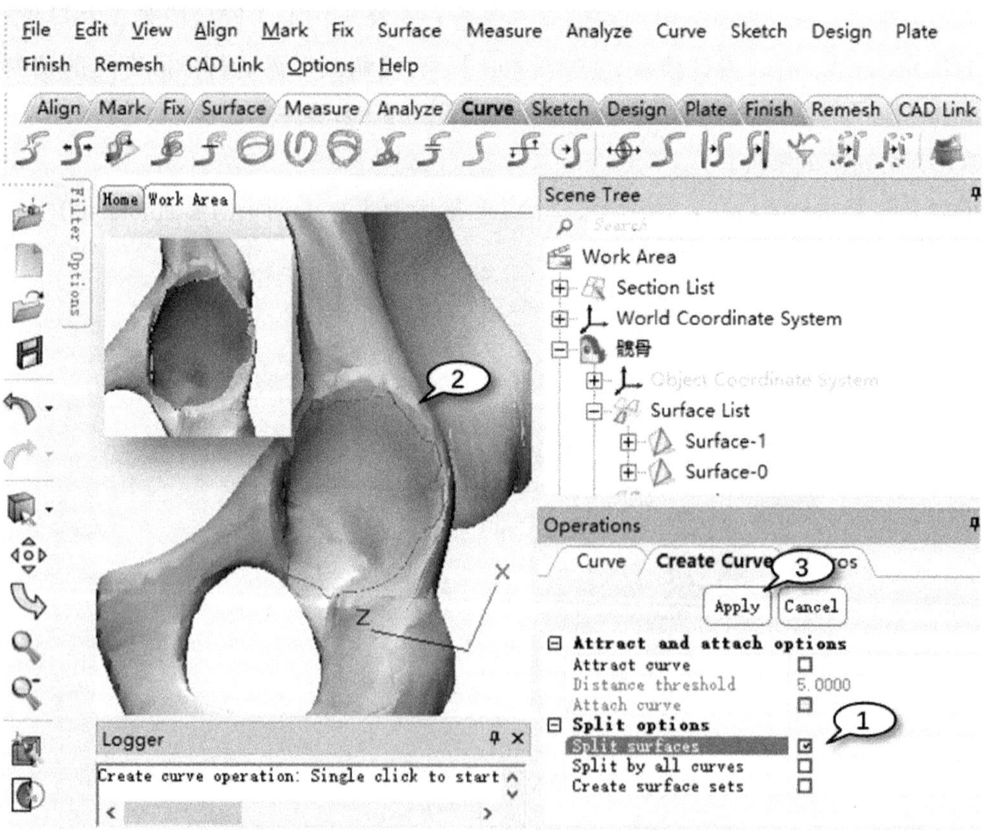

图 4.8.2-7 髋臼内壁面的删除

（4）在导航栏中点击【Design】，进设计模块，点击【Surface Construction】，启动面重建工具，对髋臼处面缺损进行重建。

（5）在“Operation”页中选中【Entities】。

（6）在“Work Area”中用鼠标左键点击第（3）步骤创建髋臼外缘上的封闭线。

（7）在弹出的快捷菜单中选择【Curve】。

（8）点击【Apply】，填补缺损面。

（9）指示部分为生成的填补后的髋臼。

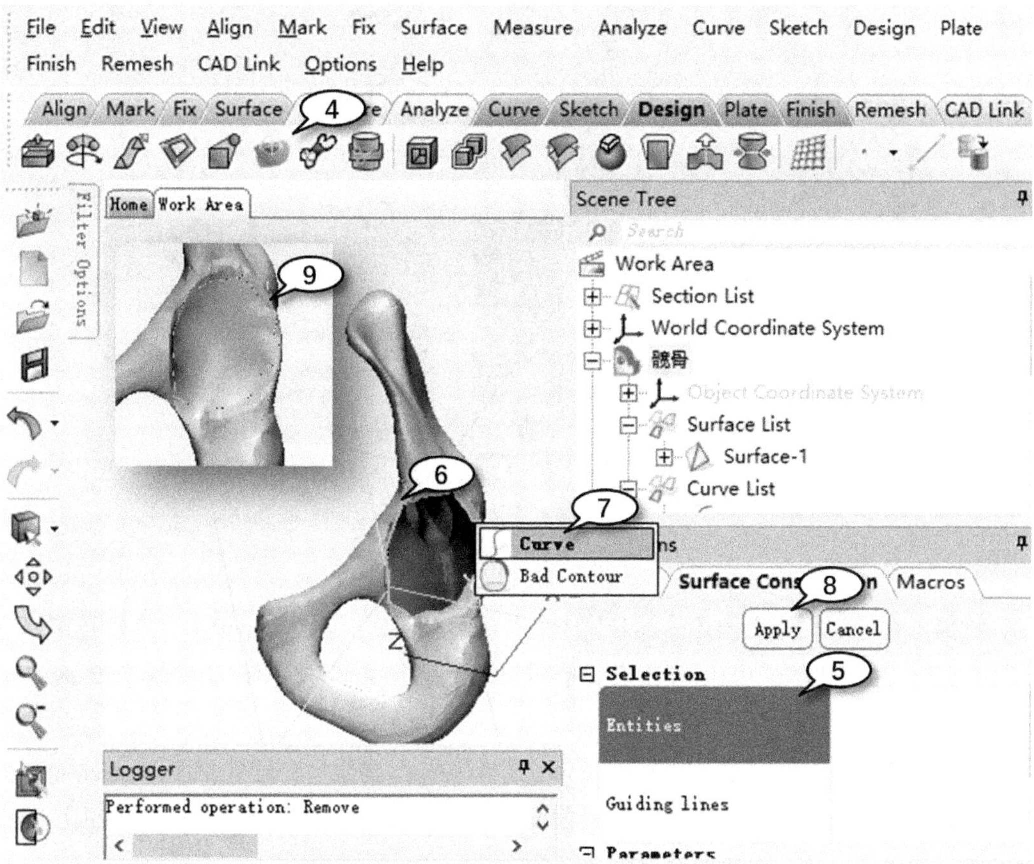

图 4.8.2-8 髋臼内壁的填充

（10）在导航栏中点击【Sketch】，进入草图模块，点击【New Sketch】，启动草图创建工具。

（11）展开“Operation”页中的【Method】，选择【Fit plane】，通过拟合平面创建草图。

（12）在“Work Area”中点选髋臼杯的截面，在快捷菜单中选择【Surface】。

（13）点击【Apply】，生成草图平面。

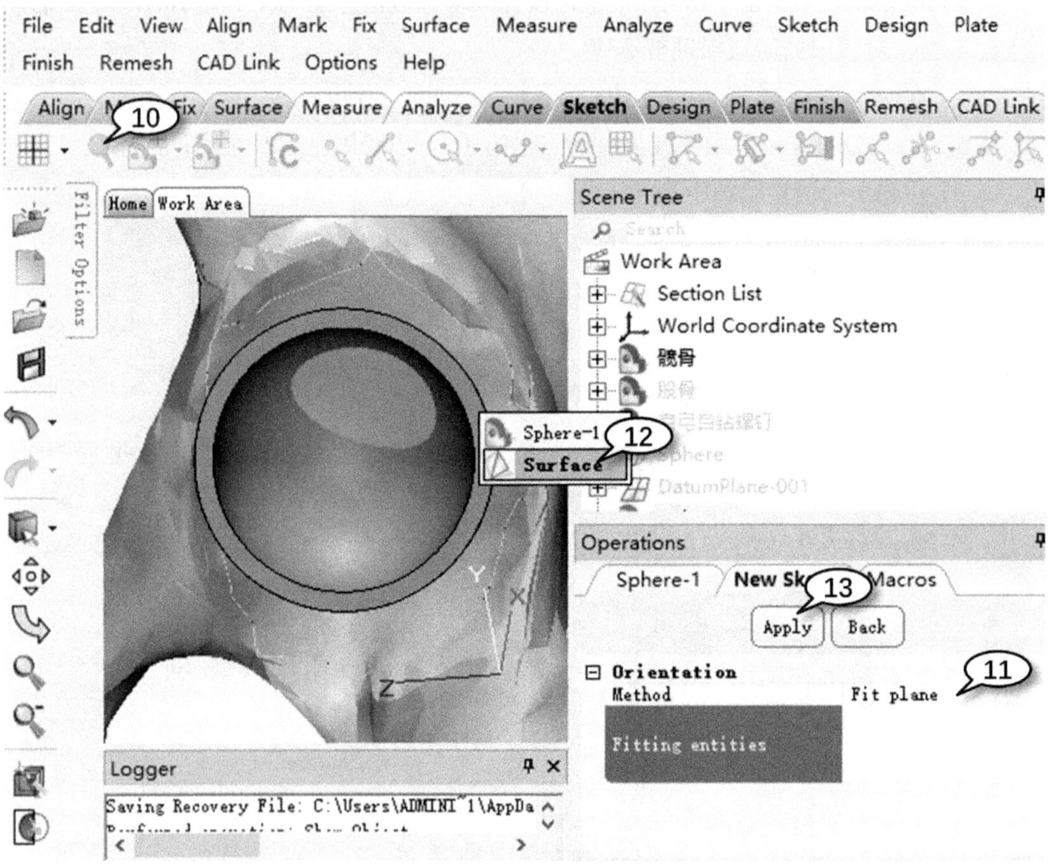

图 4.8.2-9 草图的创建

（14）在导航栏中点击【Sketch】，进入草图模块，点击【Import】，启动草图输入工具，将髋骨的轮廓线与髋臼杯投影到草图上，将投影线作为在草图中绘制 Triflange Cup 法兰的参照线。

（15）在“Operations”页中的【Sketcher】选择第（14）步骤所创建的草图【Sketch-001】。

（16）在【Projection】内选择髋臼截面的内外侧边，在“Work Area”中分别用鼠标点选髋臼截面内外边，在快捷菜单中选择【Contour】。

（17）在【Outline】中选择髋骨，即将髋骨的轮廓线垂直投影到草图上。

（18）点击【Apply】，在草图上生成相应参考线。

提示

臼杯翼的位置选择应当通过与手术组医师沟通后确定，主要需要满足下列要求：①手术入路能够较好地显露翼覆盖的骨面。②翼覆盖的骨面应该提供相对较厚的骨质，方便拧入螺钉。

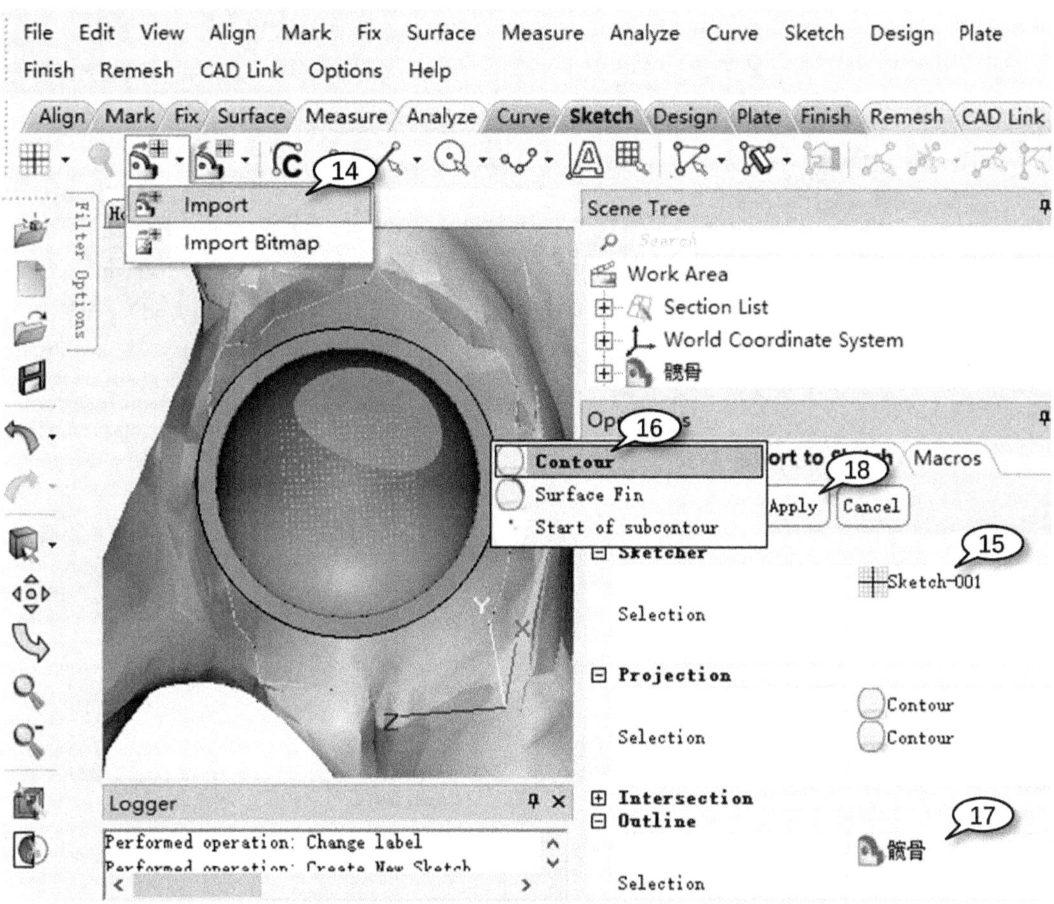

图 4.8.2-10 臼杯及髋骨在草图上的投影线构建

（19）在“Work Area”中观察患者髋臼翼的理想附着位置，然后点击【Sketch-001】，进入草图工作界面。

（20）在导航栏中点击【Sketch】，进入草图模块，点击【Create Line】，启动线创建工具。在草图工作区根据在“Work Area”中观察到的合适位置绘制臼杯耻骨与坐骨侧翼的投影线，注意观察“Work Area”中的草图内图形与髋骨的相对位置，确认投影线垂直投影后不超过髋骨边缘。

（21）通过线约束工具确定线的长度，线与线之间的垂直、平行关系，按住【Ctrl】键的同时选中两条线，然后在约束工具中选择⊥，则两线垂直；选择∥则两线平行；选择⤢可定义线的长度。

（22）在草图模块中选择【Create Circle】，启动圆创建工具，在快捷菜单中选择【Circle Arc（3 Points）】，通过 3 点确定圆弧，点击矩形远端边的两端，再选择另一合适的点构建弧形的臼杯翼外侧边。

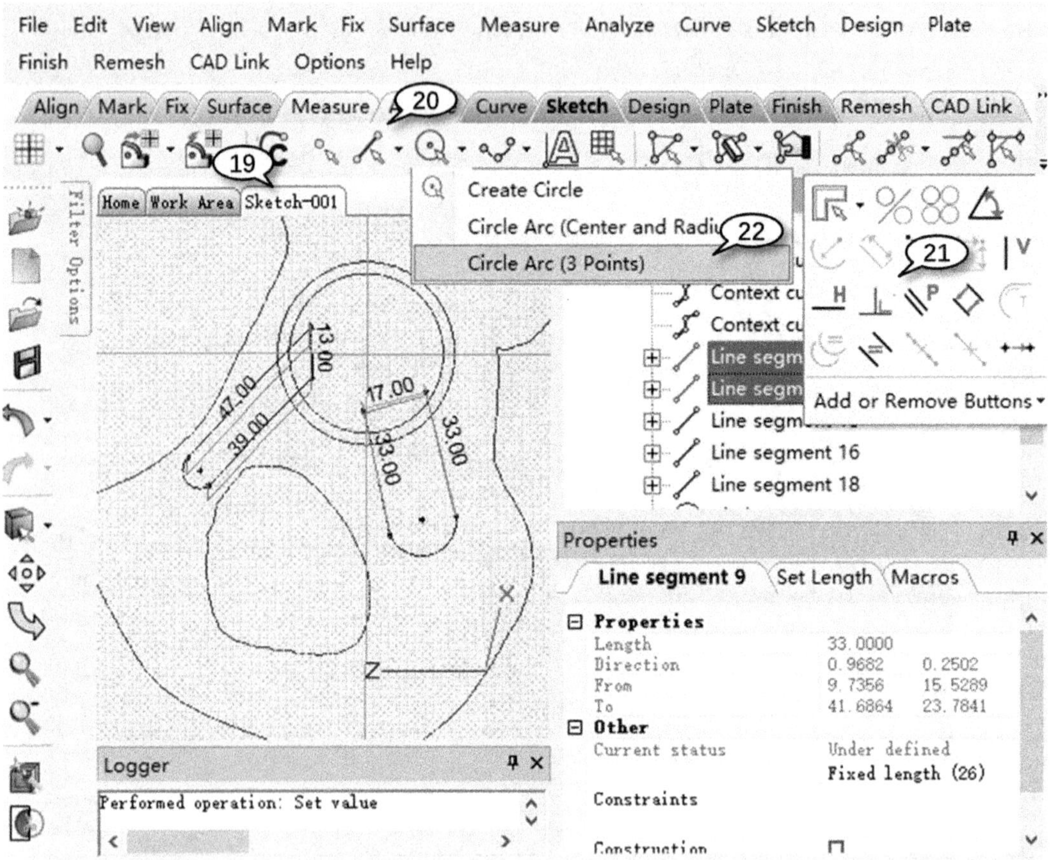

图 4.8.2-11 法兰在草图上的投影线构建

（23）在“Work Area”中检查所作髋臼翼投影线是否与髋骨重合，若出现重合，则我们所作的髋臼翼投影线无法投影到髋骨上。这时我们需要使用【Align】中的【Interactive Translate】工具对草图进行平移，此处需要沿草图法线远离髋骨，因此应在“Operations”页中的【Coordinate system】内选择【Object coordinate system】，然后选择合适的方向移动草图。

（24）点击导航栏中的【Curve】，进入曲线模块，选择【Project Curve】，启动投影曲线工具，在“Oprerations”页中【Entities】内中填入【Sketch-001】。

（25）在“Oprerations”页中【Target entities】内填入髋骨。

（26）“Project Parameters”中的【Direction】定义方法如下，先选中【Direction】，接着在“Scene Tree”中展开【Sketch-001】左边的，然后展开“Object Coordinate System”，选中“Z-axis”，接着观察“Work Area”中的黄色投影箭头是否朝向髋骨，若方向相反，点击【Direction】坐标右侧的，检查无误后点击【Apply】，生成髋骨上的臼杯翼投影线。

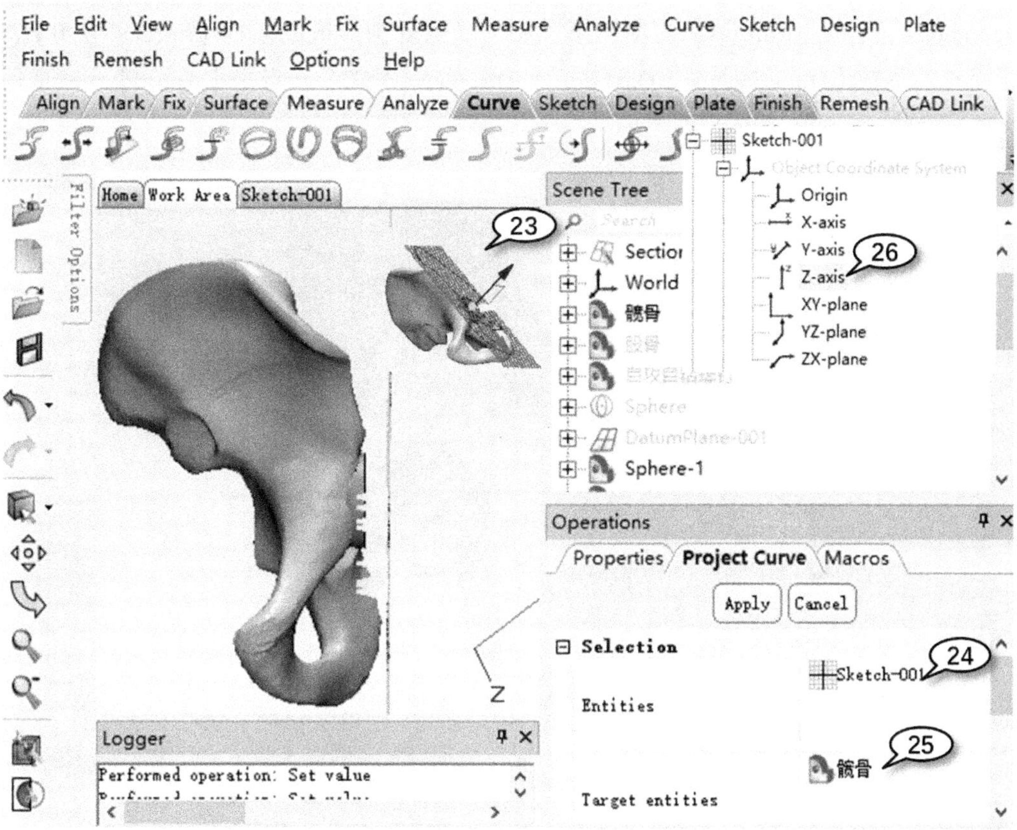

图 4.8.2-12 设置投影参数

提示

法兰（Flange），又叫法兰凸缘盘或突缘，法兰是轴与轴之间相互连接的零件，用于管端之间的连接；也有用在设备进出口上的法兰，用于 2 个设备之间的连接，如减速机法兰。法兰连接或法兰接头，是指由法兰、垫片及螺栓三者相互连接作为 1 组组合密封结构的可拆连接。

（27）在“Scene Tree”中展开髋骨，接着在“Surface List”中找到投影形成的 4 个面（因为在髋臼构建过程中在髋臼内壁构建了 1 封闭圆线，因此 2 个封闭线投影被分成了 4 个面），按键盘【Ctrl】键同时选中 4 个面，点击鼠标右键，在快捷菜单中选中【Merge】对 4 个面进行合并。

（28）选中合并形成的新面，点击鼠标右键，选择【Separate】→【Copy to Part】→【Create New】，将选中的面复制到新的面。

（29）在导航栏中选择【Disign】，在设计模块中点击【Move Surface】，接着在“Operations”中的【Entities】内填入第（30）步骤复制形成的新面【Surface-1-0】，设置面移动参数【Direction】=“Outside”；Distance=“5.0”。点击【Apply】，生成厚度为5mm的臼杯坐骨、耻骨翼。

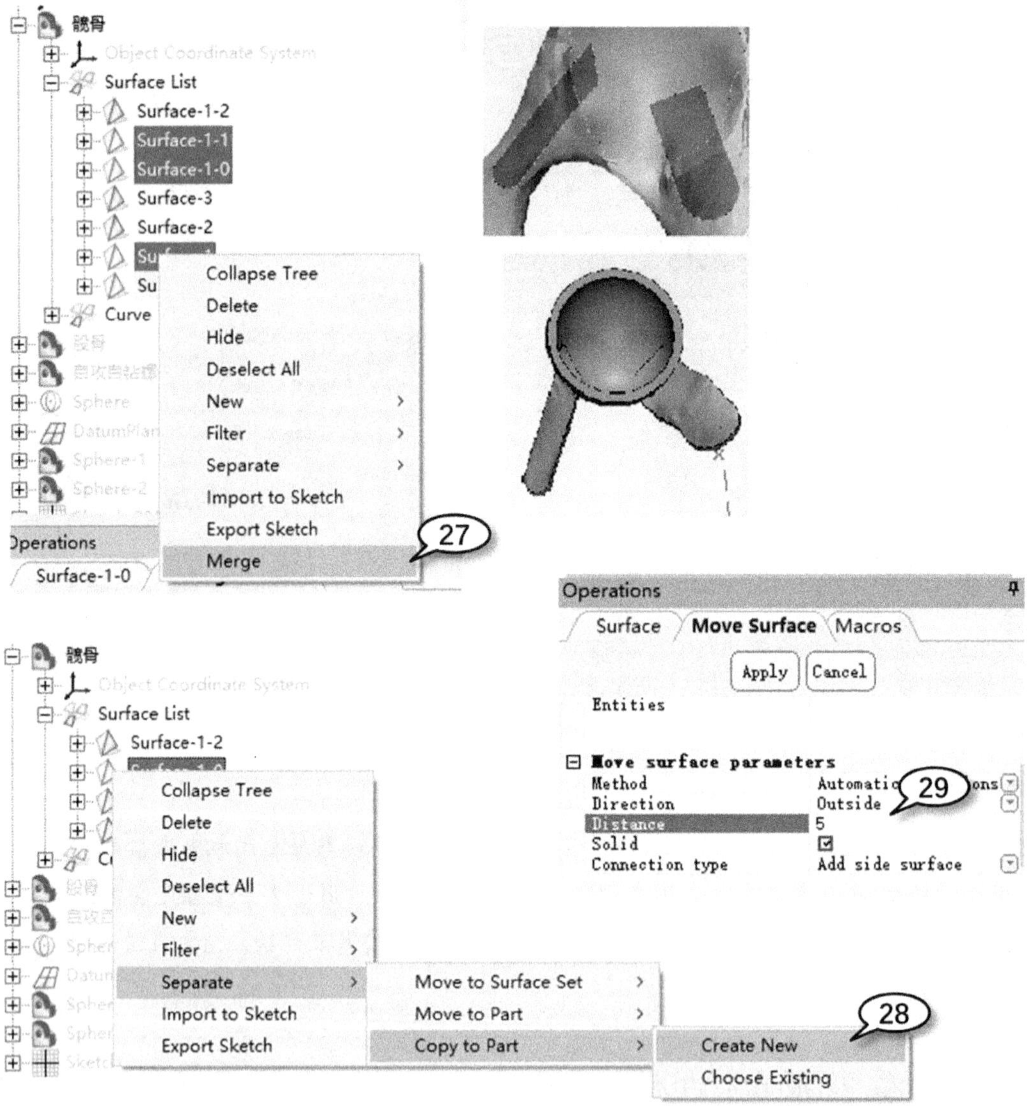

图 4.8.2-13 臼杯耻骨、坐骨侧法兰构建

（30）在导航栏中选择【Design】，进入设计模块，点击【Local Boolean】，启动局部布尔运算工具进行面与体的布尔运算。

（31）定义运算方法，在“Operations”页中【Entities 1】内填入臼杯外表面，选择方法：在“Work Area”中点击髋臼外表面，在弹出菜单中选择【Surface】；【Entities 2】

内填入第（31）步骤创建的坐骨、耻骨翼零件。

（32）设置布尔运算参数【Method】=“Union”，进行布尔交集运算。

（33）点击【Apply】，得到包含髂骨翼、耻骨翼的臼杯。

提示

在 3-matic 中所有的面都分为正面和反面，默认为不同颜色，用户可以在“Property”中进行定义。

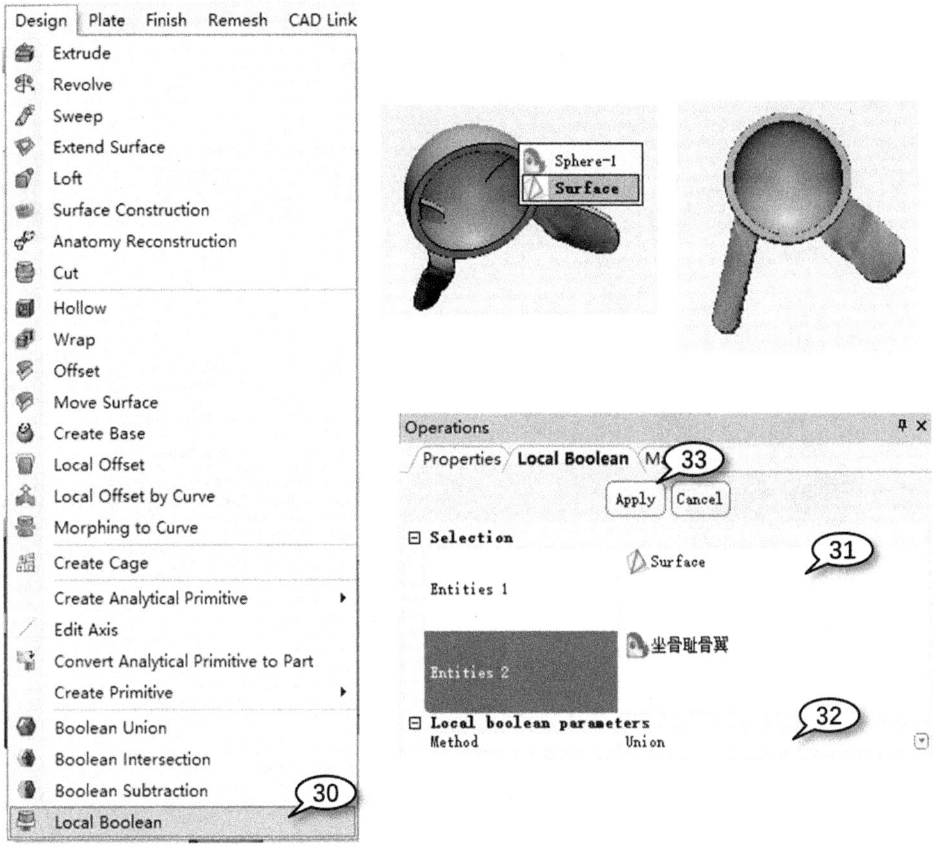

图 4.8.2-14 臼杯与耻骨、坐骨侧法兰融合

5. 髂骨侧臼杯翼构建

步骤操作如图 4.8.2-15 所示。

（1）髂骨面几乎与耻骨、坐骨所在平面垂直，与耻骨、髂骨接近平行的草图难以通过【Export】工具将其内几何结构完整的投影到在髂骨表面，可调整投影草图的空间位置，

使草图内绘制的几何结构能够完整投影到髂骨上，或使用【Sketch Folding】工具将草图中几何内容沿投影对象曲面弯曲后导出到零件上，前者创建髂骨侧法兰需新建草图，并通过【Align】模块中的平移、旋转工具将草图移动到合适位置。

（2）臼杯髂骨翼创建的操作方法与耻骨翼、坐骨翼相同，构建方法参考“4. 坐骨和耻骨侧臼杯翼构建”，此部分略，图为三翼假体的外形。

提示

髂骨翼在三翼中面积最大，是主要的承受力的位置，必要时可以设计支嵴。距离坐骨大切迹 1cm 内是危险区，髂骨翼覆盖部尽量远离坐骨大切记，避免损伤臀上血管和神经。

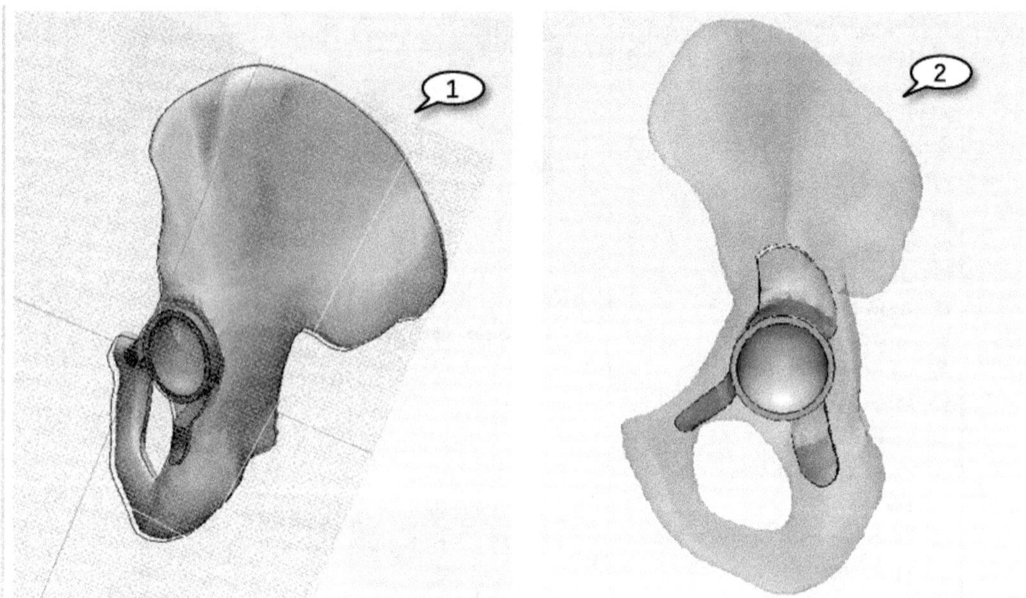

图 4.8.2-15 臼杯髂骨侧法兰构建

6. 钉孔的构建

步骤操作如图 4.8.2-16~4.8.2-18 所示。

（1）根据手术需求设置合适数量的锁定螺钉，右键在“Scene Tree”中点击导入的锁定螺钉，在弹出快捷菜单中选中【Duplicate】，复制螺钉。重复此操作，直到螺钉数量充足。

（2）在【Align】模块中选择【Interactive Translate】工具，将螺钉移动到合适的位置。

（3）通过【Align】模块中的【Interactive Rotate】工具调整螺钉方向。

提示

髂骨翼通常设计 2~4 排螺钉，每排 2~5 个孔，最下排尽量靠近残留的完好的髂骨边缘，如果残留的髂骨很少，螺钉可以固定在骶骨甚至腰椎上。本例采用 2 排 6 孔设计。

坐骨翼容易与股骨假体产生撞击，因此必要时可以去除一些坐骨骨量。骨质疏松患者可在螺钉孔内注入骨水泥，坐骨处可以容纳 3~6 枚螺钉，也可以使用钢缆环绕，本例采用 2 孔。耻骨翼最小，起支撑抗内旋作用，可以设计 1 孔或不设计孔，本例设计为 1 孔。

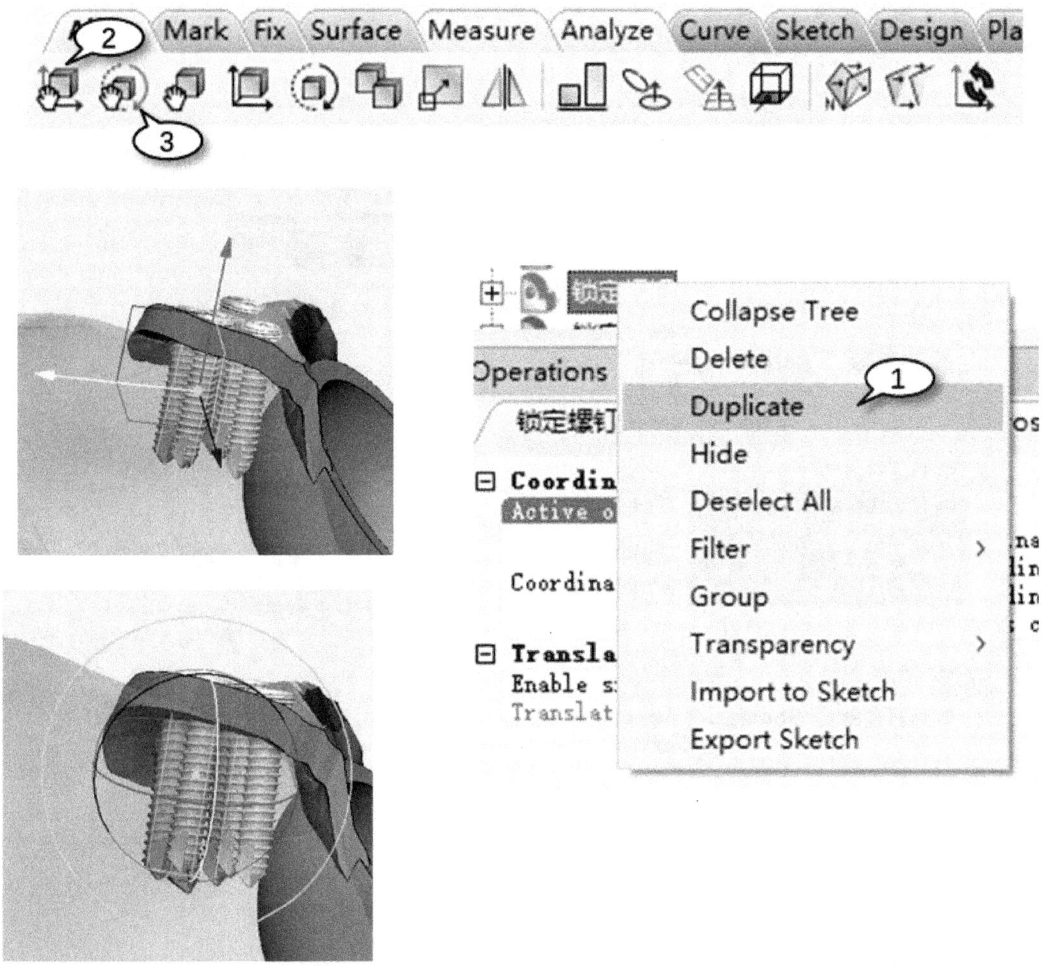

图 4.8.2-16 锁定螺钉位置方位调整

（4）在【Design】模块中选择【Boolean Union】工具，对调整好方向的所有螺钉进行布尔交集运算。

（5）在“Operations”页中的【Entities】内填入第（3）步骤中调整好位置的锁定螺钉。

（6）点击【Apply】，生成包含所有螺钉的组合体。

（7）在【Design】模块中选择【Boolean Subtraction】工具，使用构建好的三翼假体减去螺钉组合体构建螺钉孔道。

（8）在“Operations”页中的【Entities】内填入髋臼假体，在【Subtraction entities】中填入第（6）步骤中生成锁定钉组合体。

（9）点击【Apply】，生成锁定钉孔道。

提示

锁定金属螺钉通过锁定金属接骨板与人体骨骼连接，螺钉被锁扣于接骨板，使螺钉与接骨板成为1个牢固的整体，起到成角和轴向的稳定作用，依靠可以防止松动的稳定性来取得可靠的效果。

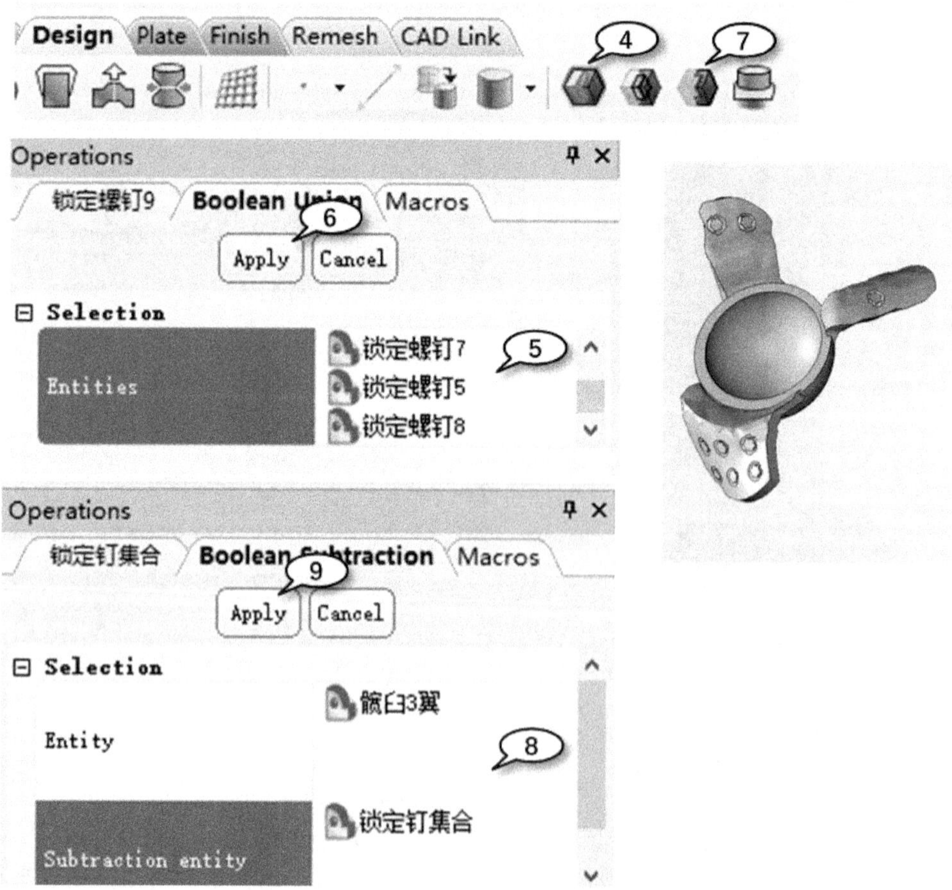

图 4.8.2-17 螺钉孔道构建

（10）在导航栏中选择【Mark】，进入标记模块。

（11）点击【Mark Shell】，启动壳标记工具。

（12）在“Work Area”中标记布尔运算残留下的游离部分，按键盘 Delete 键，生成带有锁定螺钉孔道的 Triflange Cup 假体。

（13）指示部分为最终的 Triflange Cup 假体。

提示

设计螺钉孔位置时螺钉的方向应该朝向可以用到最长螺钉的部位，临床中髂骨翼和坐骨翼均需设计 1 个非锁定螺钉孔，其余为锁定螺钉孔，手术中先拧入非锁定加压螺钉使假体与骨紧密接触，然后拧入锁定螺钉。

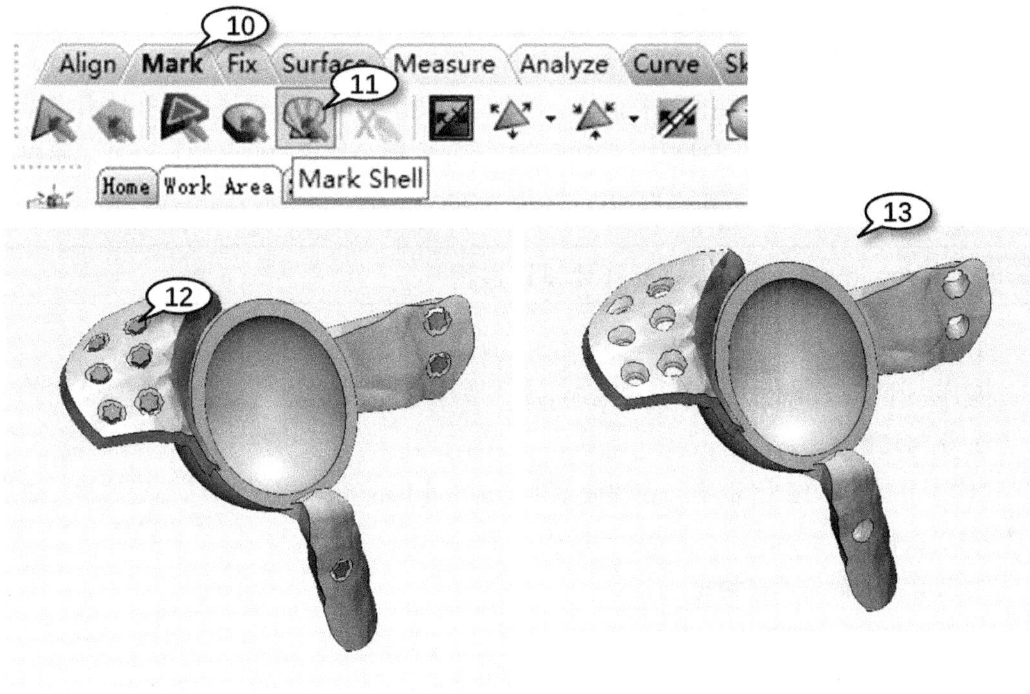

图 4.8.2-18 螺钉孔道修饰

4.9 颅骨缺损修补补片设计

4.9.1 相关背景

颅骨修补术是对缺损颅骨进行修补的一种常见的脑外科手术。造成颅骨缺损的原因有颅脑外伤、脑部手术去除骨瓣、颅骨良性肿瘤或类肿瘤切除、颅骨慢性骨髓炎等。颅骨修补能够保持颅骨的密闭性，保持生理性颅内压稳定，减轻颅骨缺损综合征。常规的颅骨修补手术是医生根据病人颅骨缺损部位的大小和形状手工修剪钛网进行一期修补，但手工塑形误差大，制作的修复假体个体匹配性差、精度低，不能满足修复后美观、舒适的要求。颅骨修补也可进行二期计算机辅助三维塑形钛网修补，该方法能使个体适配性和外观得到大幅改善，但二次手术带来了二次创伤和费用的增加。当颅骨缺损发生在额面部时，由于该区域曲面多、线条复杂，计算机辅助三维塑形也无法满足个体适配性和外观美容的要求。纯钛及钛合金材料制成的假体在影像下存在伪影，遮挡了手术区域，会影响临床对后续病情的判断和诊疗，尤其是对脑出血、脑肿瘤、脑血管病变等疾病患者，可能会造成病情延误。

颅骨缺损不仅会影响患者的生存质量，更会带来许多不可预见的危险。如以往的钛网修补方式因金属导热特性，患者术后时常感到头部“冷热不均”，而且其机械性刺激和头皮血供不足，往往容易导致炎症、血肿、感染和钛板外露等问题。3D 打印技术的兴起让完美修补颅骨缺损成为可能，通过 3D 打印机可将聚醚醚酮制成个性化的、与患者颅骨完美匹配嵌合的颅骨缺损修补假体，这种基于 3D 打印的颅骨缺损修补技术将提高假体制造的精度和效率，同时减少术中风险，真正实现个性化的颅骨缺损修补，使神经外科和口腔颌面外科的医疗水平向前迈进了一大步。

4.9.2 3-matic 中颅骨缺损修补补片设计过程

1. 运行 3matic

程序→【3-matic Medical】，进入 3-matic 平台。

2. 导入文件

（1）导航栏中选【File】，在快捷菜单中选中【Import Part】，将已备好的颅骨缺损 STL 格式文件导入 3-matic。

3. 颅骨缺损的轮廓线构建

步骤操作如图 4.9.2-1~4.9.2-3 所示。

（1）在导航栏中点击【Curve】，进入曲线模块。

（2）点击【Create Curve】，启动曲线创建工具。

（3）在“Operations”页中框选【Attract curve】与【Attach curve】，使曲线附着于颅骨表面。

（4）在“Work Area”中进行缺损周围轮廓线构建。首先鼠标左键选择第一个曲线点，沿着缺损轮廓每间隔一段距离点击鼠标左键，绕缺损一周后回到曲线起点，轮廓线不能太接近骨缺损，因为补片的制作将使用轮廓所指示的表面的切向信息。

（5）点击【Apply】，生成曲线。

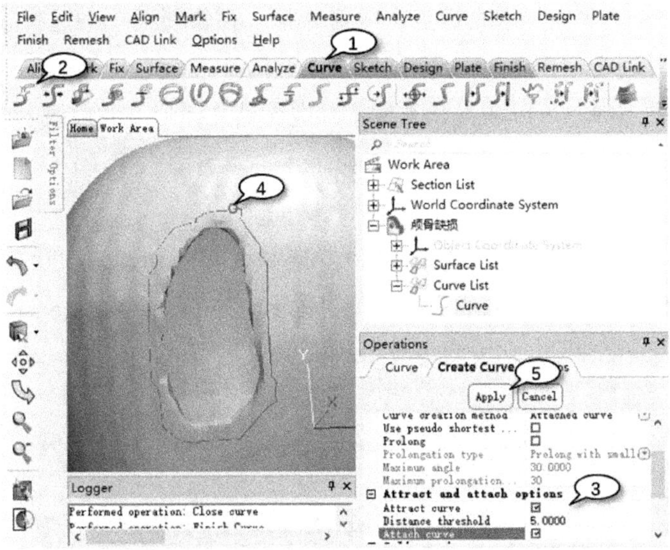

图 4.9.2-1 轮廓线的点选

（6）在【Curve】模块中选择【Smooth Curve】工具，该工具可使选定的曲线更平滑，根据平滑因子和其他一些参数对曲线进行平滑处理。

（7）在“Operation”页中【Entities】内填入第（5）步骤中创建的曲线。

（8）设置【Smoothing factor】=“0.7”，其代表平滑处理的强度，3-matic 中最大值为 1。

（9）设置【Number of iterations】=“10”，其代表平滑算法的重复次数。

（10）点击【Apply】，对曲线进行平滑处理。

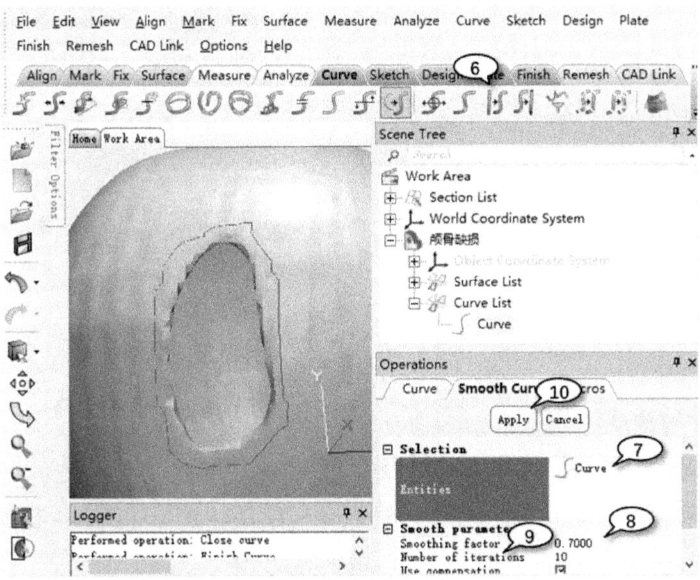

图 4.9.2-2 轮廓线的平滑处理

（11）在“Scene Tree”中右键点击颅骨缺损，在快捷菜单中选择【Duplicate】，创建颅骨缺损的零件副本，在【curve】模块中选择【Attract Curve】工具，该工具可以将曲线吸引到其所属的零件，可以获得紧靠颅骨并遵循其几何形态的曲线。

（12）在“Operations”页中选择【Entities】，然后填入第（10）步中创建的曲线，此处可填入的实体类型有 Curve、Curve Set、Sketch。

（13）选择【Target entity】，然后填入第（11）步中创建的颅骨缺损副本，在副本上进行曲线的投影，此处可填入的实体类型有 Part、Surface、Surface Set。

（14）点击【Apply】，完成曲线吸附的操作。

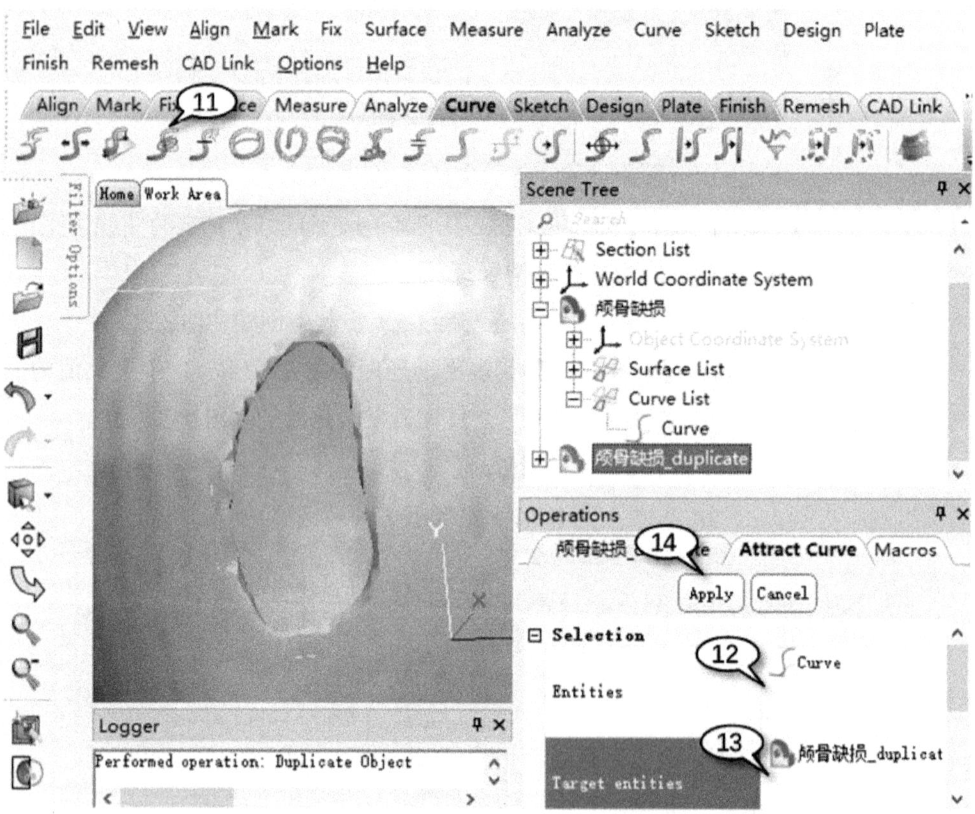

图 4.9.2-3 轮廓线的投影

4. 镜像颅骨的构建

步骤操作如图 4.9.2-4、图 4.9.2-5 所示。

（1）在导航栏中点击【Analyze】，进入分析模块，点击【Create Datum Plane】，启动基准面创建工具。

（2）在“Operations”页中展开【Method】，选择【Midplane】，该方法定义为创建

垂直于 2 点之间线段中点的面。

（3）在“Work Area”中鼠标左键点击眼眶外缘对称的 2 点。

（4）点击【Apply】，生成位于颅骨中间的基准面平面。

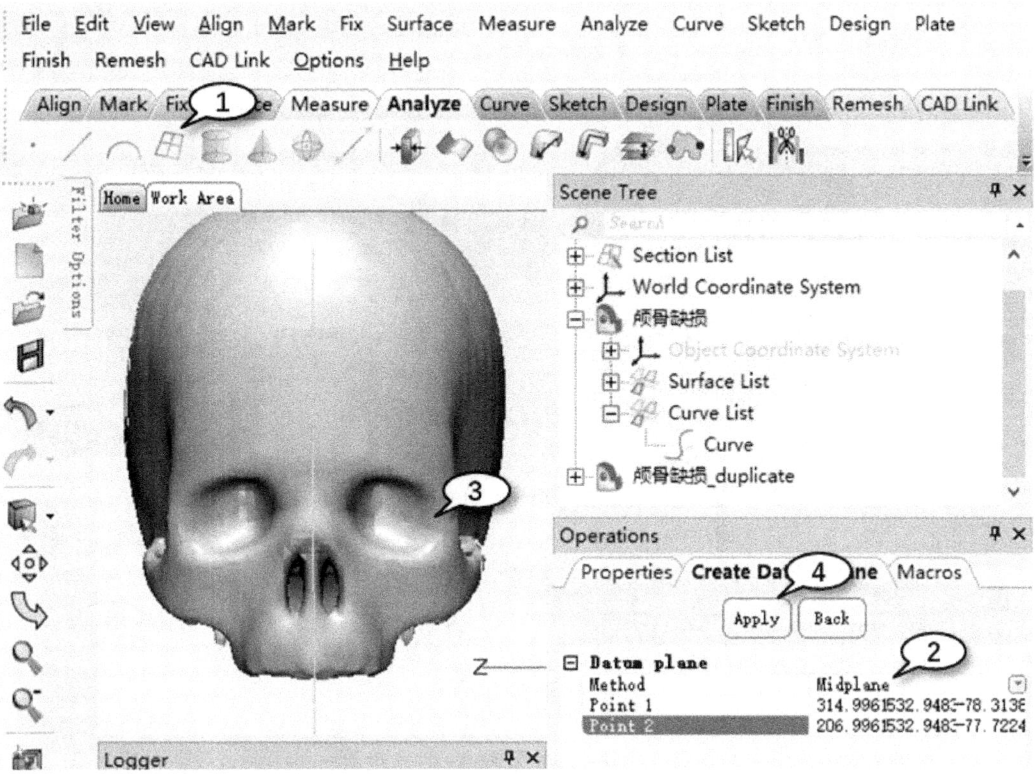

图 4.9.2-4 镜像平面的创建

（5）在导航栏中点击【Align】，进入校准模块，点击【Mirror】，启动镜像工具，此工具可以根据用于定义的镜像面对实体进行镜像操作。

（6）在“Operations”页中点击【Entities】，填入第（11）步中创建的颅骨缺损副本作为需要镜像的实体。此处可以填入实体的类型有 Part、 Point、 Line、 Datum Plane、 Arc、 Cylinder、 Sphere、 Point Cloud。

（7）在【Mirror plane】中填入（4）步骤中创建的基准面。

（8）框选【Mirror options】中的【Copy】，保留镜像的原始实体。

（9）点击【Apply】，生成镜像颅骨。

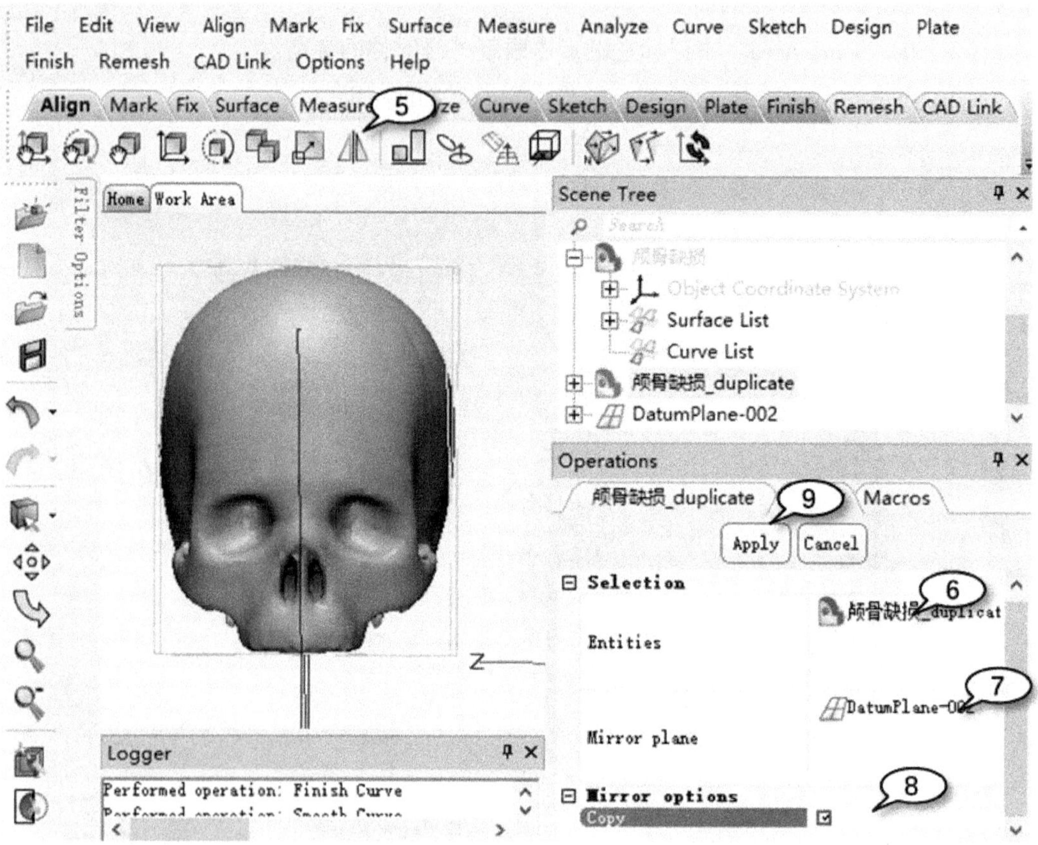

图 4.9.2-5 镜像操作参数设置

5. 引导线的创建

步骤操作如图 4.9.2-6~ 图 4.9.2-9 所示。

（1）在“Scene Tree”中右键点击颅骨实体，在快捷菜单中选择【Hide】，隐藏颅骨，在导航栏中点击【Align】，进入校准模块，点击【Interactive Rotate】，启动交互式旋转工具，对第（4）步骤中的创建的基准面进行旋转。

（2）在“Operations”页中展开【Coordinate system】，选择【Object coordinate system】，即根据旋转对象坐标系定位旋转坐标系。

（3）框选【Enable snapping】，设置【Angle step】=“90”，即旋转操作后只能旋转指定的角度倍数，例如 90°、180°、270°。

（4）在“Work Area”中旋转基准面，使其旋转 90° 至垂直于颅骨缺损平面。

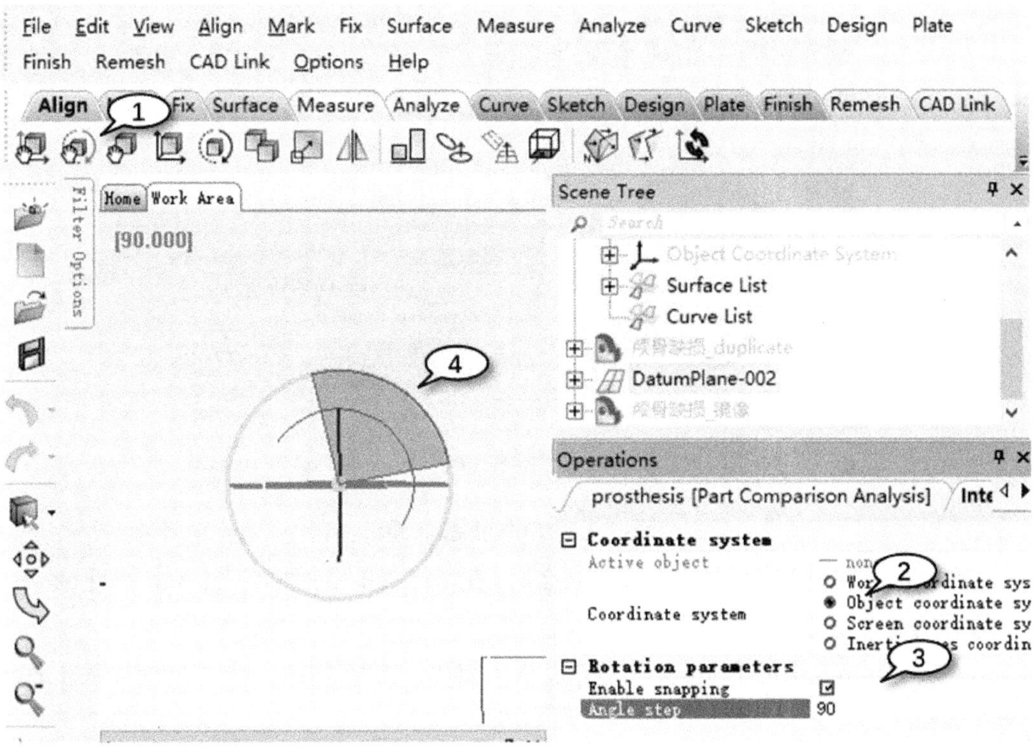

图 4.9.2-6 旋转基准面

（5）在导航栏中点击【Align】，进入校准模块，点击【Interactive Translate】，启动交互式平移工具，对第（4）步骤中的旋转后的基准面进行平移。【Interactive Translate】工具允许通过拖动零件将其移动到空间中的另一个位置。通过在“Work Area”中平移坐标系上进行拖动操作，可以实现沿轴平移，用户可在“Operations”页中选择的平移坐标系类型。

（6）在“Operations”页中的【Coordinate system】内选择【Object coordinate system】，即根据旋转对象坐标系作为平移坐标系。

（7）在“Scene Tree”中选择（4）步骤中旋转后的基准面，在“Work Area”中拖动鼠标，将基准面面移动到缺损中央的位置。

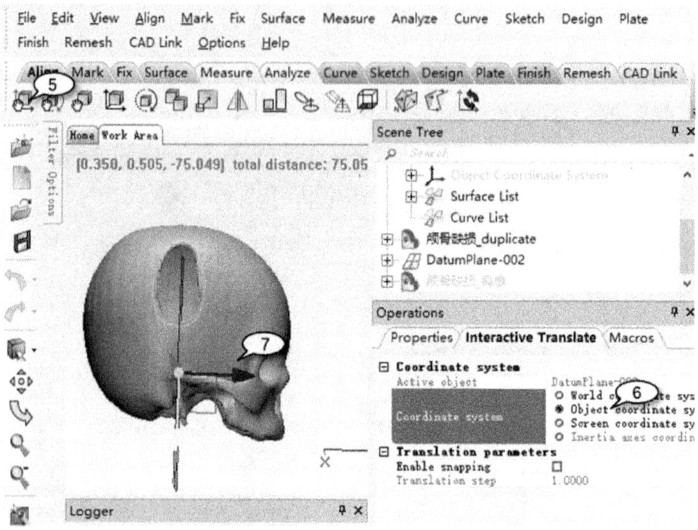

图 4.9.2-7 平移基准面

（8）右键点击（17）步中移动后的基准面，在快捷菜单中依次点击【New】→【Sketch】在基准面的位置创建草图平面。

（9）点击导航中的【Sketch】，进入草图模块，选择【Import】，启动导入工具将实体导入草图。

（10）在“Operations”页中的【Sketcher】内填入（8）步骤中创建的草图。

（11）在【Intersection】中填入镜像颅骨。

（12）点击【Apply】，将镜像颅骨与草图的相交线投影到草图上。

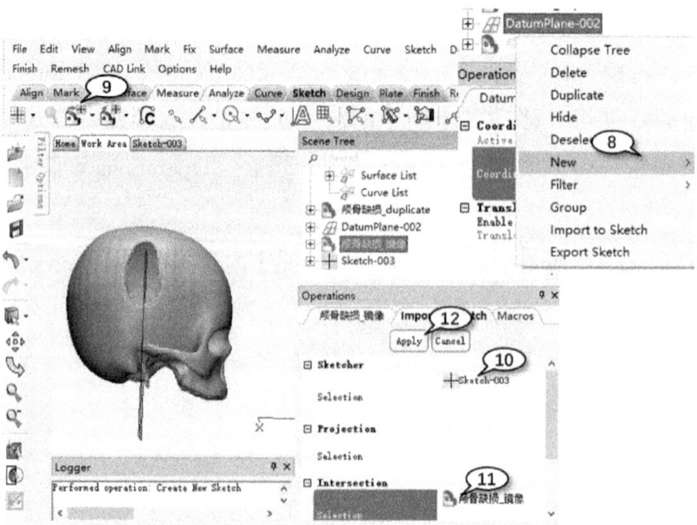

图 4.9.2-8 设置投影参数

（13）点击导航中的【Sketch】，进入草图模块，选择【Create Spline】，启动样条创建工具，在草图上绘制引导线。

（14）在“Operation”页中选中【Points】，接着在“Work Area”中沿草图中镜像颅骨在缺损处的投影线的外侧轮廓每间隔一段距离点击鼠标左键，起始与终点必须选择在颅骨上，引导线绘制完成后，按键盘的【ESC】结束。

提示

Spline 即样条，意思是指通过 1 组给定点集来生成平滑曲线的柔性带。此概念源于生产实践，“样条”是绘制曲线的一种绘图工具，是富有弹性的细长条。绘图时用压铁使样条通过指定的形值点（样点），并调整样条使它具有满意的形状，然后沿样条画出曲线。

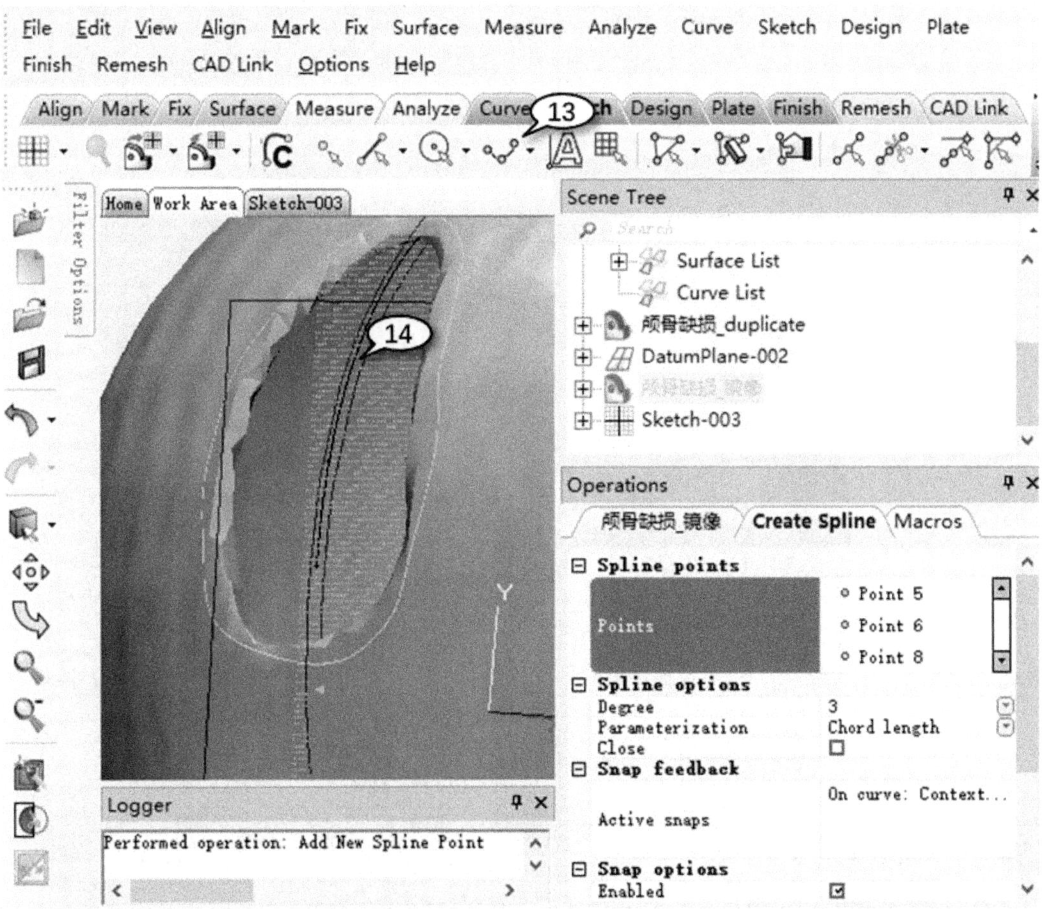

图 4.9.2–9 引导线绘制

6. 颅骨缺损修复补片的构建

步骤操作如图 4.9.2-10 所示。

（1）在导航栏中选择【Plate】，进入金属板模块，点击【Create Cranioplasty Prosthesis】，启动颅骨缺损修复植入物创建工具。使用该工具前需获得颅骨缺损的轮廓线以及引导曲线，完成操作后可获得与骨具有一定间隙且具有一定厚度的缺损修补补片。

（2）在【Operations】中的【Defect outline】填入绘制好的轮廓线。

（3）在【Guiding curves】中填入创建好的草图。

（4）补片参数设置为【Triangulation】= “Coarse”，【Thickness】= “3”，【Clearance】= “0.2”，其中【Triangulation】代表所形成补片的表面三角的质量，【Thickness】代表补片的厚度，【Clearance】代表补片与颅骨之间的缝隙距离。

（5）点击【Apply】，生成颅骨缺损修复补片。

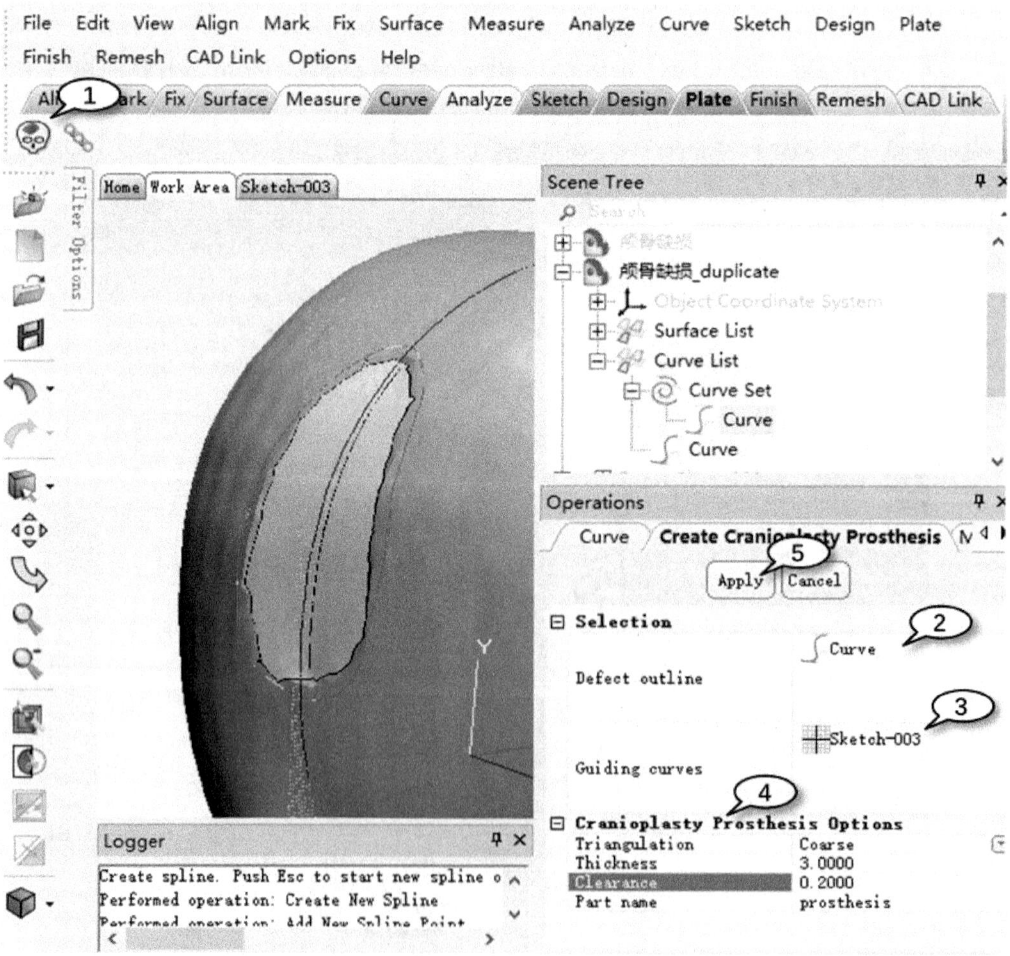

图 4.9.2-10 颅骨缺损补片创建

7. 补片的修饰与检查

步骤操作如图 4.9.2-11~4.9.2-13 所示。

（1）在导航栏中选择【Finish】，进入加工模块，选择【Undercut Removal】，启动咬边移除工具，此工具可移除阻止所设计的插入或取出医疗植入物的咬边，确保了植入物的良好安装。

（2）在“Operations”页中的【Entity】内填入生成的补片，此处填入的是需要去除咬边的零件。

（3）在【Fitting entity】中填入缺损的颅骨，此处填入的是（2）中零件需要适应的对象。

（4）选定“Parameters”中的【Direction】，然后在“Work Area”中点击补片的表面，在弹出的快捷菜单中选择【Surface Normal】，该处为定义植入物的安装与去除方向，设置为垂直于补片表面。

（5）点击【Apply】，完成补片咬边去除修饰。

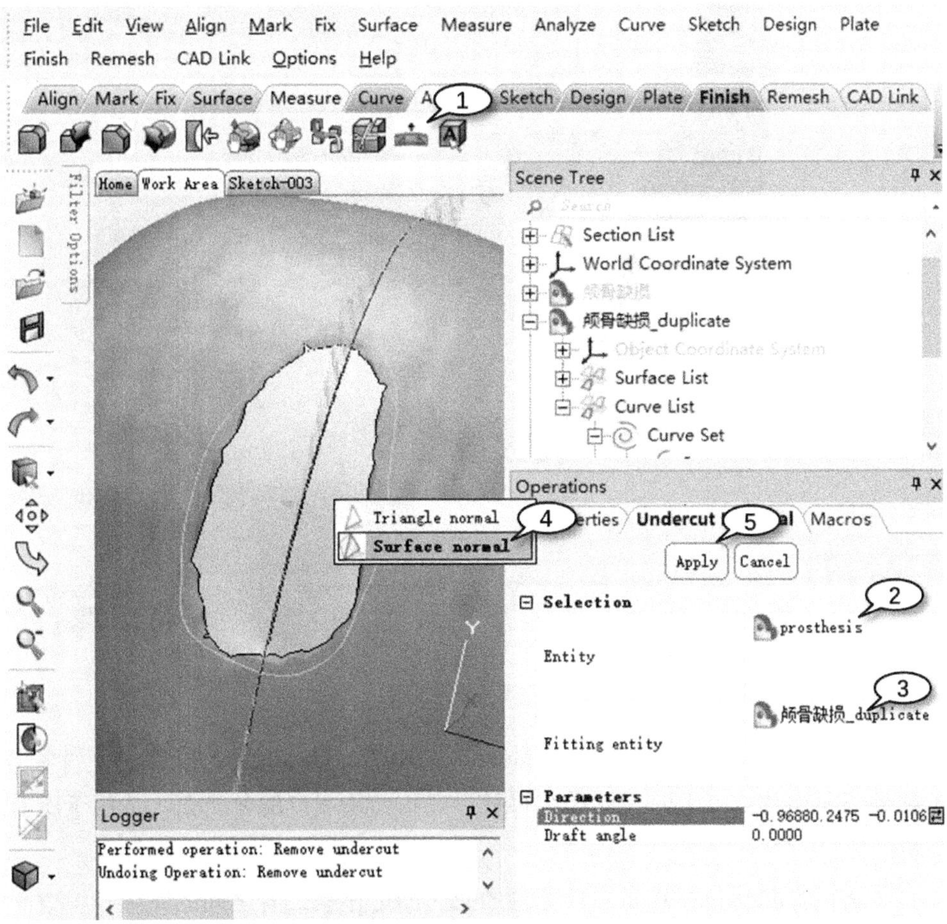

图 4.9.2-11 补片咬边移除

（6）在导航栏中点击【Analyze】，进入分析模块，点击【Create Part Comparison Analysis】，启动比较分析工具，本节中使用此工具进行间隙的测量。

（7）在“Operation”页中【Entity】内填入需要分析的部分，即修饰后的补片。

（8）在【Target entity】中填入进行比较的部分，即缺损的颅骨。

（9）在【Analysis type】中选择【Signed】，用正负偏差值来描述两部分之间的差异。

（10）点击【Apply】，生成分析云图。

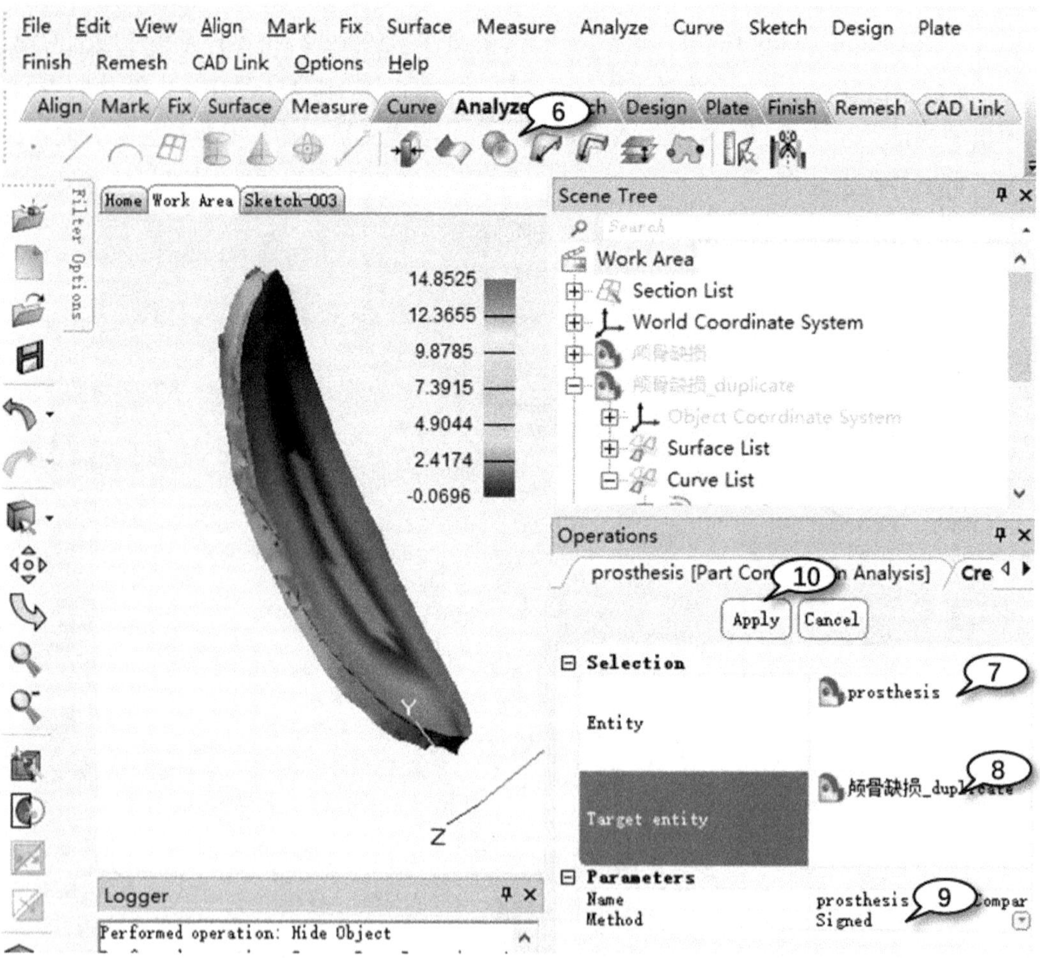

图 4.9.2-12 对比分析

（11）在【Analyze】模块中选择【Measure Analysis Locally】，启动局部测量工具，当鼠标移到三角面片或点上时，此操作将显示三角面片或点的分析值，适用于所有不隐藏的分析。

（12）将鼠标移动到补片与颅骨接触的面，即可显示二者之间的间隙，检查间隙是否合适。

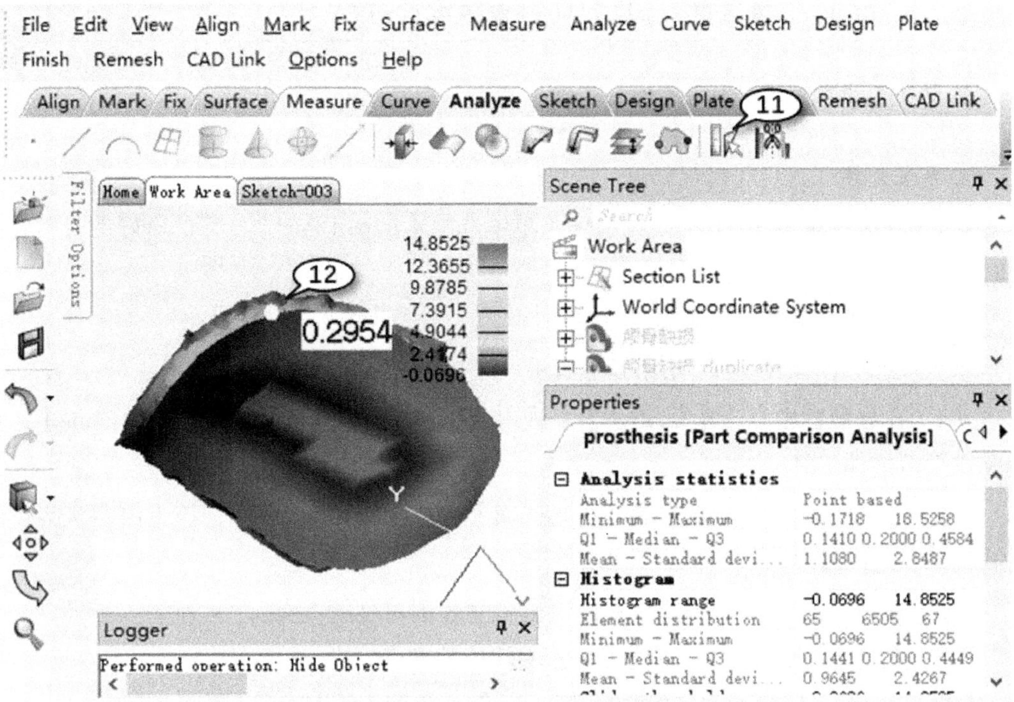

图 4.9.2-13 缝隙大小观察

4.10 骨盆骨折 3D 打印接骨板设计

4.10.1 相关背景

骨盆骨折是一种较为常见的高能量损伤性骨折，多较为严重，因此其治疗是一大难题。在骨盆骨折治疗中，骨折程度评估、术前计划和手术方案制定依靠术者个人经验和影像学资料，目前多根据二维影像学资料对骨盆髋臼骨折情况进行综合评估，骨盆结构复杂性和骨折类型多样性导致该部位骨折难以应用解剖钢板进行固定治疗。为使钢板与骨盆髋臼贴合，术者需对钢板进行弯折，然而在术中进行钢板反复弯折不仅会延长手术时间，还会导致钢板强度降低，影响钢板与骨盆髋臼贴合，使局部应力集中，从而导致钢板断裂。而在术前应用 3D 打印技术对骨盆髋臼骨折三维结构和形态进行还原，通过三维图像和模型进行虚拟复位，在术前进行钢板预弯或设计完全与骨盆贴合的 3D 打印接骨板，提前制定全面的手术方案，对骨盆骨折治疗预后有很好的应用价值和意义。

4.10.2 3-matic 中骨盆骨折 3D 打印接骨板设计过程

1. 运行 3-matic

程序→【3-matic Medical】，进入 3-matic 平台。

2. 导入文件

（1）导航栏中选【File】，在快捷菜单中选中【Import Part】，将已备好的骨盆骨折 STL 格式文件导入 3-matic。

3. 使用镜像技术还原患侧骨盆

步骤操作如图 4.10.2-1、4.10.2-2 所示。

（1）在导航栏中点击【Analyze】，进入分析模块，点击【Create Datum Plane】，启动基准平面创建工具。

（2）在“Operations”页中展开【Mcthod】，选择【Midplane】，该方法定义为创建垂直于 2 点之间线段中点的面。

（3）在“Work Area”中鼠标左键点击骨盆表面对称的 2 点。

（4）点击【Apply】，生成位于骨盆中间的基准面。

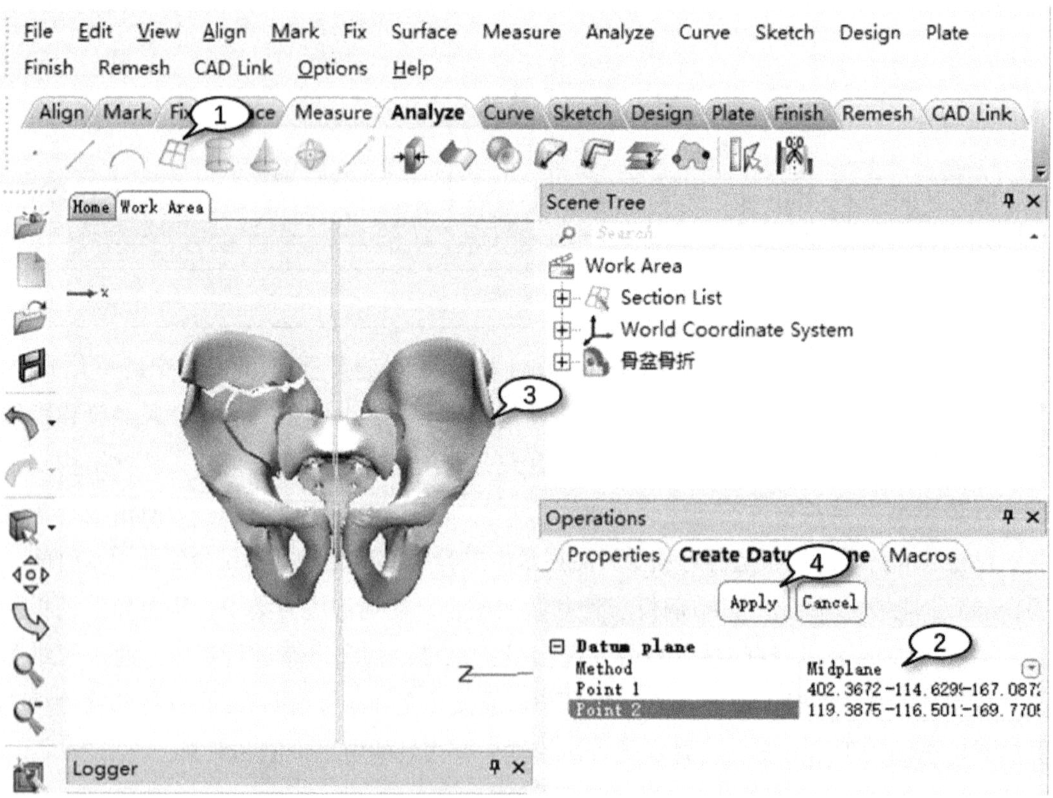

图 4.10.2-1 镜像平面的创建

（5）右键点击“Work Area”中的骨盆骨折实体，在快捷菜单中选择【Duplicate】，创建骨盆骨折零件副本，在导航栏中点击【Align】，进校准模块，点击【Mirror】，启动镜像工具，此工具可以根据用于定义的镜像面对实体进行镜像操作。

（6）在“Operations”页中点击【Entities】，填入第（5）步骤中创建的颅骨缺损副本作为需要镜像的实体。此处可以填入实体的类型有 Part、 Point、 Line、 Datum Plane、Arc、 Cylinder、 Sphere、 Point Cloud。

（7）在【Mirror plane】中填入（4）步骤中创建的基准面。

（8）框选【Mirror options】中的【Copy】，保留镜像的原始实体。

（9）点击【Apply】，生成镜像骨盆。

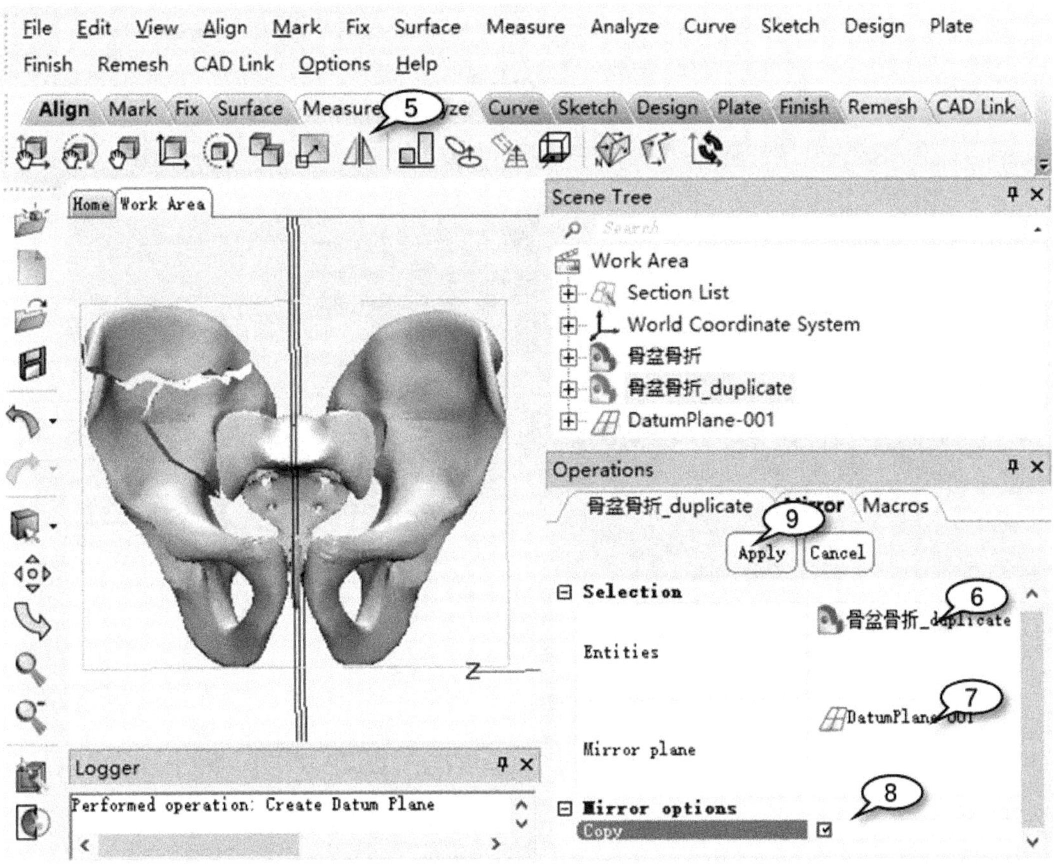

图 4.10.2-2 镜像操作参数设置

4. 骨盆接骨板引导线的创建

步骤操作如图 4.10.2-3、4.10.2-4 所示。

（1）在“Scene Tree”双击构建的镜像骨盆，输入“骨盆骨折 _ 镜像”进行重命名，右键点击骨盆实体，在快捷菜单中选择【Transparency】→【High】，以透明的形式显示骨盆，以相同的方法使镜像骨盆透明显示，以便于骨折线的观察，在导航栏中点击【Curve】，进入曲线模块。

（2）点击【Create Curve】，启动曲线创建工具。

（3）在“Operations”页中框选【Attract curve】与【Attach curve】，使曲线附着于镜像骨盆表面。

（4）在“Work Area”中进行接骨板引导线构建。首先，鼠标左键选择第1个曲线点，沿着计划钢板位置间隔一段距离点击鼠标左键，按键盘【ESC】结束引导线绘制。

（5）点击【Apply】，生成引导线。

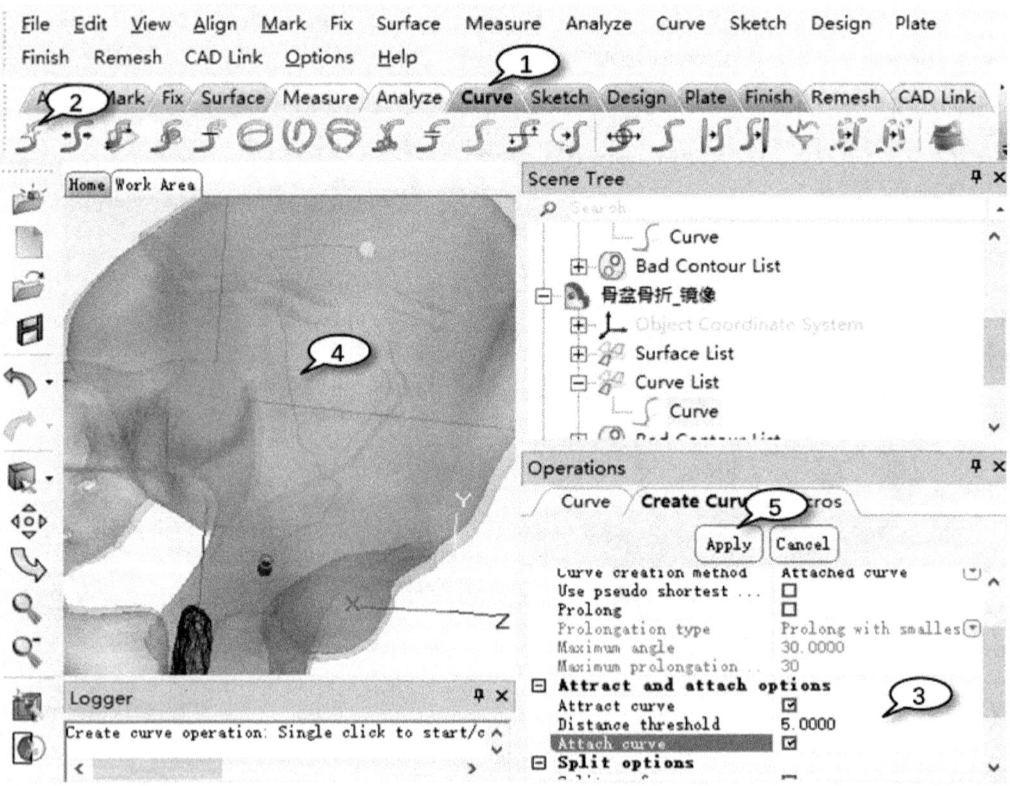

图 4.10.2-3 接骨板引导线的创建

（6）在【curve】工具箱中选择【Smooth Curve】工具，该工具可使选定的曲线更平滑，用户可根据平滑因子和其他参数对曲线进行平滑处理。

（7）在“Operation”中【Entities】内填入第（5）步骤中创建的曲线。

（8）设置【Smoothing factor】=“0.7”，其代表平滑处理的强度，3-matic中最大值为1。

（9）设置【Number of iterations】=“10”，其代表平滑算法的重复次数。

（10）点击【Apply】，对曲线进行平滑处理。

提示

设计接骨板需要注意软组织和术中体位的影响。术中暴露的范围有限，因此接骨板防治的位置必须在暴露的范围内，以及需保证手术中软组织不遮挡螺钉按规划角度进入，工程师应当与手术组医师进行详细沟通。

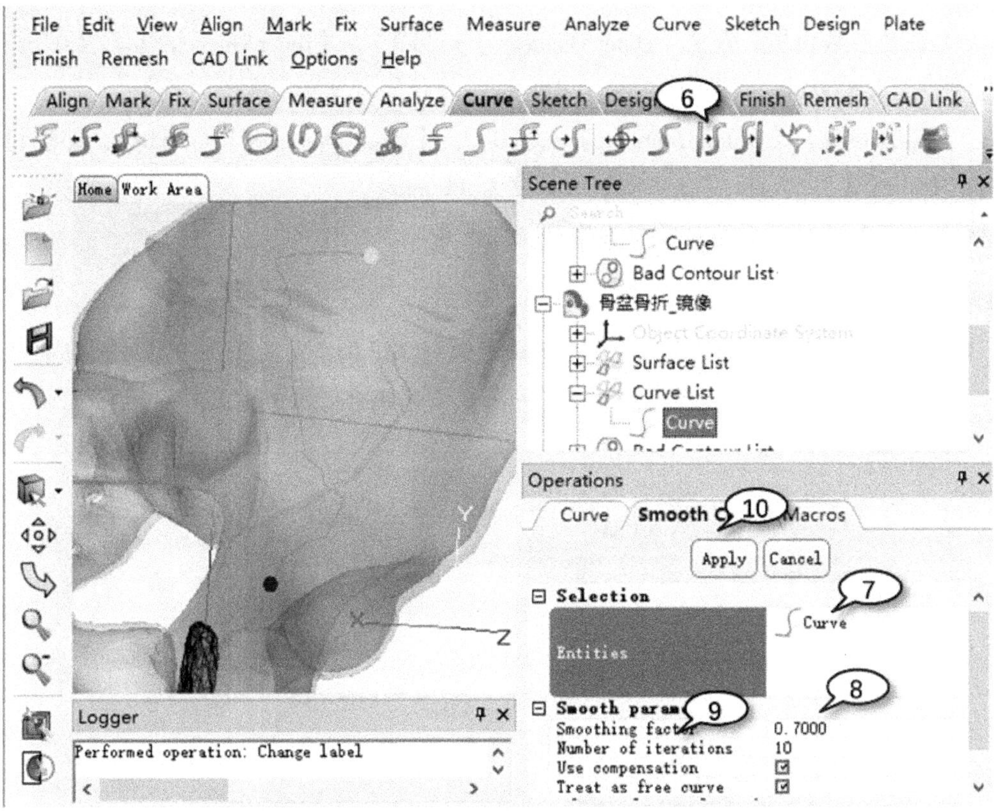

图 4.10.2-4 引导线线的平滑处理

5. 骨盆骨折接骨板设计

步骤操作如图 4.10.2-5 所示。

（1）在导航栏中选择【Plate】，进入金属板模块，点击【Create Custom Plate】，启动定制金属板创建工具，该工具可以根据用户定义的引导曲线设计与人体骨骼相拟合的接骨板，并可以定义接骨板的厚度、宽度、倒角、螺钉孔位置。

（2）在“Operations”中的【Guiding Curve】内选择第“4. 骨盆接骨板引导线的创建”

中第（10）步骤修饰好的曲线。

（3）在【Plate type】中选择【Bent plate】，设置钢板为在三维空间中沿曲线弯曲的钢板。

（4）在“Work Area”中曲线上需要设置螺孔的位置点击鼠标左键，设置螺孔位置，注意螺钉位置避开骨折线。

（5）接骨板参数设置，定义【Width】=“6.0”，【Thickness】=“3.0”，【Chamfer distance】=“0.5”，【Chamfer angle】=“30°”，【Clearance】=“0.0”，即接骨板的宽度为6.0 mm，厚度为3.0 mm，倒角距离为0.5 mm（倒角距离设置不能大于接骨板厚度），倒角角度为30°。

（6）螺孔参数设置，定义【Outer Diameter】=“8.0”，【Inner Diameter】=“4.0”，即螺孔的外径为8.00 mm，螺孔的内径为4.0 mm（外径值设置必须大于内径）。

（7）螺钉参数，【Outer Diameter】=“3.0”，【Inner Diameter】=“6.0”，即螺钉拧入骨质中的长度为6.0 mm，在骨质外的长度为3.0 mm。

（8）点击【Apply】，生成接骨板模型，如图4.10.2-6所示。

提示

倒角指的是把工件的棱角切削成一定斜面的加工。倒角是为了去除零件上因机加工产生的毛刺，也为了便于零件装配，一般在零件端部做出倒角。

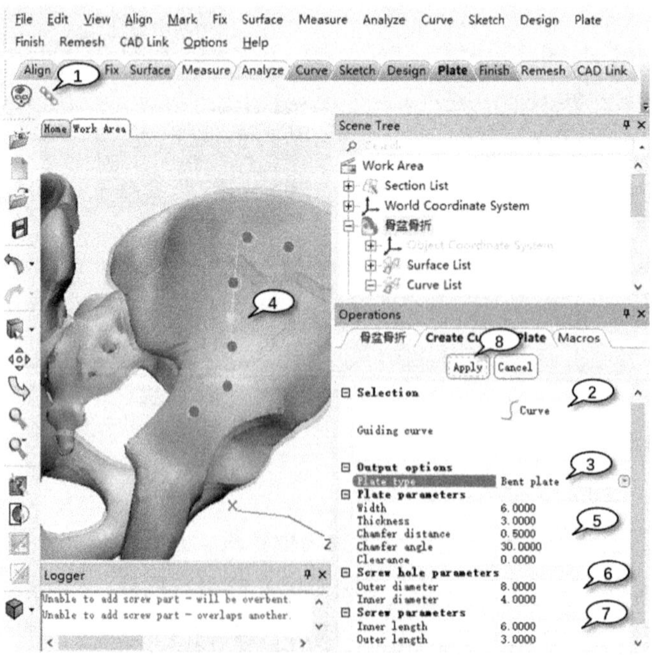

图 4.10.2-5 接骨板的创建

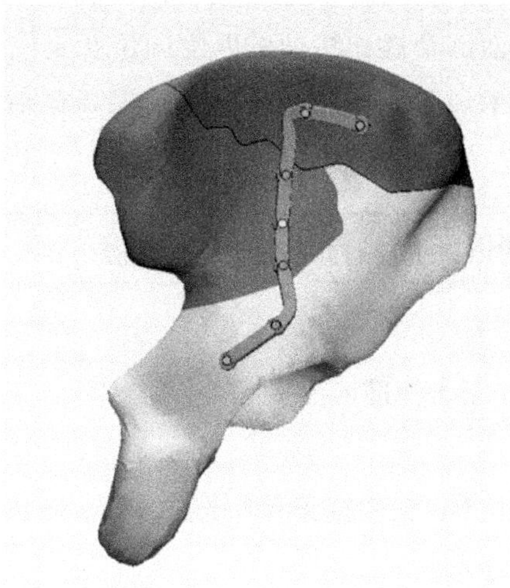

图 4.10.2-6 接骨板外观

4.11 颈部近距离放射治疗个性化导板设计

4.11.1 相关背景

近距离放射粒子组织间植入是局部治疗恶性肿瘤的技术。它通过将微型放射性同位素粒子（198Au、192Ir、125I 和 103Pb 等）永久性植入患者肿瘤组织区域，实施持续低剂量辐射，以达到遏制和杀伤肿瘤组织的目的。随着影像学技术和计算机技术的不断发展，治疗计划系统（treatment planningsystem，TPS）被广泛地应用于放射粒子植入治疗，TPS 可提供较合理的粒子植入计划，实现有效杀伤肿瘤组织并最大限度保护周围正常组织的目的。然而，如何在术中准确实现 TPS 的治疗计划成为一个较难解决的问题。

现有技术中，CT 及超声引导已被广泛应用于前列腺癌、胰腺癌、乳腺癌、头颈部肿瘤的治疗，但植入精度对临床经验依赖性较高。临床常用的平面穿刺模板具有栅格状分布的导向孔，可控制穿刺针按 TPS 设计间距植入，但植入方向无法精确控制，多用于单一穿刺方向的病例。近年来，有学者应用计算机辅助设计（computer aided design，CAD）与快速成形技术（rapid prototyping，RP）设计制作了义齿基托式和阻塞器式放射粒子布源器；按 TPS 在布源器上预先植入粒子并佩戴于患区解决了头颈部硬腭、上颌眶底、颅底等软组织菲薄区域粒子不易植入和固位的问题。

头颈部大部分区域解剖结构复杂，肿瘤治疗需规避重要器官和血管，往往导致 TPS 的治疗计划比较复杂（同一患者需多角度植入），传统平面模板技术无法满足靶区精确性与安全性的要求。因此，设计头颈部肿瘤放射粒子植入治疗用个性化导板的数字化设计方法，实现导板与患者面部个性化特征的匹配固位及头位同步，实现按 TPS 设计的精确粒子植入，对于降低手术风险、简化操作流程、提高穿刺精确性与治疗靶区适形性具有重要意义。

4.11.2 3-matic 中肿瘤近距离放疗导板设计过程

1. 运行 3-matic

程序→【3-matic Medical】，进入 3-matic 平台。

2. 导入文件

（1）导航栏中选【File】，在快捷菜单中选中【Import Part】，将已重建好的头颈部、颅骨及肿瘤 STL 格式文件导入 3-matic。

3. 导向孔设计

步骤操作如图 4.11.2-1~4.11.2-10 所示。

（1）在导航栏中点击【Analyze】，进入分析模块。

（2）点击【Create Datum Plane】，启动基准面创建工具。

（3）在“Operations”页中展开【Method】，选择【Midplane】，创建垂直于 2 点之间线段中点的面。

（4）在“Work Area”中鼠标左键点击肿瘤内侧与外侧的 2 点。

（5）点击【Apply】，生成位于肿瘤中间的基准面。

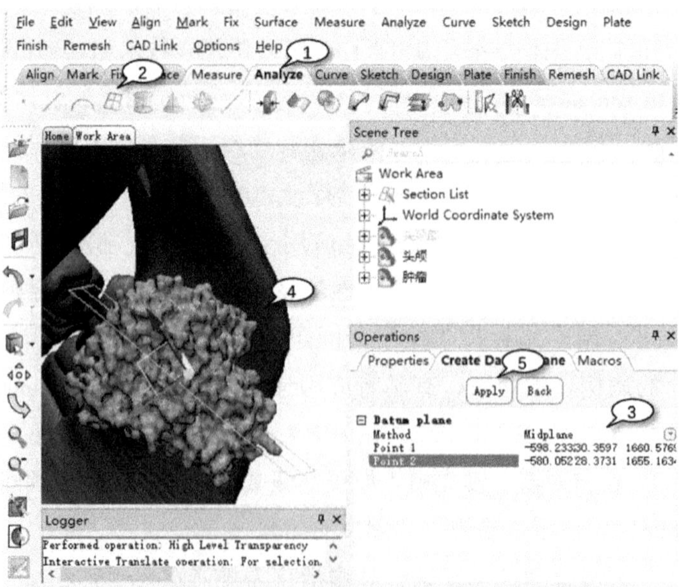

图 4.11.2-1 位于肿瘤中间的基准面创建

（6）在“Work Area”中用选中第（5）步骤中形成的基准面，点击鼠标右键，在弹出菜单中选择【New】→【Sketch】，在基准面处创建草图。

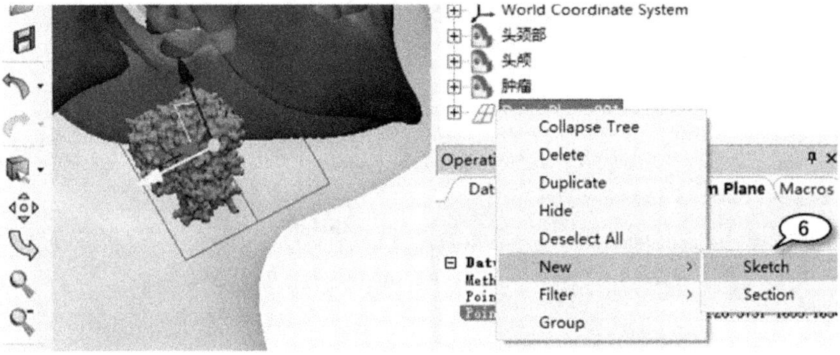

图 4.11.2-2 创建草图

（7）在导航栏中点击【Sketch】，进入草图模块。

（8）点击【Import to sketch】，启动导入工具，将肿瘤导入草图。

（9）在“Operations”中的【Sketcher】内填入第（6）步骤创建的草图。

（10）在【Intersection】中填入肿瘤零件，此处应填入与草图相交的实体。

（11）点击【Apply】，将肿瘤与草图的相交线导入到草图中。

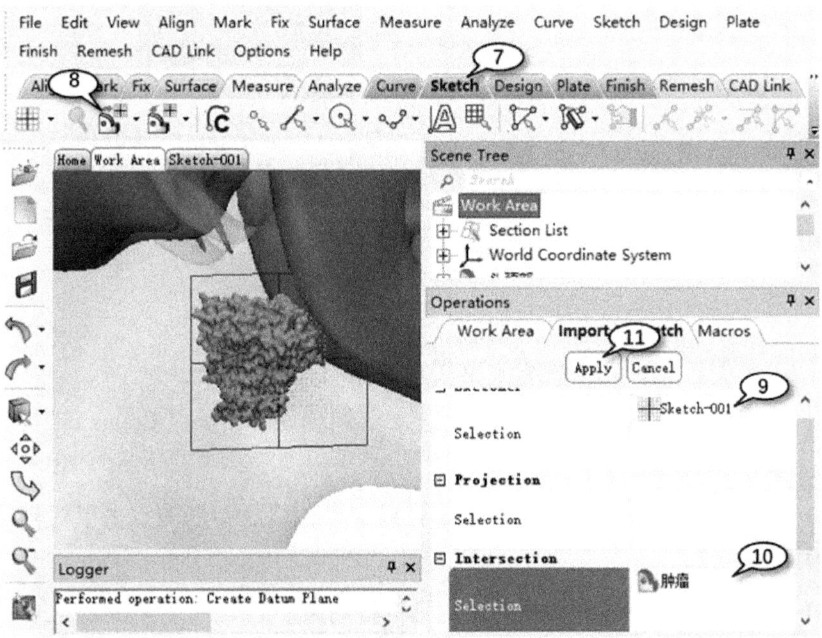

图 4.11.2-3 将肿瘤位置信息导入到草图

（12）点击“Work Area”右侧的【Sketch-001】进入草图视图。

（13）在导航栏中点击【Sketch】，进入草图模块。

（14）点击【Create Line】，启动直线绘制工具。

（15）在肿瘤轮廓线左上方为起始点，向右、向下绘制 2 条互相垂直的直线。

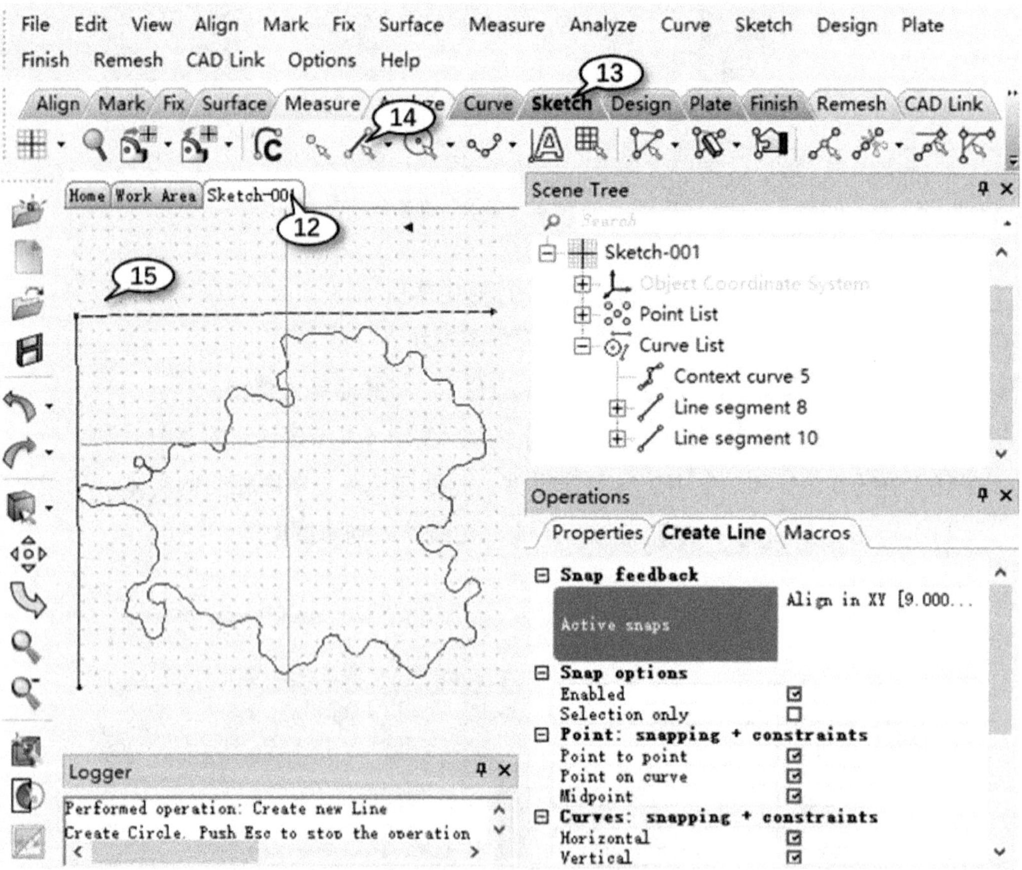

图 4.11.2-4 在草图中绘制相互垂直的直线

（16）在导航栏中点击【Sketch】，进入草图模块，点击【Create circle】，启动圆创建工具。

（17）左键点击“Work Area”中的 2 直线交点，然后在周围点击鼠标创建圆，重复 1 次，共创建 2 个同心圆。

（18）点击【Set Radius】，对创建的圆进行约束。

（19）在 Options 中的【Circles】内填入（16）步骤中创建的 2 个圆，分别设置【Radius】=“1.5”，【Radius】=“1.0”，即半径分别为 1.5 mm、1.0 mm。

（20）点击【Apply】，完成半径赋值。

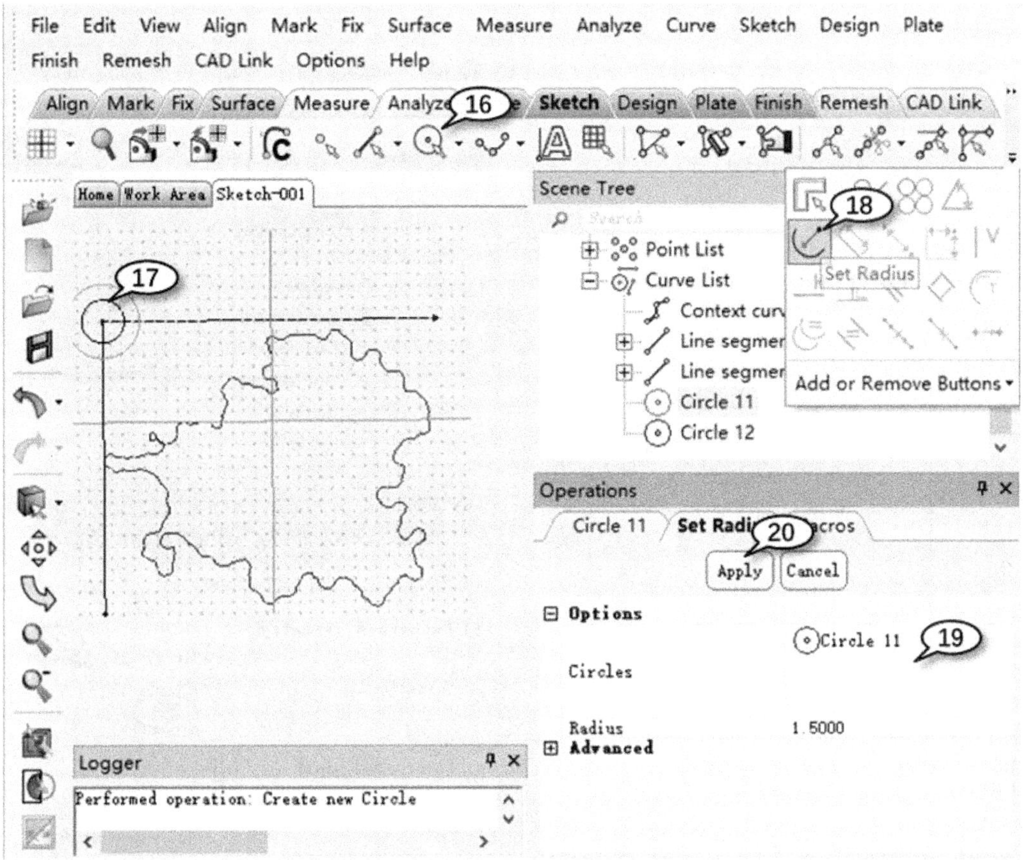

图 4.11.2-5 在草图中创建

（21）在导航栏中点击【Sketch】，进入草图模块，点击【Pattern】，启动矩阵工具，该工具可在草图中按特定规律重复图案。

（22）在“Operation”页中【Selections】内填入第（20）步骤中生成的 2 个圆，作为需要重复的对象。

（23）框选【Matrix】，以矩阵的形式重复，则可以选择 2 条引导线。

（24）在“Pattern Guide 1”的【Selection】中填入水平的直线，设置【Amount】=“7”，【Delta】=“5.0”，即设置 2 个同心圆沿水平方向重复出现 7 次，每组同心圆之间的水平距离为 5.0 mm。

（25）在“Pattern Guide 2”的【Selection】中填入垂直方向的直线，设置【Amount】=“6”，【Delta】=“5.0”，即设置 2 个同心圆沿垂直方向重复出现 6 次，每组同心圆之间的垂直距离为 5.0 mm。

（26）点击【Apply】，生成同心圆矩阵。

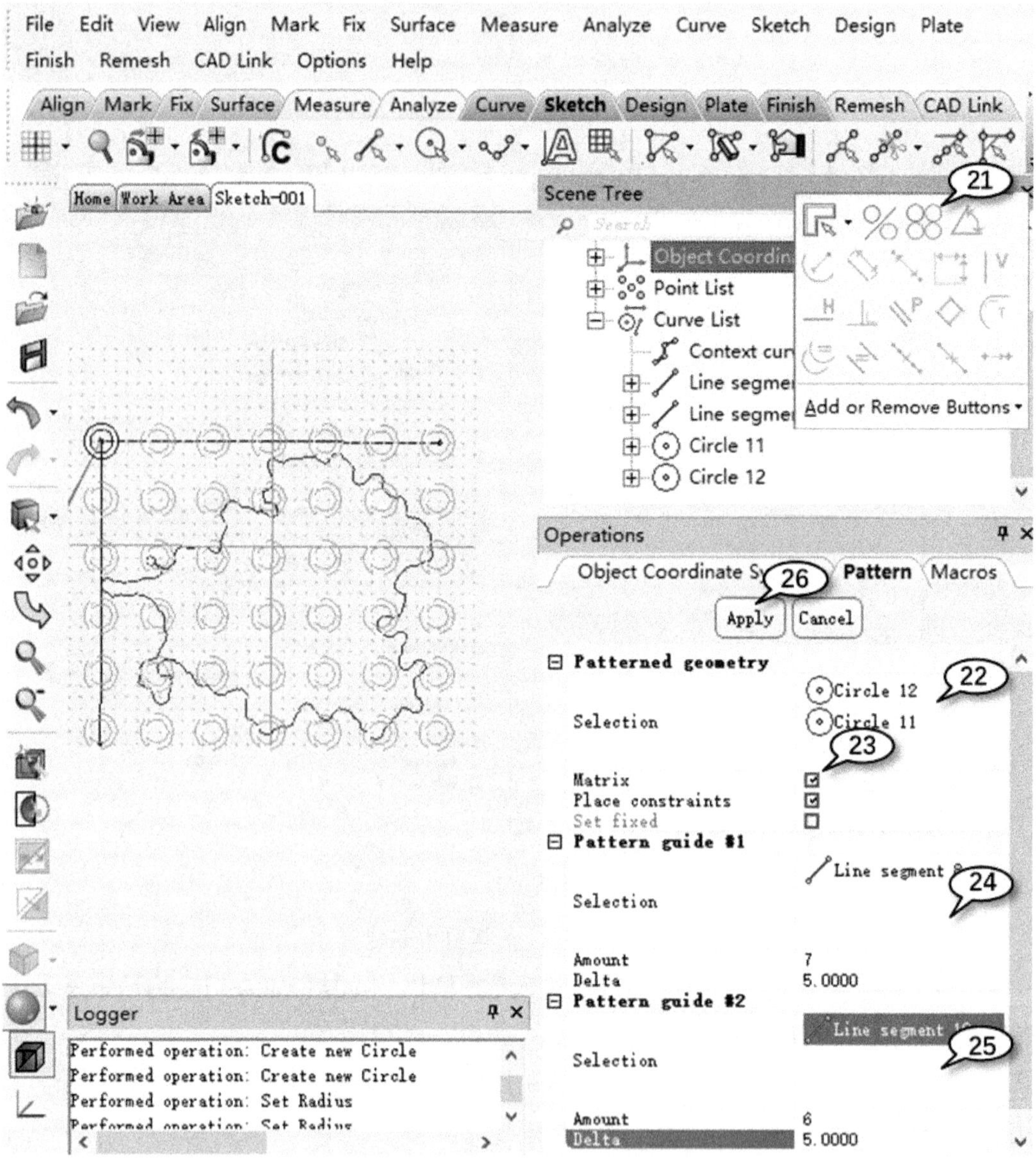

图 4.11.2-6 同心圆矩阵的创建

（27）在“Scene Tree”中删除在肿瘤轮廓线以外的同心圆，在“Scene Tree”中选中对应 Circle，按键盘【Delete】键（也可使用【Trim extended】工具，在其“Operation”页中【Curves to trim】内填入所有的同心圆，【loops】中填入肿瘤轮廓），最终保留的同心圆如图 4.11.2-7 所示。

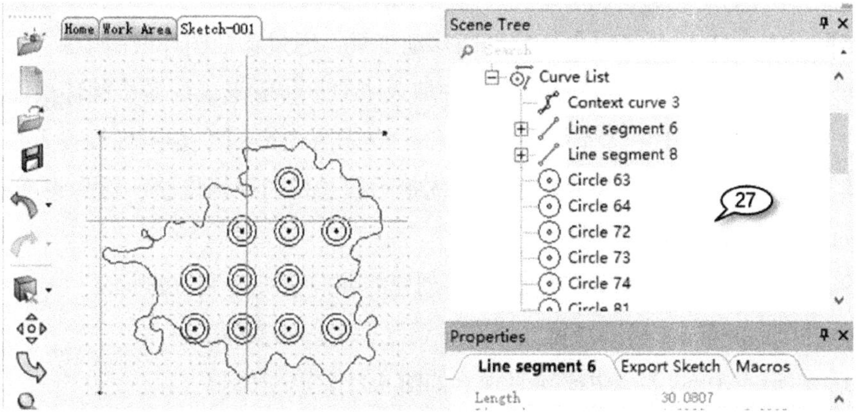

图 4.11.2-7 删除轮廓线以外的同心圆

（28）按住键盘【Ctrl】键，同时选中第（15）步骤中相互垂直的 2 直线，在“Properties”页中框选【Constructions】，即设置 2 线为结构线，不参与草图导出操作。

（29）在导航栏中点击【Sketch】，进入草图模块，点击【Export】，启动导出工具，将草图内容导出为零件。

（30）在“Operation”页中【Selection】内填入【Sketch-001】草图。

（31）框选【Create new part】，导出操作将生成 1 个新的零件。

（32）框选【Fill】，选择“填充”参数后，闭合的草图曲线将导出为曲面。

（33）点击【Apply】，导出草图，生成的零件即为导向孔的截面。

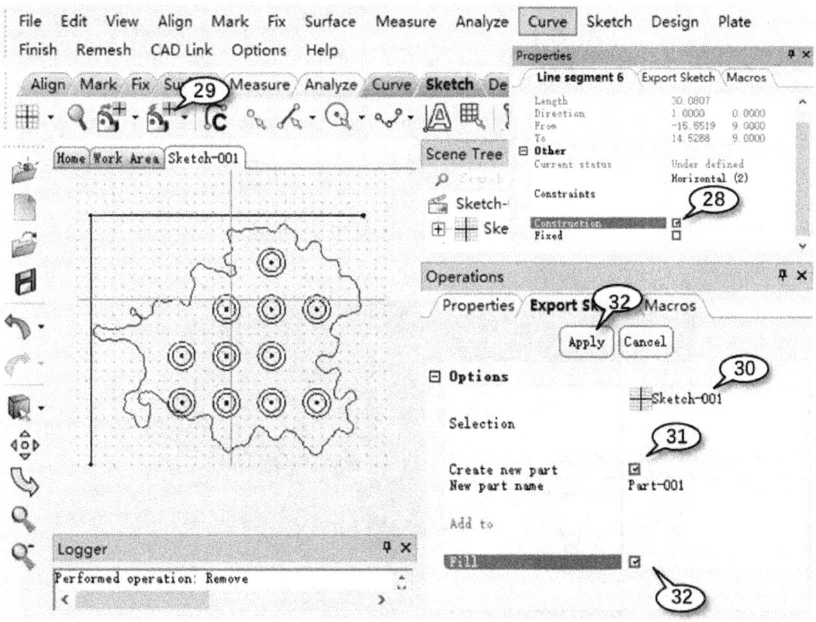

图 4.11.2-8 圆环面的创建

（34）在导航栏中选择【Design】，进入设计模块。

（35）点击【Move Surface】，启动面移动工具，通过移动圆环截面生成导向管道。

（36）在“Operation”中【Entities】内填入（33）步骤形成的各个圆环截面。

（37）在【Method】中选择【One direction for all surfaces】，根据曲面设置移动方向。

（38）在“Work Area”中观察面移动的指示线是指向患侧皮肤，若为相反方向，点击【Direction】坐标右侧的颠倒符号。

（39）设置【Distance】=“70.0”，即创建的导向管长度为 70.0 mm。

（40）框选【Solid】，圆环截面将在移动路径上形成实体。

（41）点击【Apply】，生成导向管，如图 4.11.2-10 所示。

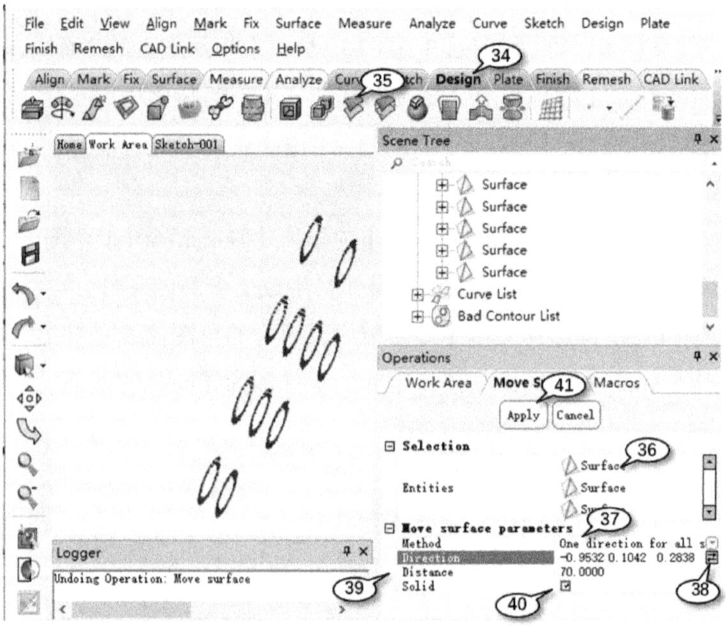

图 4.11.2-9 导向管道的创建

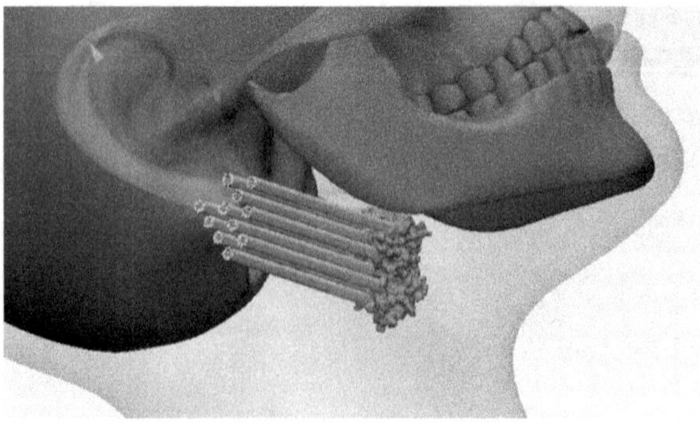

图 4.11.2-10 导向管位置观察

4. 导板贴附部位设计

步骤操作如图 4.11.2-11~4.11.2-14 所示。

（1）在导航栏中选择【Mark】，进入面标记模块。

（2）选择【Wave Brush Mark】，启动刷选标记工具进行贴附面选择。

（3）设置【Brush diameter】=“10.0”，即定义画笔直径为 10.0mm。

（4）在“Work Area”中刷选导板需要贴附的面，标记患侧外耳周围、颧弓、下颌角及双侧鼻翼处皮肤。

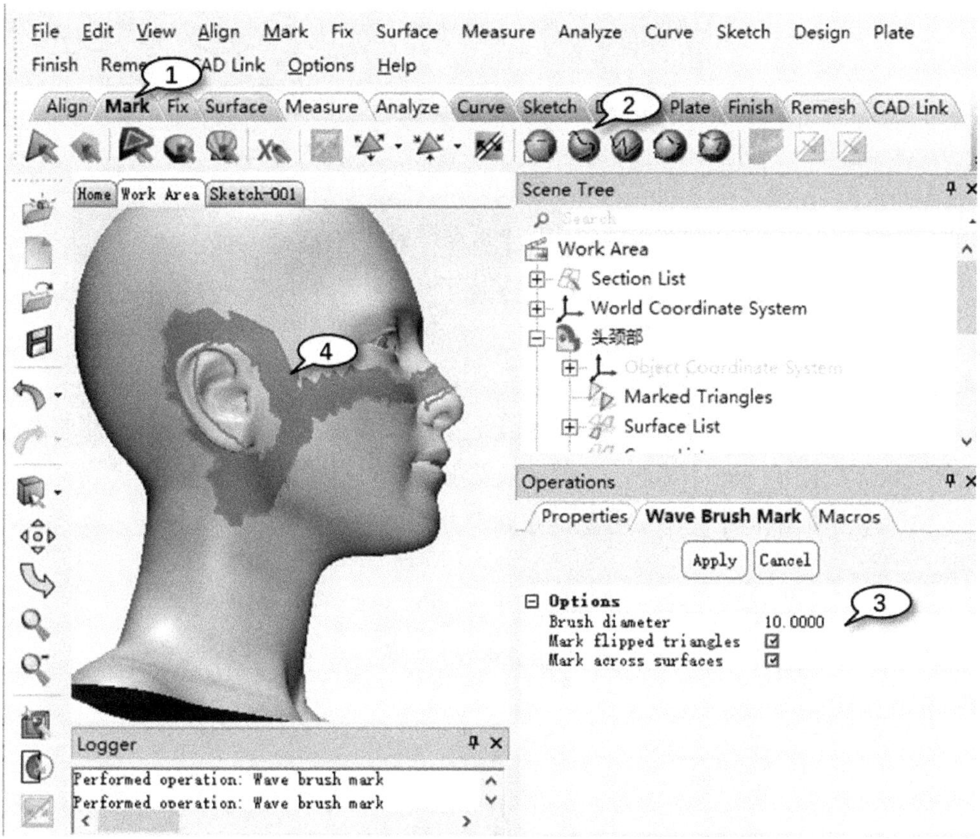

图 4.11.2-11 导板贴附部分标记

（5）在“Scene Tree”中点选第（4）步骤中标记的面【Marked Triangles】，在标记模块中点击【Smooth Marking Border】，启动标记边缘平滑工具，对标记面边界进行光滑处理

（6）在“Scene Tree”中点选第（5）步骤中修饰过的面，点击鼠标右键，在快捷菜单中选择【Separate】→【Copy to Part】→【Create New】，将修饰后的面复制到新的零件。

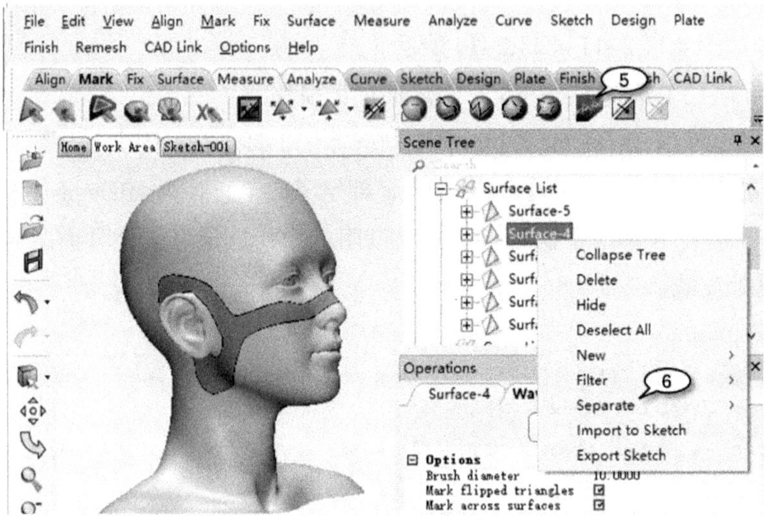

图 4.11.2-12 导板贴附面的修饰

（7）在导航栏中选择【Design】，进入设计模块。

（8）选择【Hollow】，启动空心工具，根据标记的面创建空心实体。

（9）在“Operations”页中的【Entity】内填入第（6）步骤中生成的贴附面。

（10）在【Hollow type】中选择【Both】，在 2 个方向上围绕原始零件创建曲面。

（11）设置【Distance】=“ ”，即导板贴附部分的厚度为 4.00mm。

（12）点击【Apply】，形成导板的贴附部分。

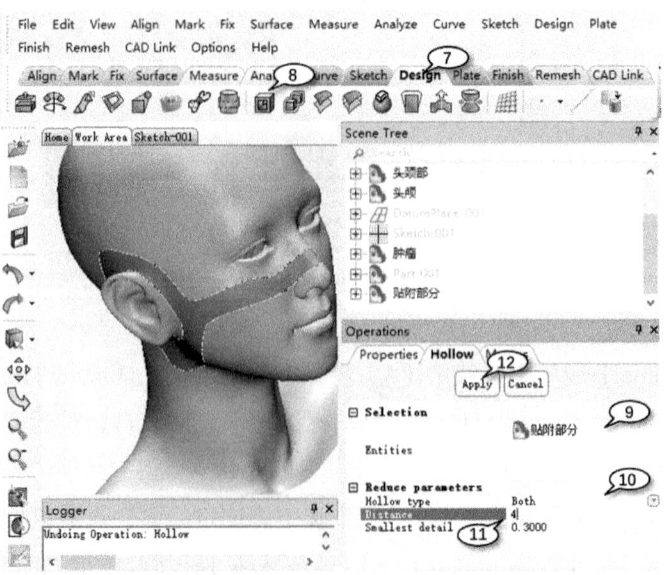

图 4.11.2-13 导板贴附面的 Hollow 操作

（13）原始面仍存在于【Hollow】操作中创建的空心体中，必须进行去除，否则会影响接下来的布尔运算操作，使用包裹工具达到此目的，点击【Design】，进入设计模块。

（14）选择【Wrap】，启动包裹工具，对内部含有原始面的空心体进行包裹操作。该操作将创建包裹选定实体的包络曲面，可去除零件内部的孔隙，形成只有1个面的实体。

（15）在“Operation”页【Entities】内填入第（12）步骤中创建的包含原始面的空心体。

（16）设置【Gap closing distance】=“0.0”，即保留间隙进行包裹；【Smallest detail】=“1.0”，即创建的包裹外壳表面的三角面片最小为1.0mm。

（17）点击【Apply】，生成仅包含外表面的导板贴附部分。

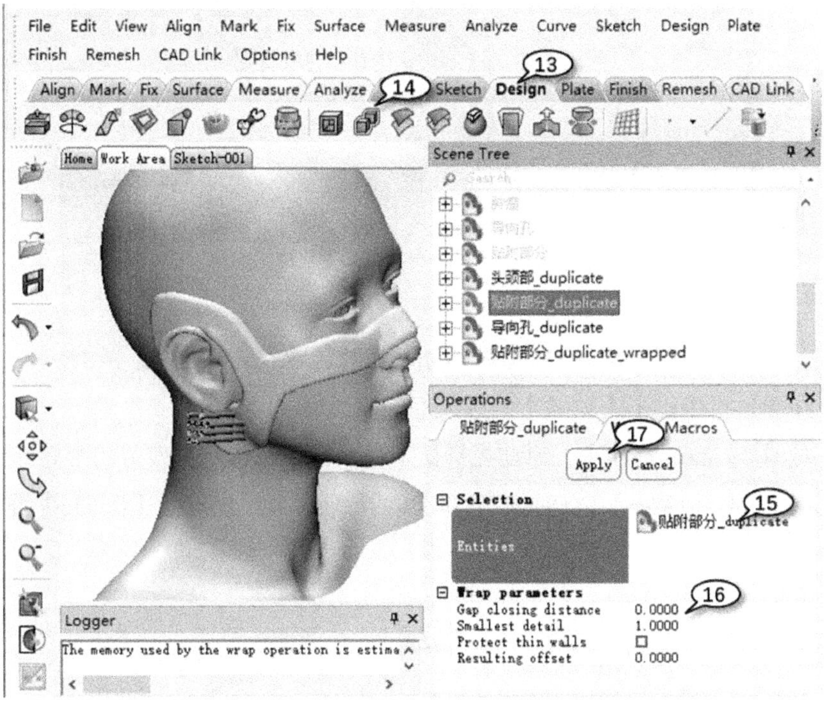

图 4.11.2-14 对空心体进行包裹操作

5. 导板的整体构建

步骤操作如图 4.11.2-15~ 图 4.11.2-19 所示。

（1）在导航栏中选择【Design】，进入设计模块。

（2）选择【Boolean Subtraction】，启动布尔减集工具。

（3）在“Operation”页【Entities】内填入“4. 导板贴附部分设计”中（17）步骤形成的导板贴附部分。

（4）在【Subtraction Entity】中填入与“3. 导向孔设计”中创建的11个管形孔道。

（5）点击【Apply】，构建导板贴附部分的孔道。

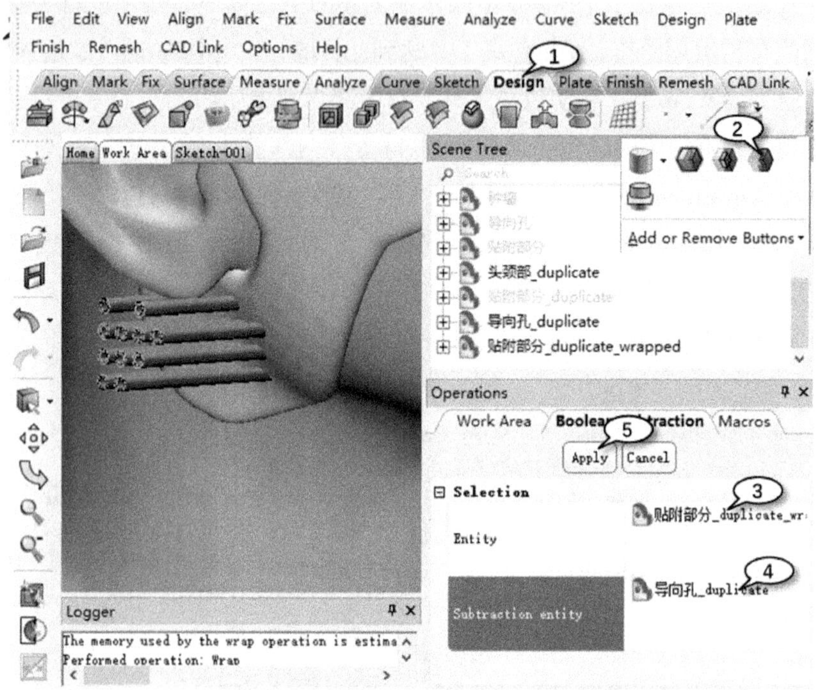

图 4.11.2-15 贴附部分与圆管的布尔减法运算

（9）在导航栏中点击【Mark】，进入标记模块。

（10）选择【Mark Shell】，启动壳标记工具，标记布尔运算残留的游离部分。

（11）在“Work Area”中选择游离部分，全部选中后按键盘【Delete】键，生成带有孔道的导板贴附部分。

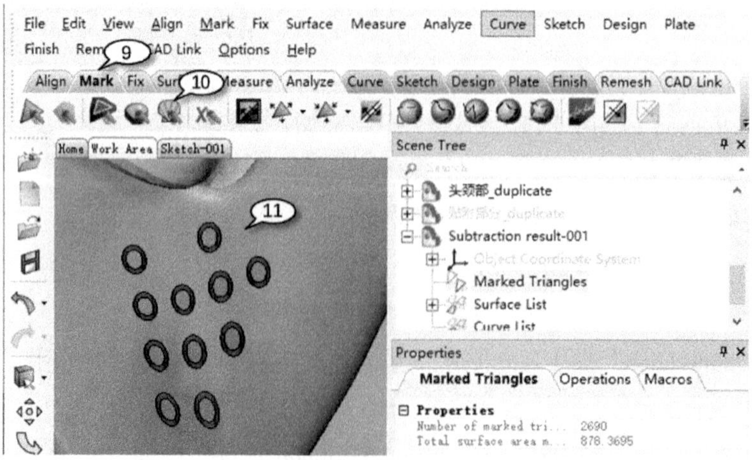

图 4.11.2-16 残余游离体的删除

（12）在导航栏中选择【Design】，进入设计模块。

（13）选择【Boolean Union】，启动布尔并集工具。

（14）在“Operation”页中【Entities】内填入（11）步骤形成的布尔减集运算结果与“3. 导向孔设计”中创建的 11 个圆管零件。

（15）点击【Apply】，生成导板贴附部分与圆管的组合体。

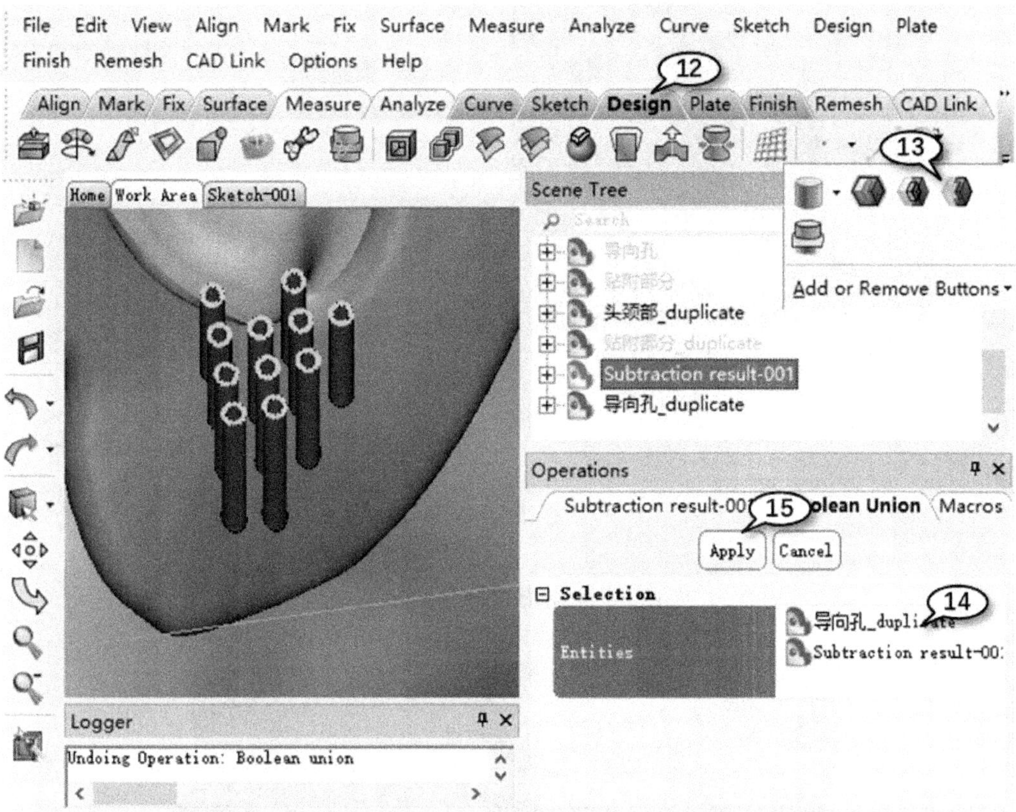

图 4.11.2-17 导板贴附部分与圆管组合体构建

（16）在导航栏中选择【Design】，进入设计模块。

（17）选择【Boolean Subtraction】，启动布尔减集工具。

（18）在“Operation”页中【Entities】内填入第（15）步骤创建的导板贴附部分与圆管的组合体。

（19）在【Subtraction Entity】中填入头颈部皮肤零件。

（20）点击【Apply】，生成颈部近距离放射治疗个性化导板，导板形态如图 4.11.2-19 所示。

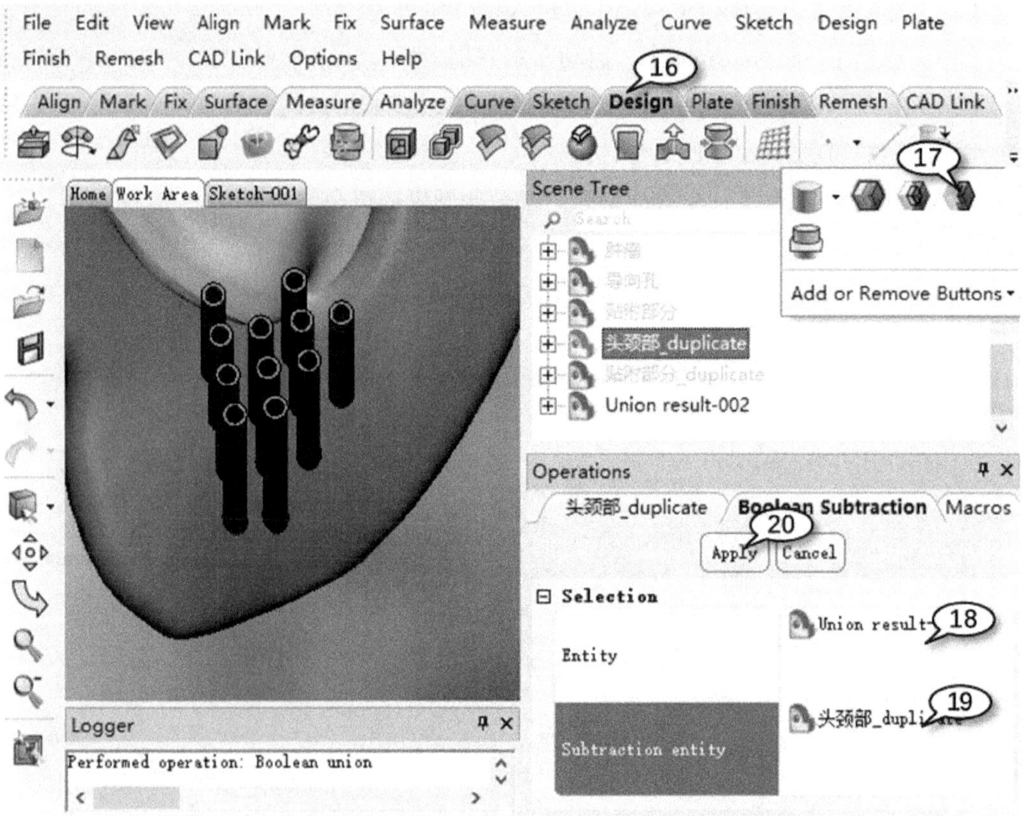

图 4.11.2-18 导板贴附部分与圆管组合体构建

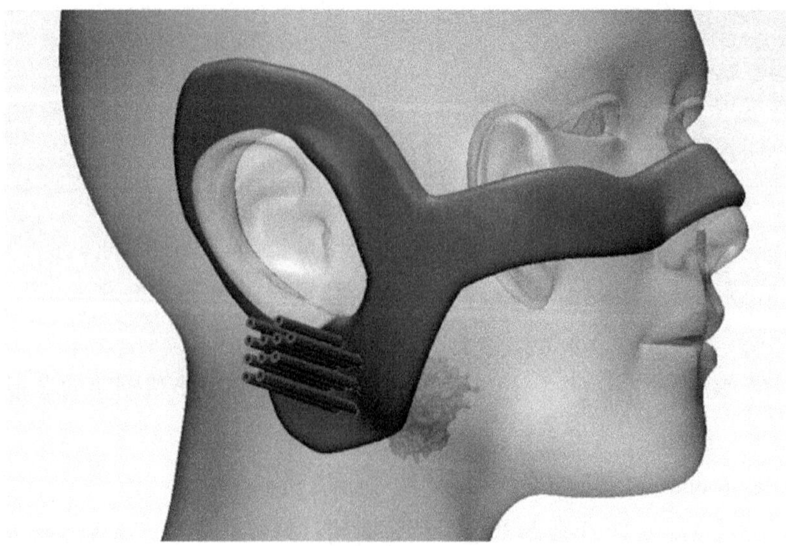

图 4.11.2-19 近距离放射治疗个性化导板

4.12 3D 打印下牙槽种植导板设计

4.12.1 相关背景

在过去的几十年里，骨结合植入物的出现为种植学奠定了基础。与传统 3 单位修复体相比，种植牙虽成本高，但可改善口腔健康，提高生活质量，被认为是修复缺失牙的一个安全且合适的选择，故而逐渐成了患者修复缺失牙齿的首选。种植牙由种植体、基台、牙冠 3 部分组成，种植过程一般分植入种植体、安装愈合基台、更换永久愈合基台、佩戴种植牙 4 个阶段。

成功的种植治疗应该包括功能和美学两方面，种植体植入位置的精确性显得至关重要，不仅术中可避免损伤下牙槽神经、血管、上颌窦底，而且可预防术后并发症，有助于上部的冠修复。数字化导板可将术前规划的虚拟种植体位置精确地转移到实际种植手术部位，是实现最佳种植的重要载体，

3D 打印数字化导板引导种植手术，不仅可以得到可视化的种植治疗方案，也可以增加修复效果的可预期性，方便医患之间的沟通交流。3D 打印数字化种植导板的运用使“以修复为导向种植”的理念成为现实，满足了临床医师、患者对美学和功能的要求，可实现微创不翻瓣的种植修复，能很好地控制种植体植入方向、角度、深度，降低手术风险，减少患者术后不适，减少手术时间。

根据支持类型，数字化种植导板可以分为：牙支持式导板、黏膜支持式导板、骨支持式导板、混合支持式导板。牙支持式导板用于少数牙缺失且余留牙松动不明显的部位，是通过邻牙固位，在引导种植时精确性高。黏膜支持式导板用于无牙颌患使用时需要固位钉进行固位，颌骨解剖结构的差异、黏膜厚度对其精确性影响较大。骨支持式导板主要用于术中需要翻开暴露骨面进行骨增量手术的无牙颌患者，创伤较大，不适感强。混合支持式导板用于缺牙较多有余留牙的患者，其精确性较高，本书以牙支持式导板为例，演示种植导板的设计过程。

4.12.2 3-matic 中下牙槽种植导板设计过程

1. 运行 3-matic

程序→【3-matic Medical】，进入 3-matic 平台。

2. 导入文件

（1）导航栏中选【File】，在快捷菜单中选中【Import Part】，将已备好的下颌骨及牙齿 STL 格式文件导入 3-matic。

3. 导板贴附部分的构建

步骤操作如图 4.12.2-1~4.12.2-5 所示。

（1）在导航栏中选择【Mark】，进入标记模块。

（2）点击【Rectangular Mark】，启动矩形标记工具进行三角面片选择。

（3）在“Work Area”中用鼠标单击 1 个点并拖动，框选牙冠尖端部分。

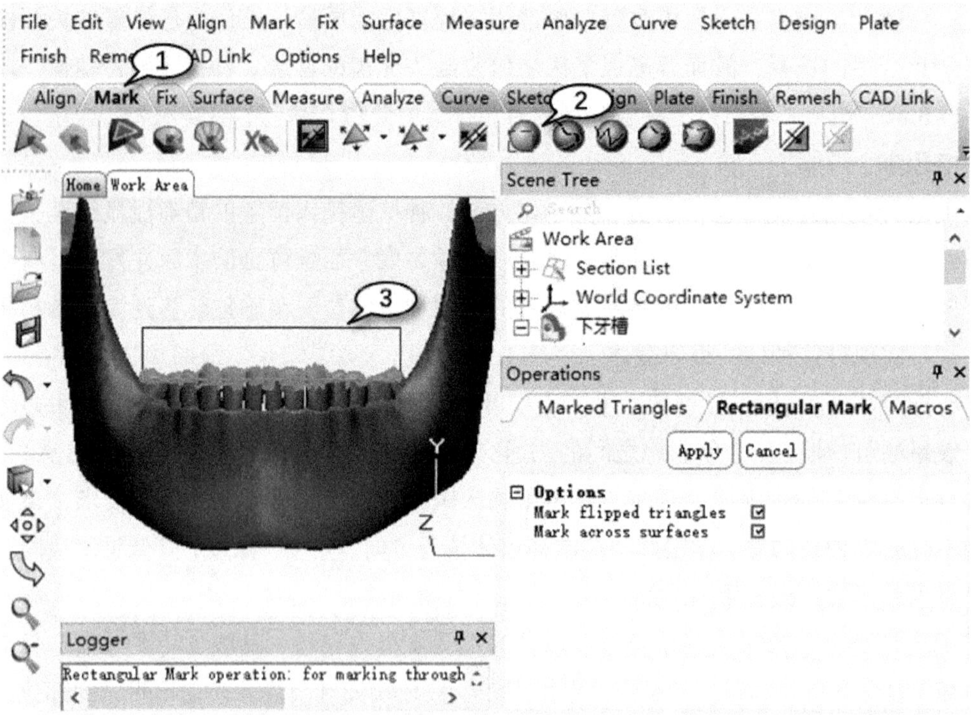

图 4.12.2-1 导板贴附面选择

（4）在“Scene Tree”中找到被标记的面，点击鼠标右键，在快捷菜单中依次选择【Separate】→【Copy to Part】→【Create New】，复制标记面形成新的零件，并右键点击新的零件，点击【Duplicate】形成副本，点击导航栏中的【Design】，进入设计模块。

（5）点击【Hollow】，启动空心工具，此工具可以根据面生成 1 个具有一定厚度的壳。

（6）在“Operation”页中【Entities】内填入第（4）步骤形成的附着面零件副本。

（7）在【Hollow type】中选择【Both】，即在 2 个方向上包裹附着面形成壳体。

（8）设置【Distance】=“1.5”，即定义零件厚度为 1.5 mm。

（9）点击【Apply】，生成导板贴附部分的壳体。

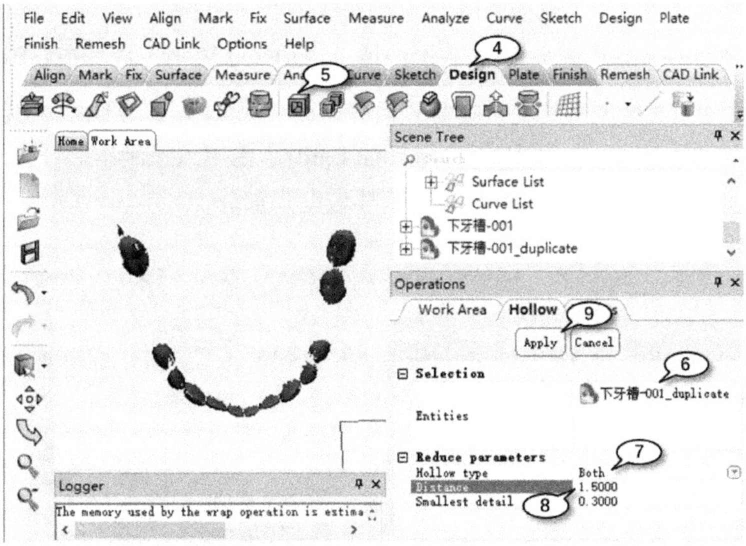

图 4.12.2-2 对贴附面进行 Hollow 操作

（10）如图 4.12.2-3 “Work Area”中透明零件所示，原始面仍存在空心体中，需使用包裹操作去除原始面，点击【Design】，进入设计模块。

（11）选择【Wrap】，启动包裹工具，包裹零件形成只有 1 个外表面的实体。

（12）在“Operation”页中【Entities】内中填入第（9）步骤中创建的包含原始面的空心体。

（13）点击【Apply】，生成仅包含外表面的导板贴附部分。

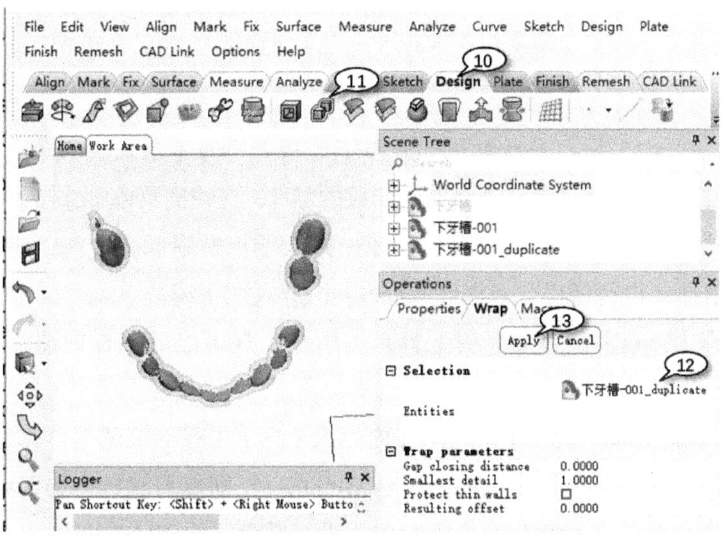

图 4.12.2-3 使用 Wrap 工具包裹零件

（14）点击【Design】，进入设计模块。

（15）选择【Boolean Subtraction】，启动布尔减集工具。

（16）在“Operation”页中【Entity】内填入（13）步骤中形成导板贴附部分零件。

（17）在“Scene Tree”中右键选中下牙槽零件，然后选择【Duplicate】，构建下牙槽零件副本，在“Operation”页中【Subtraction Entity】内填入该副本。

（18）点击【Apply】，生成贴合牙冠的导板贴附部分。

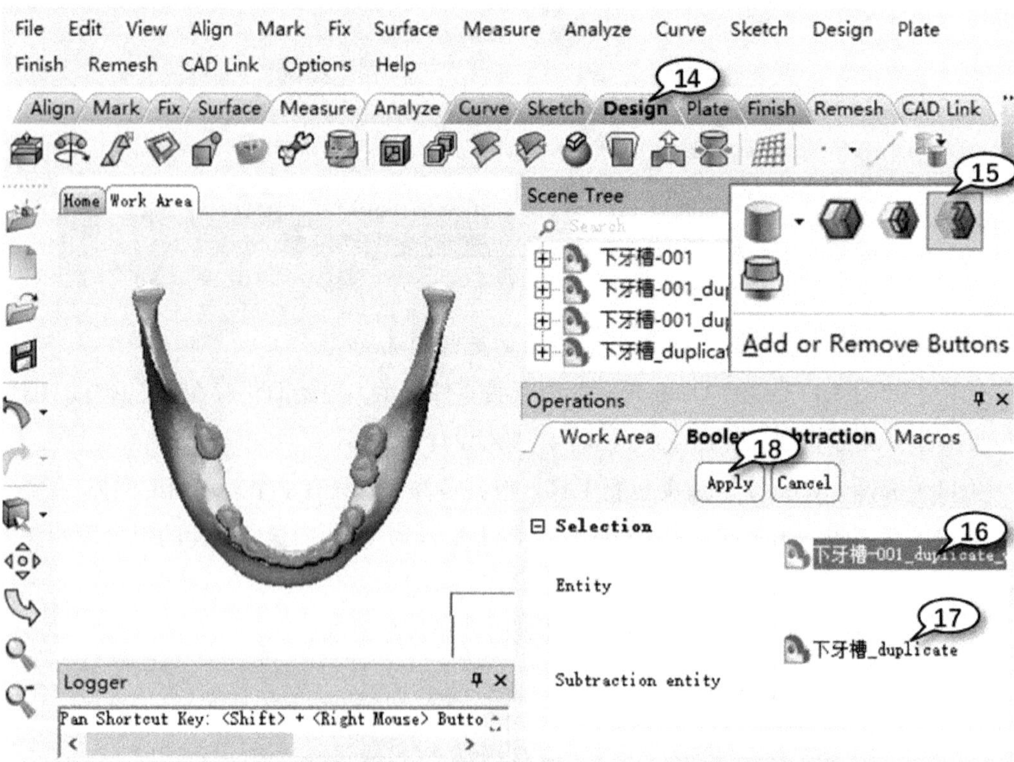

图 4.12.2-4 导板贴附部分与下牙槽之间的布尔减法运算

（19）右键点击（18）步骤中布尔减法形成的零件，在快捷菜单中选择【Transparency】→【High】，使零件透明显示，可以观察到牙冠镶入导板贴附部分过深，难以正常使用，需要对导板贴附部分进行修剪，点击【Finish】，进入加工模块。

（20）选择【Trim】，启动修剪工具，使用该工具可修剪掉导向器、植入物和其他设计的多余的部分。

（21）在“Operation”页中【Entities】内填入（18）步骤形成的零件作为被修剪零件。

（22）在【Trimming method】中选择【Remove inner】，即修剪轮廓内的区域将被修剪掉。

（23）框选【Fillet】，即在剪轮廓的角上设置圆角，设置【Fillet radius】=“3.0”，即圆角半径为 3.0 mm。

（24）在“Work Area”中点选修剪轮廓，将多余的部分包含进去。

（25）点击【Apply】，修剪导板贴附多余部分。

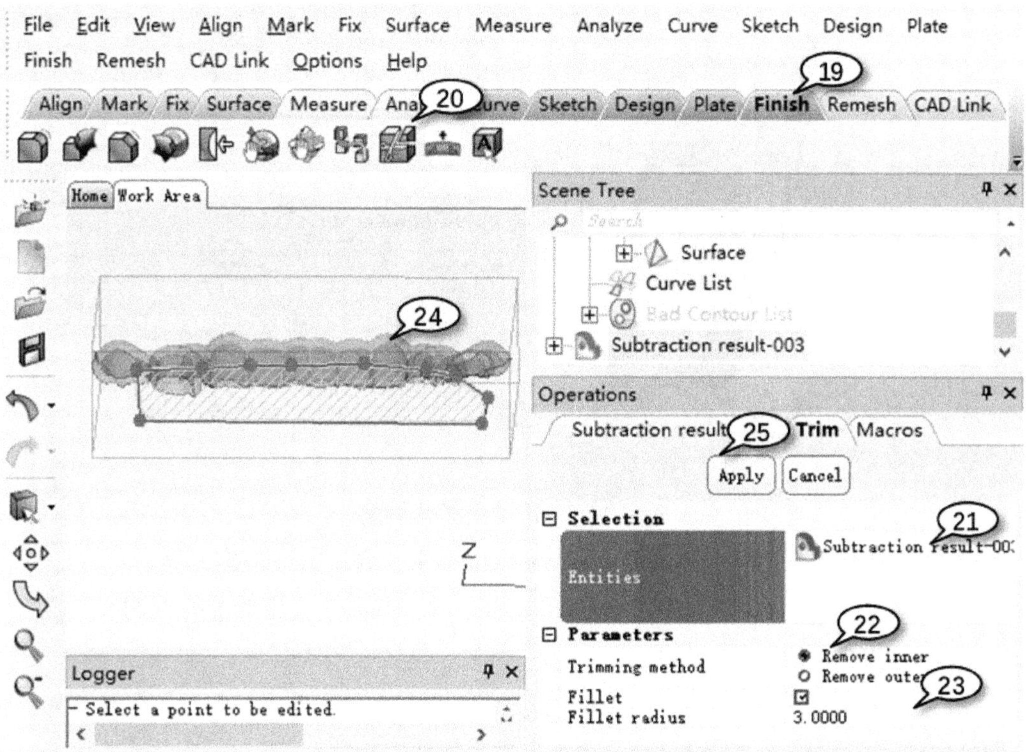

图 4.12.2-5 对导板贴附部分进行修剪

4. 种植导板导向孔的创建

步骤操作如图 4.12.2-6~4.12.2-19 所示。

（1）在导航栏中点击【Analyze】，进入分析模块。

（2）点击【Create Arc】，启动圆弧创建工具。

（3）展开“Operations”页中【Method】，选择【3 Points】，以 3 点定义圆弧；框选【Closed arc】，构建封闭的圆。

（4）分别点击【First point】、【Second point】、【Third point】，在“Work Area”中在下牙槽理想种植位置选择 3 个点，创建的完整圆将通过这 3 个点。

（5）点击【Apply】，生成圆分析体，即种植牙隧道开口位置。

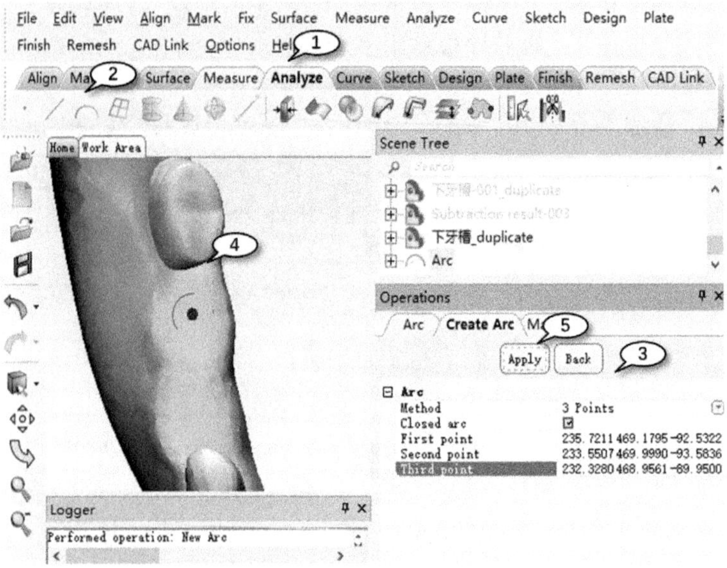

图 4.12.2-6 圆分析体构建

（6）在【Design】模块中选择【Create Cylinde】，启动圆柱创建工具。

（7）展开“Operation”页中【Method】，选中【2 Points】，设置【Radius】= “1.0”，创建由 2 个点和半径来确定的圆柱。

（8）分别选择【Point 1】与【Point 2】，在“Work Area”中牙齿缺损的位置对应的下颌骨体外表面的上缘与下缘分别点选 1 点作为圆柱的两端。

（9）点击【Apply】，生成圆柱零件作为种植牙隧道探针。

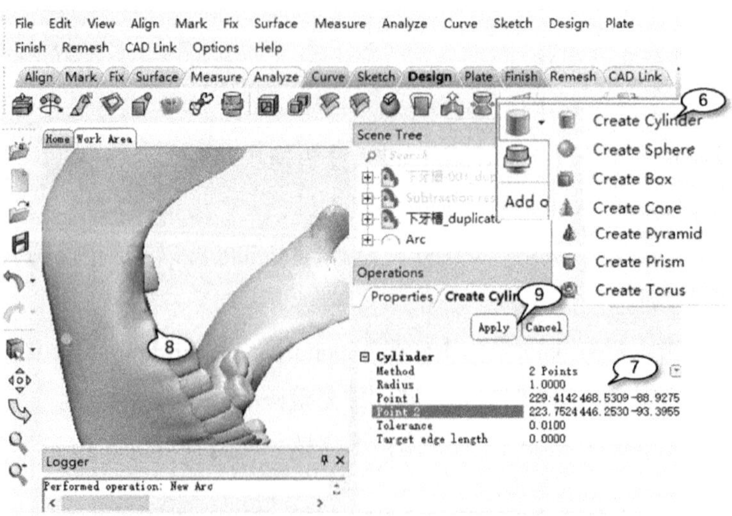

图 4.12.2-7 半径为 1.0 mm 的圆柱探针创建

（10）在导航栏中选择【Align】，进入校准模块。

（11）选择【Arc to Arc Align】，启动弧到弧校准工具，这是 1 个快速对齐工具，它将基于圆弧的中心和法线对齐 2 个零件。

（12）在“Operation”页中【Arc on fixed entity】内填入第（5）步骤生成的圆分析体作为固定的零件。

（13）在【Arc on moving entity】中填入第（9）步骤生成的圆柱零件作为被移动零件。

（14）点击【Apply】，移动圆柱探针到分析体圆的位置。

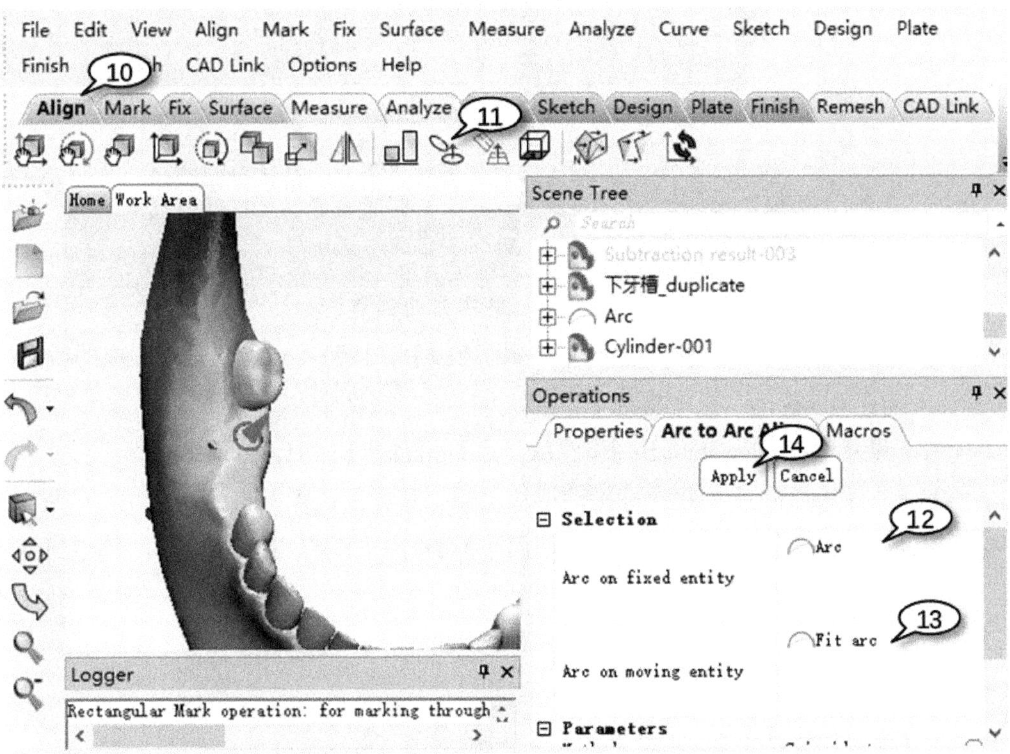

图 4.12.2-8 移动圆柱

（15）点击主菜单中的【View】，在弹出菜单中选择【Create section】，启动截面创建工具，创建截面来观察种植牙选取位置和方向是否理想。

（16）展开“Operation”页中【Method】，选择【3 Points】，通过空间中的 3 个选定点定义截面。

（17）分别选择【Point 1】、【Point 2】、【Point 3】，在“Work Area”中选择双侧下颌角与下颌体外表面中间的 1 点，创建 1 个能够观察下颌体内部的截面。

（18）点击【Apply】，生成观察截面。

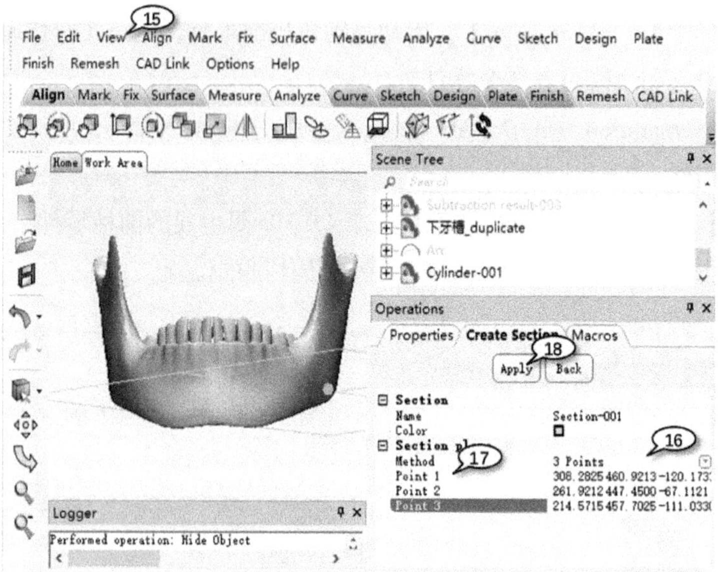

图 4.12.2-9 观察截面创建

（19）在“Scene Tree”中，选择【Section List】，找到（18）步骤中形成的截面。

（20）在“Property”页中框选【Clip】。

（21）设置【Position step size】=“1.0”，即滑动步长为 1.0 mm。

（22）在【Position】中用鼠标拖动滑块至需要查看的位置，与“Work Area”中观察种植牙探针位置是否理想，若不理想则使用【Align】中平移、旋转工具对探针空间位置进行调整。

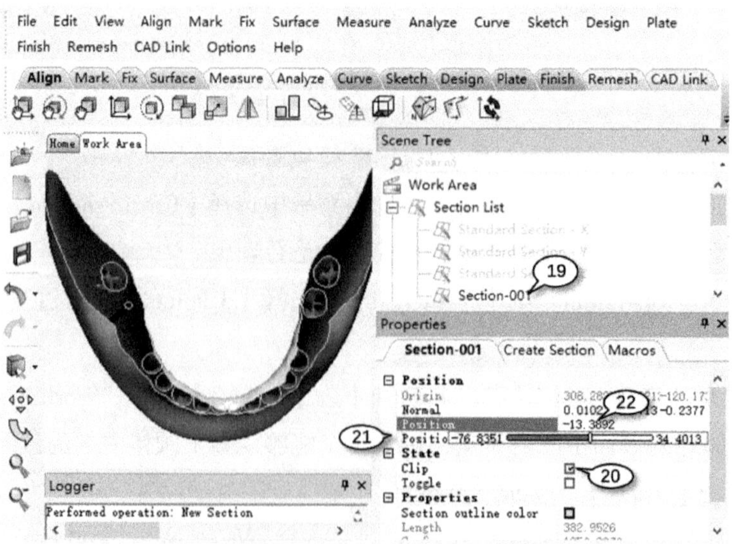

图 4.12.2-10 在不同截面上观察圆柱探针的位置

（23）在导航栏中点击【Align】，进入校准模块。

（24）点击【Interactive Translate】，启动交互式平移工具。

（25）展开“Operation”页中【Coordinate system】，选择【Inertia axes coordinate system】，使用圆柱的惯性坐标系作为平移坐标系。

（26）框选【Enable snapping】，并设置【Translation step】=“7.0”，即设置移动距离为 7.0 mm 的倍数。

（27）在“Scene Tree”中选择第（14）步骤移动后的种植牙圆柱探针，然后在“Work Area”中沿圆柱长轴向上移动，移动距离为 7.0 mm。

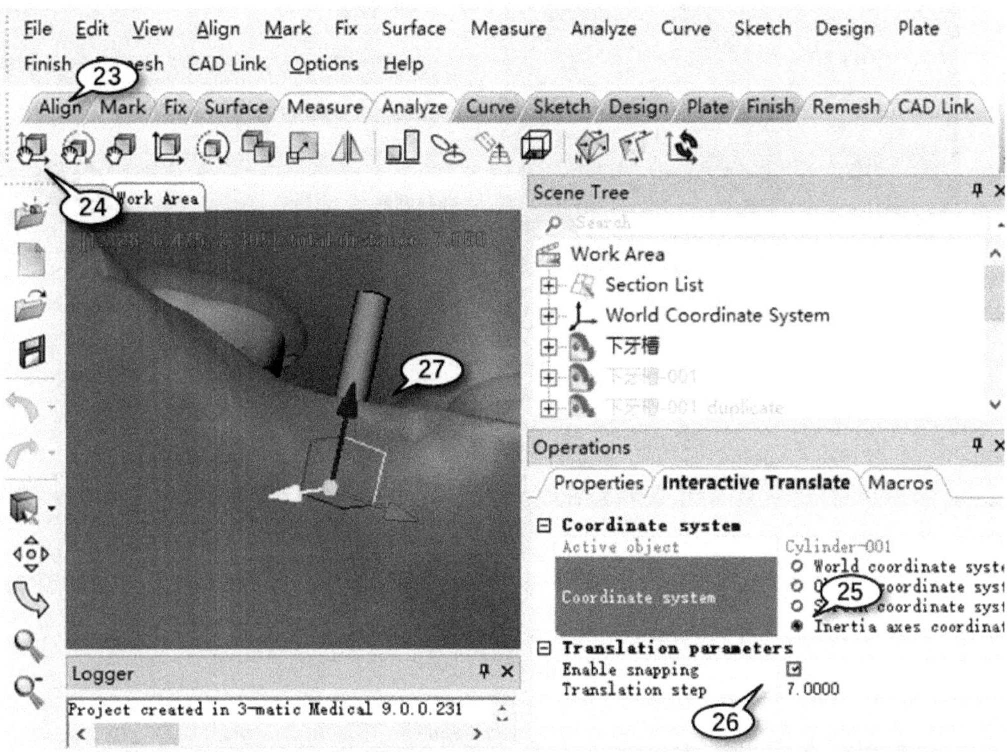

图 4.12.2-11 外固定支具外观

（28）在导航栏中选择【Analyze】，进入分析模块。

（29）点击【Create Analytical Cylinder】，启动圆柱分析体创建工具。

（30）展开“Operation”页中【Method】，选择【Fit cylinder】，通过拟合探针圆柱来形成圆柱分析体。

（31）在【Fitting entities】中填入第（27）步骤移动后的探针圆柱，该功能此处可填入的类型有 Surface, Surface List, Part。

（32）点击【Apply】，生成圆柱分析体。

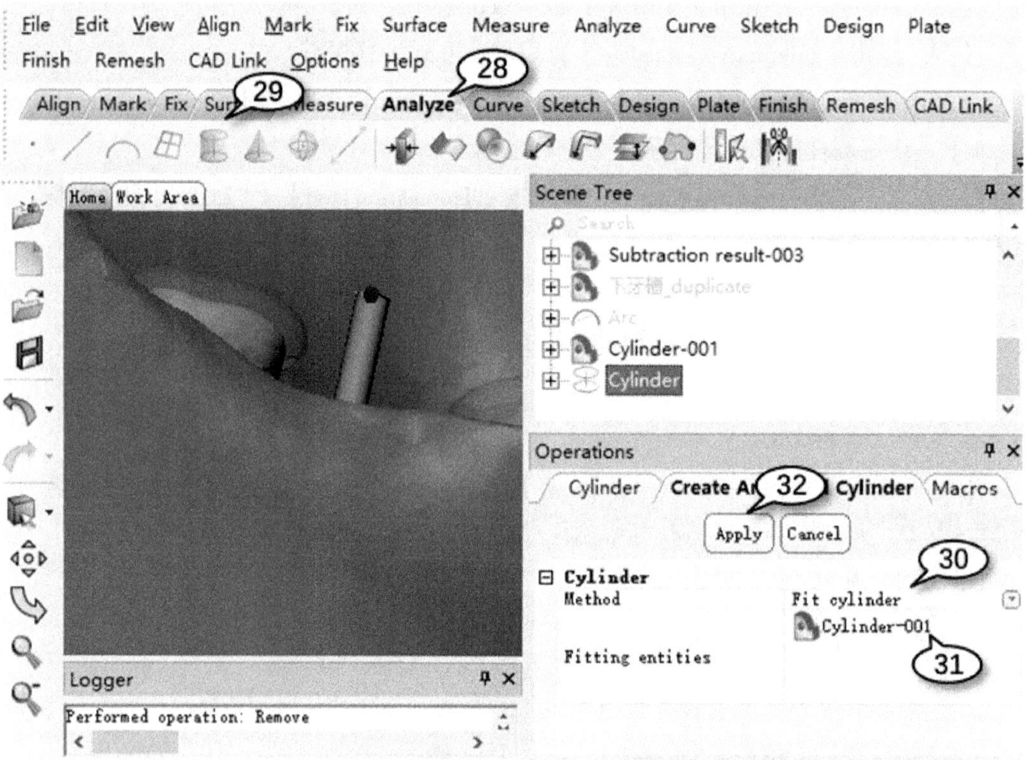

图 4.12.2-12 圆柱分析体的构建

（33）在“Scene Tree”中选择（32）步骤构建的圆柱分析体，点击【Cylinder】进入分析体“Property”页。

（34）在属性页中颠倒【Point 1】与【Point 2】的坐标，原坐标为【Point 1】：（230.5871，454.0721，-96.9915）；【Point 2】：（235.0294 475.7307 -89.2777），修改后如图 4.12.2-13 所示。

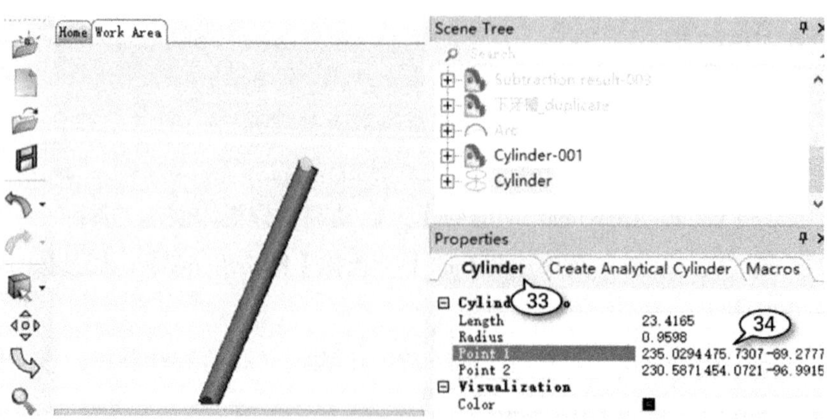

图 4.12.2-13 圆柱分析体的构建

（35）在“Scene Tree”中右键点击（34）步骤生成的修改后圆柱分析体，在弹出菜单中选择【Duplicate】，重复此操作 3 次，创建 3 个用于构建导向孔的圆柱分析体，双击圆柱分析体将其重命名为 4.0、2.75、2.5。

（36）在分析体的“Property”页中对圆柱分析体的直径与长度进行约束，其中以“4.0”命名圆柱分析体设置【Length】=“5.0”，【Radius】=“4.0”。

（37）以“2.75”命名圆柱分析体设置【Length】=“2.0”，【Radius】=“2.75”。

（38）以“2.5”命名圆柱分析体设置【Length】=“6.0”，【Radius】=“2.55”。

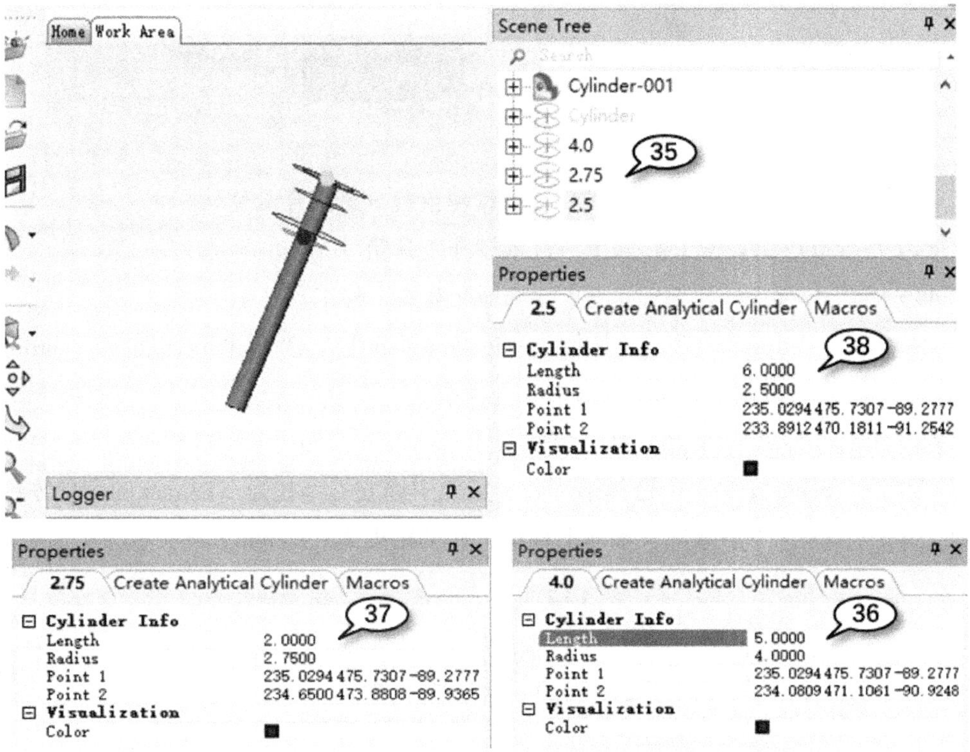

图 4.12.2-14 圆柱分析体的构建

（39）在导航栏中选择【Design】，进入设计模块。

（40）选择【Convert Analytical Primitive to Part】，启动转换分析体为实体工具，此工具可将现有分析体转换为三角面片零件。

（41）在“Operation”页中【Entities】内填入（36）（37）（38）步骤中设置好的圆柱分析体。

（42）点击【Apply】，生成 3 个三角面片圆柱零件。

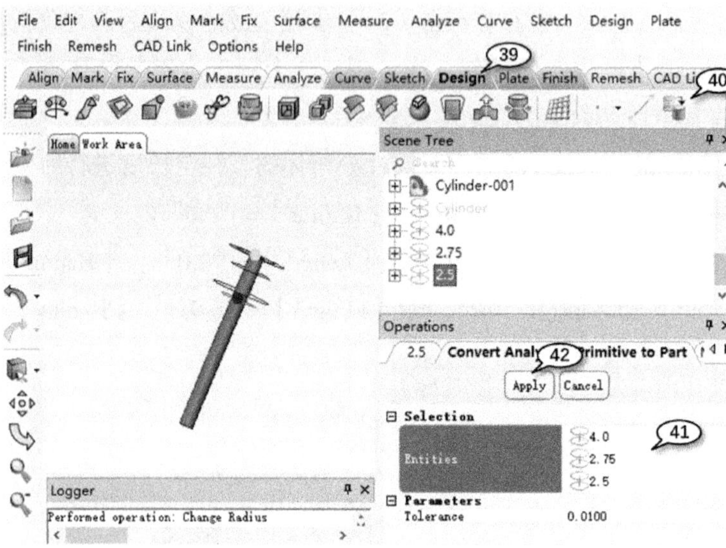

图 4.12.2-15 圆柱分析体转换为三角面片零件

（43）在导航栏中点击【Align】，进入校准工具箱。

（44）点击【Interactive Translate】，选择交互式平移工具。

（45）展开“Operation”页中【Coordinate system】，选择【Inertia axes coordinate system】，使用圆柱的惯性坐标系作为平移坐标系。

（46）框选【Enable snapping】，并设置【Translation step】=“0.25”。

（47）在“Scene Tree”中选择第（42）步骤中形成的半径为 2.75 mm 的圆柱零件，然后在“Work Area”中沿圆柱长轴向上移动，移动距离为 0.25 mm。

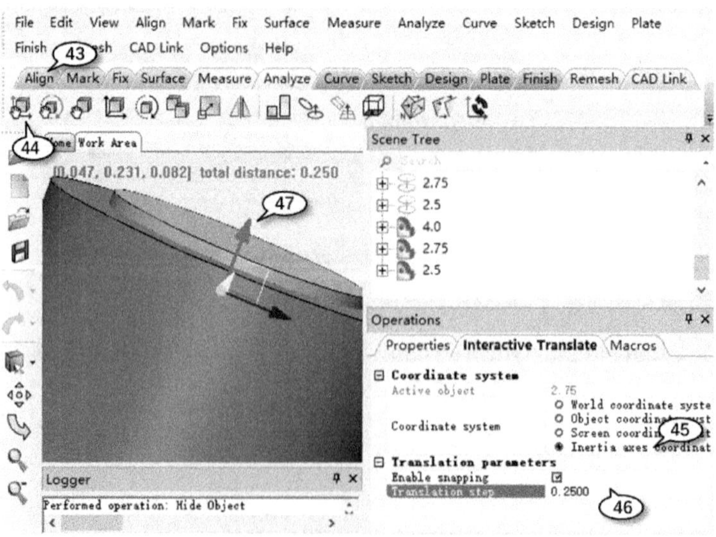

图 4.12.2-16 圆柱分析体的构建

（48）在导航栏中选择【Design】，进入设计模块。

（49）选择【Boolean Union】，启动布尔并集运算。

（50）在“Operation”页【Entities】内填入 1.（47）步骤中移动后的“2.75”零件；2.（42）步骤中生成的“2.5”零件。

（51）点击【Apply】，生成 2 个零件的组合体。

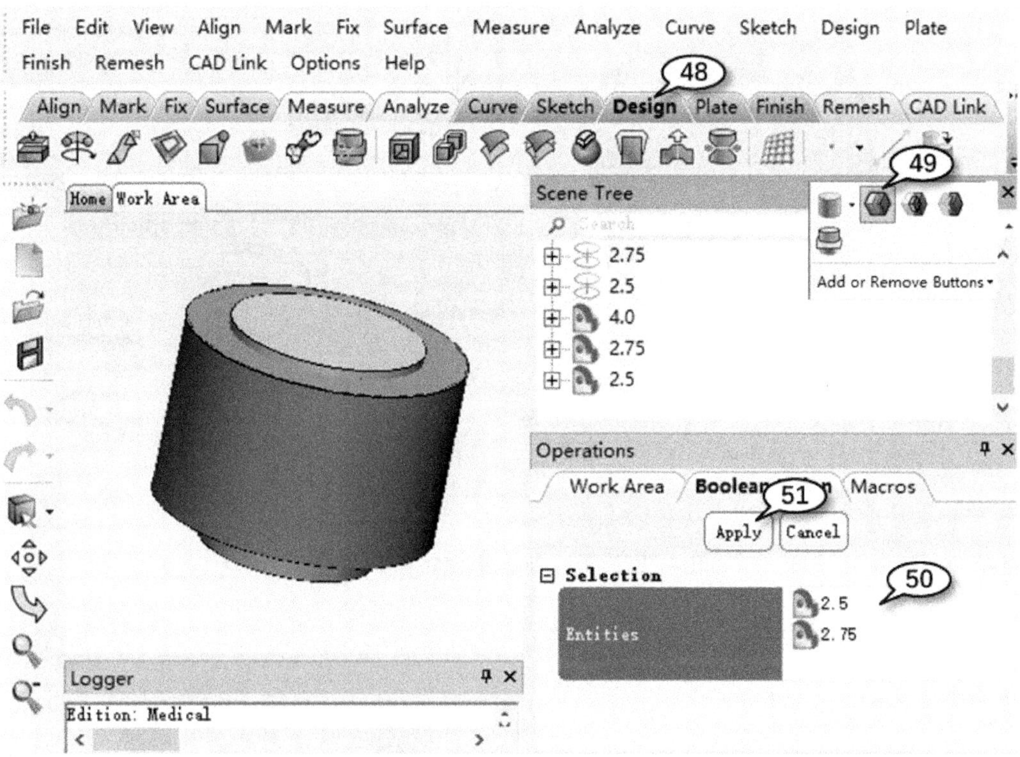

图 4.12.2-17 圆柱之间的布尔加法运算

（49）在导航栏中选择【Design】，进入设计模块。

（50）选择【Boolean Subtraction】，启动布尔减集运算。

（51）在“Operation”页【Entities】内填入第（42）步骤中生成的“4.0”零件。

（52）在【Subtraction Entity】中填入第（51）步骤中生成的组合零件。

（53）点击【Apply】，生成导向孔模型，以相同的方法构建其余牙齿缺损位置的导向孔，生成结果如图 4.12.2-19 所示。

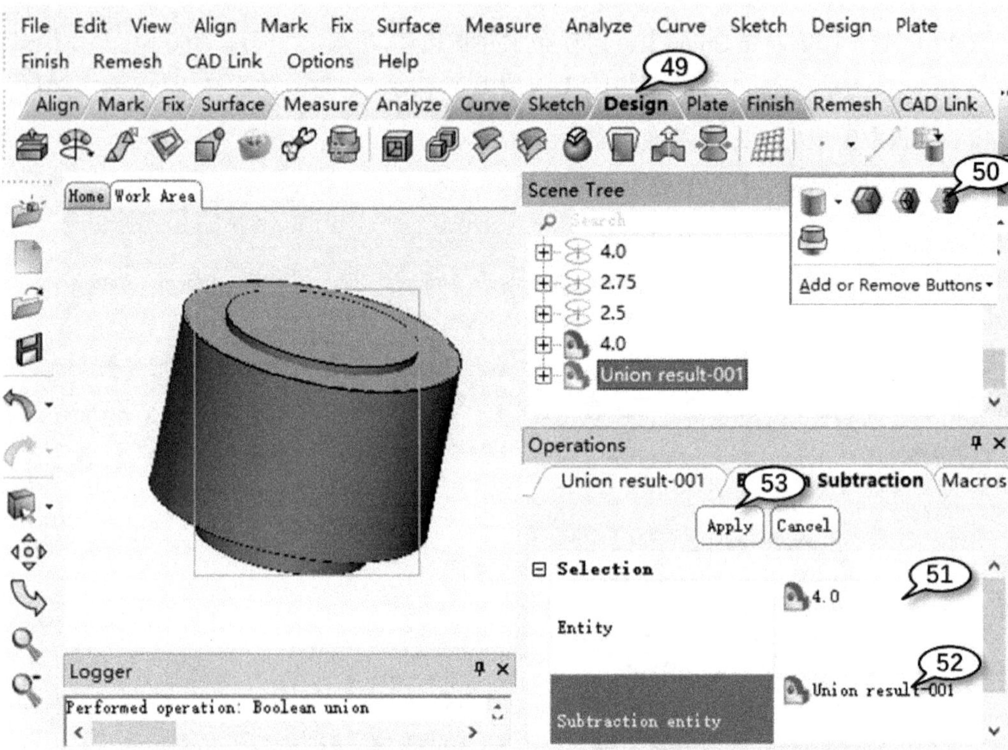

图 4.12.2-18 圆柱分析体的构建

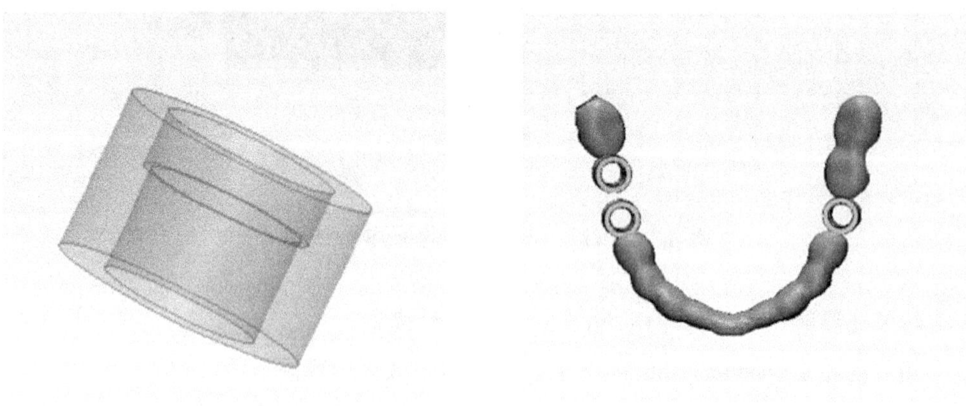

图 4.12.2-19 左导向孔透视图 右导向孔及贴附部分模型

5. 下牙槽种植牙导板整体设计

步骤操作如图 4.12.2-20~4.12.2-23 所示。

（1）在导航栏中选择【Design】，进入设计模块。

（2）选择【Create Cylinder】，启动圆柱创建工具，创建用来连接 2 个导向孔的圆柱。

（3）展开“Operation”中【Method】，选择【2 Points】，通过 2 点和半径来创建连接圆柱零件。

（4）设置【Radius】=“1.50”，此处需根据 2 导向孔之间的间隙大小设置。

（5）分别选择【Point 1】与【Point 2】，在“Work Area”中 2 导向孔相对的上下外表面各选 1 点，作为连接圆柱的顶部与底部位置。

（6）点击【Apply】，生成连接圆柱零件。

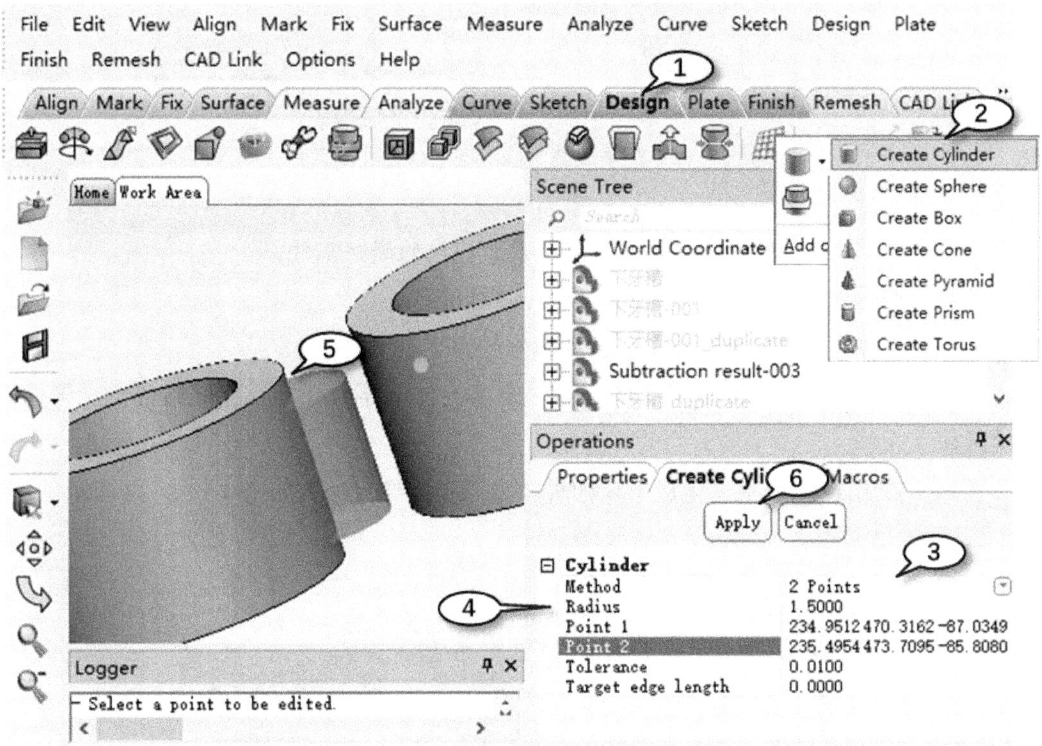

图 4.12.2-20 连接圆柱零件的创建

（7）在导航栏中点击【Align】，进入校准工具箱。

（8）点击【Interactive Translate】，选择交互式平移工具。

（9）展开“Operation”页中【Coordinate system】，选择【Inertia axes coordinate system】，使用连接圆柱零件的惯性坐标系作为平移坐标系。

（10）在“Scene Tree”中选择第（6）步骤中形成连接圆柱零件，然后在“Work Area”中沿垂直于圆柱长轴向上移动，使连接圆柱零件移动到 2 导向孔间隙的中央。

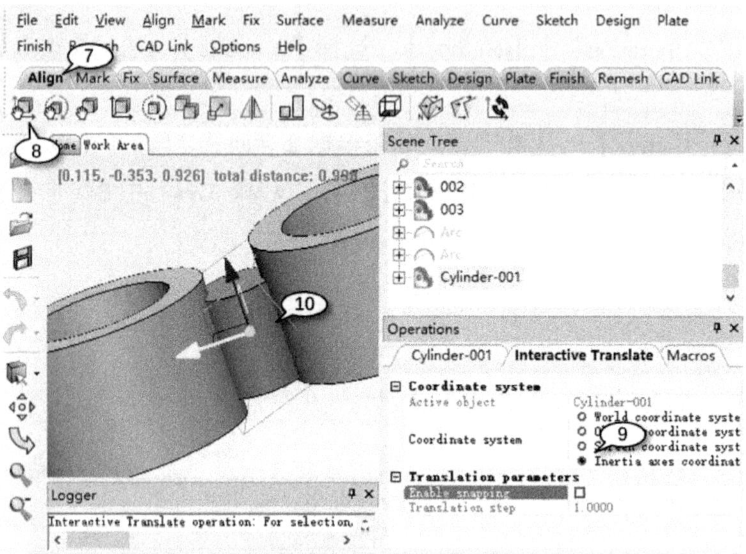

图 4.12.2-21 移动用于连接的圆柱零件

（11）在导航栏中选择【Design】，进入设计模块。

（12）选择【Boolean Union】，启动布尔并集工具。

（13）在“Operation”页中【Entities】内填入 3 个导向孔，导板贴附部分，导向孔连接圆柱。

（14）点击【Apply】，生成下牙槽种植牙导板，导板结构如图 4.12.2-23 所示。

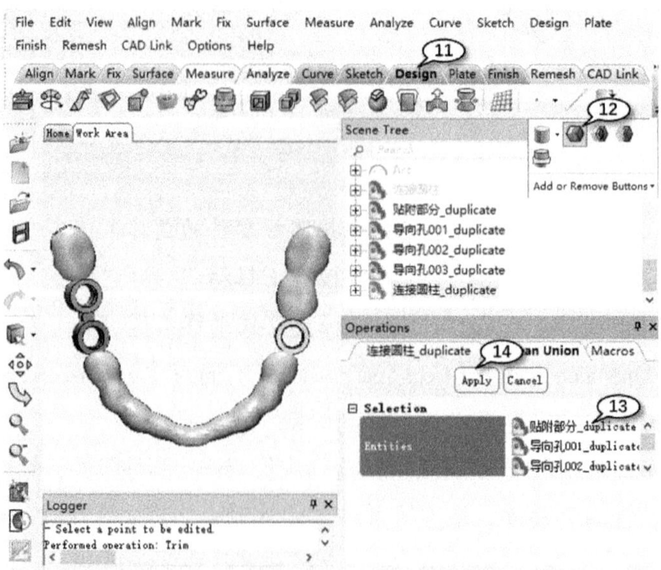

图 4.12.2-22 对各部件进行布尔加法运算

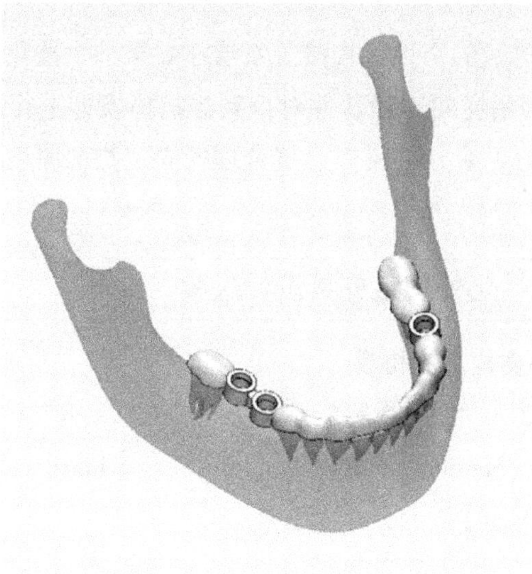

图 4.12.2-23 下牙槽种植牙导板结构

4.13 个性化外固定支具设计

4.13.1 相关背景

外固定支具是临床应用较多的一种体外辅助治疗器具，旨在限制身体的特定部分运动、矫正畸形，从而维持手术治疗效果或直接用于非手术治疗的外固定。外固定支具常应用于脊柱侧弯、先天性斜颈、先天性马蹄内翻足、创伤性骨折等患者的治疗。

四肢骨折是常见的骨科创伤疾病。骨折的早期复位固定可以有效控制骨折端出血，避免断端间活动继发血管神经损伤，并可有效降低脂肪栓塞等严重并发症的产生。目前较为普遍的外固定方法主要分为石膏外固定和夹板绷带外固定 2 种。传统石膏固定具有良好的塑形性能，石膏干固后十分坚实，固定可靠，然而由于石膏的压迫性较大，因此固定时间过长容易产生压迫性溃疡，另外，普通石膏透气性较差，易发生湿疹、皮肤过敏等皮肤病。采用夹板固定时，患肢的局部活动性大，复位后容易发生二次移位。同时，压垫压力过大会妨碍局部血液循环，加重远端肢体肿胀，产生压疮及神经麻痹等不良反应。此外，石膏外固定和夹板外固定都很难达到解剖或近似解剖复位，即使复位良好固定后在早期功能锻炼中也容易发生二次移位。

近年来，3D 打印个性化外固定支具已经逐步进入临床，越来越多的骨科传统石膏已被方便轻盈的支具代替。从肢体表面扫描到 3D 打印支具使用只需 10 分钟，患者不再需要被糊上厚厚的石膏绷带，而是只需要接受非接触式的 3D 扫描，这样既避免了患处疼痛，也更加清洁卫生。

在医疗领域，医疗器械的个性化直接关系治疗效果。个性化外固定支具是基于患者三维扫描或 CT 数据，利用逆向工程软件对得到的扫描模型进行患肢三维形态的提取。支具与人体皮肤可以良好贴合，并可以设置合理的固定物的厚度、孔隙的大小，以提高患者舒适度与满意度。

4.13.2 3-matic 中个性化外固定支具设计过程

1. 使用 Mimics 软件重建患肢轮廓

步骤操作如图 4.13.2-1~ 图 4.13.2-5 所示。

（1）程序→【Mimics Medical】，进入 Mimics 平台。【File】→【Open project】选择“前臂”项目文件，点击【Open】，打开项目。

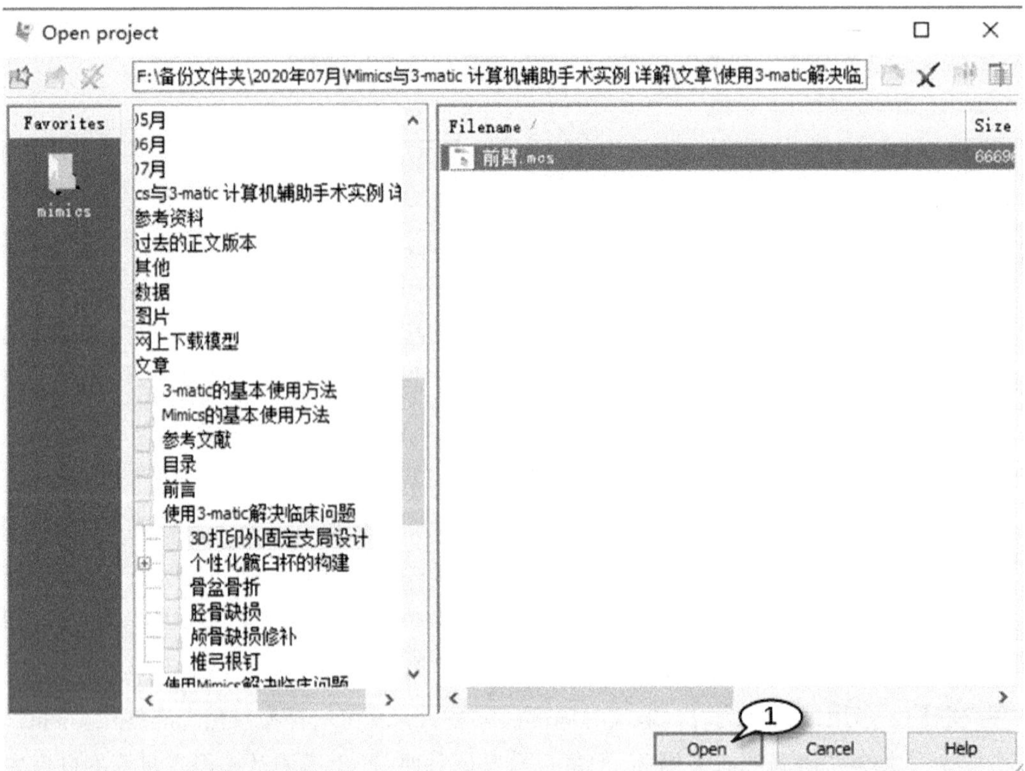

图 4.13.2-1 文件导入

（2）选择【Segmentation】中的【Threhoding】，启动阈值分隔工具，设置弹出对话框中的【Min】=“-600”。

（3）点击【Apply】，生成包含前臂的 Mask。

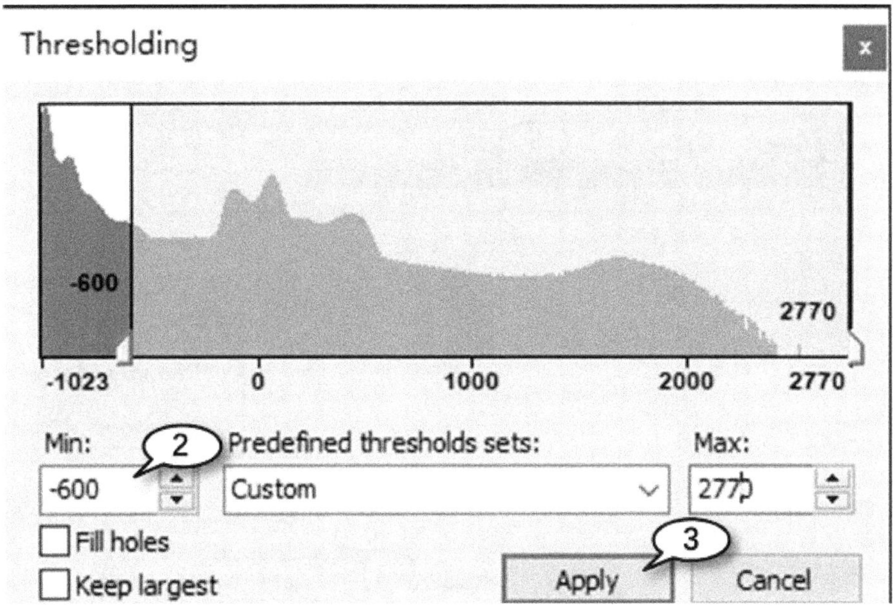

图 4.13.2-2 阈值的选择

（4）点击【Region Growing】，启动区域增长工具，然后在切片视图中点击前臂的主体部分，生成仅包含前臂的 Mask。

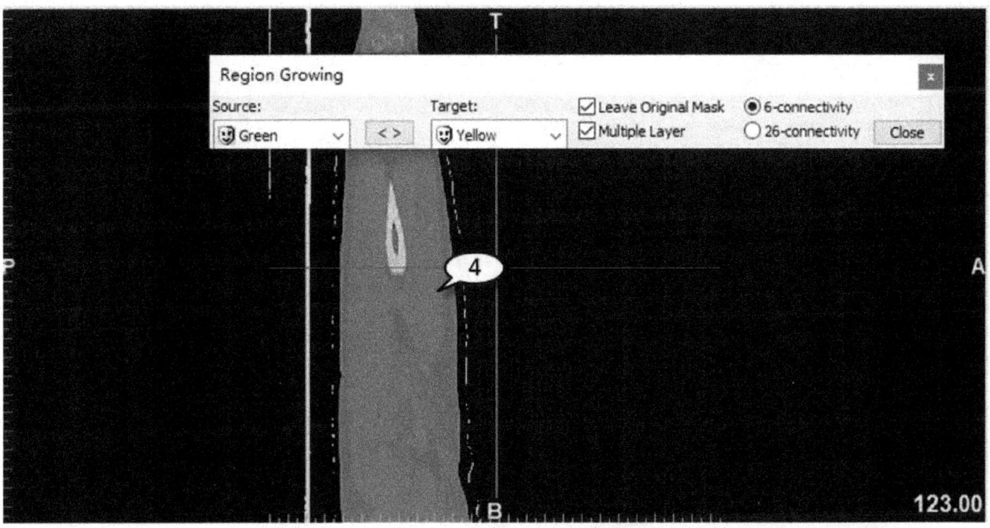

图 4.13.2-3 使用区域增长工具创建前臂 Mask

（5）点击【Calculate 3D】，在弹出对话框中选择第（4）步骤中创建的前臂 Mask。

（6）点击【Calculate】，创建前臂的 3D 模型。

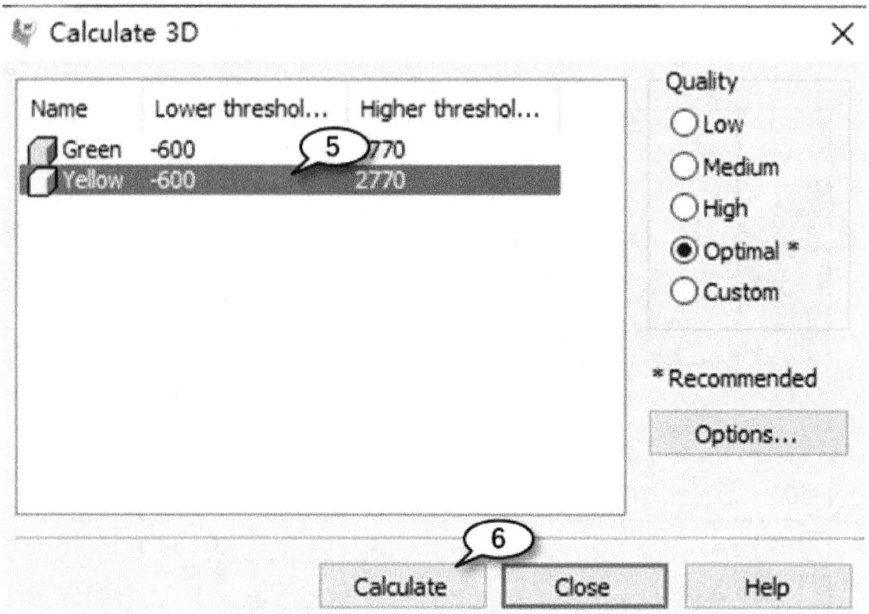

图 4.13.2-4 创建前臂 3D 模型

（7）在主工具栏依次点击【3-matic】→【Design】，使用3matic对模型进行进一步设计。

（8）在弹出的对话框中选择第（6）步骤生成的前臂 3D 模型。

（9）点击【OK】，3-matic 软件将被打开，并且前臂 3D 模型将被导入到 3-matic 中。

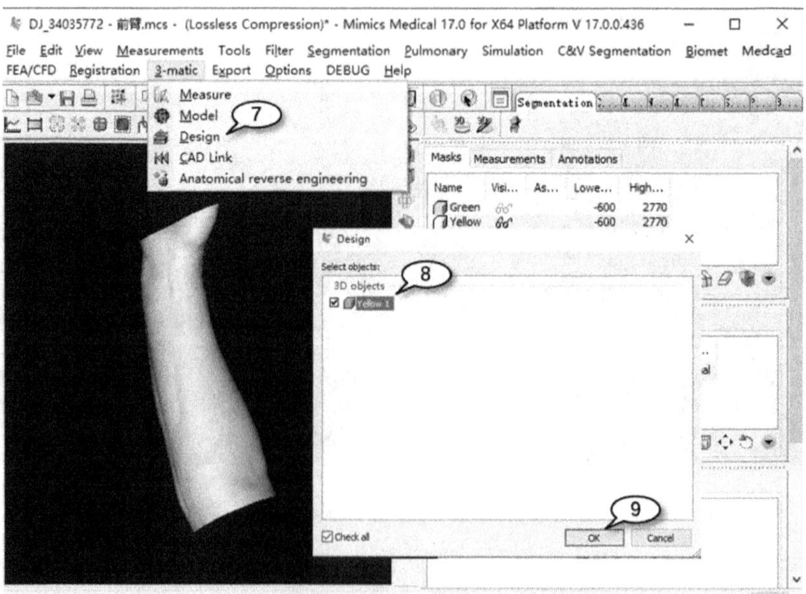

图 4.13.2-5 将 Mimics 中 3D 模型导入 3-matic 中

提示

本书演示方法是通过螺旋 CT 扫描得到 Dicom 文件，然后使用 Mimics 进行肢体三维重建，此方法存在费用高、射线暴露的缺点。临床中可以利用便捷的 3D 扫描仪扫描患者的体表数据，此方法仅数分钟左右可以完成体表数据采集，当不得不采用 CT 扫描获取数据时应在扫描时使肢体悬空，避免由于重力压迫导致的肢体软组织变形。

2. 外固定支具附着面的创建

步骤操作如图 4.13.2-6~ 图 4.13.2-8 所示。

（1）在导航栏中点击【Curve】，进入曲线模块。

（2）点击【Create Curve】，启动曲线创建工具。

（3）在“Operations”页中框选【Attract curve】与【Split surfaces】，使曲线附着于前臂表面，并根据曲线分割面。

（4）在“Work Area”中进行前臂支具上端边界线构建。首先，鼠标左键选择第 1 个曲线点，间隔一段距离点击鼠标左键，直到环绕前臂 1 周。

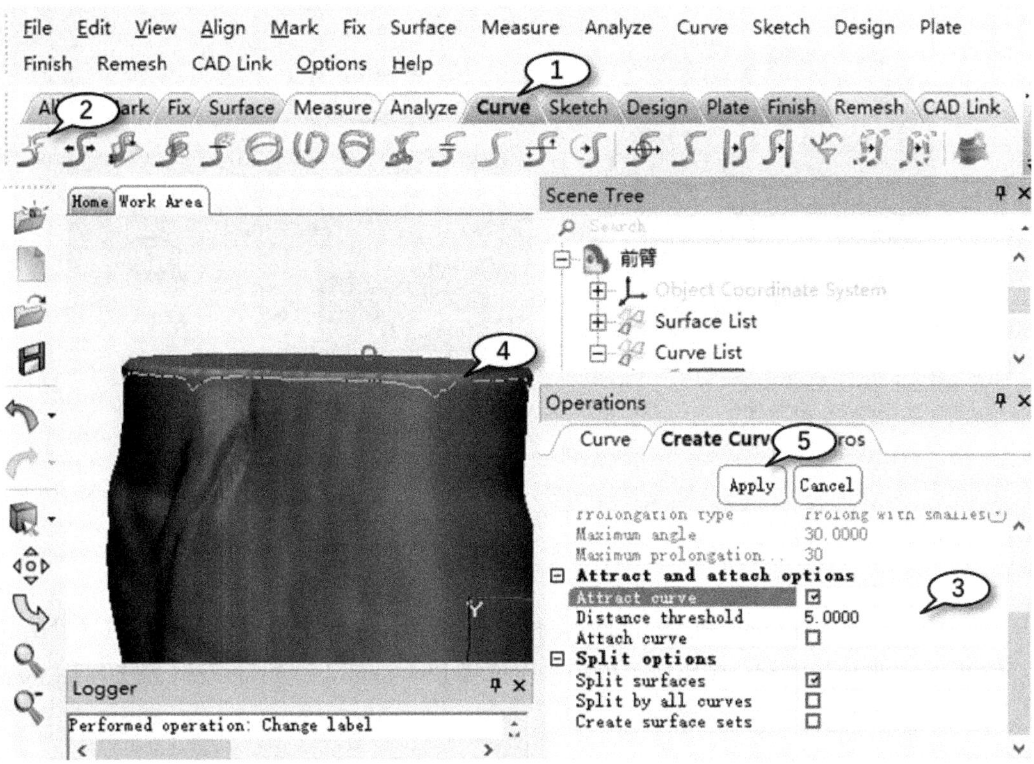

图 4.13.2-6 前臂支具上端边界线构建

（5）点击【Apply】，生成前臂支具上端边界线，以相同的方法生成前臂支具下端边界。

（6）在【Curve】模块中选择【Smooth Curve】工具，该工具可使选定的曲线更平滑，根据平滑因子和其他一些参数对曲线进行平滑处理。

（7）在“Operation”页中【Entities】内选中第（5）步骤中创建的曲线。

（8）设置【Smoothing factor】=“0.7”，其代表平滑处理的强度，3-matic 中最大值为 1。

（9）设置【Number of iterations】=“10”，其代表平滑算法的重复次数，取消【Treat as free curve】的框选。

（10）点击【Apply】，对曲线进行平滑处理，以相同方法对前臂支具下端边界进行平滑处理。

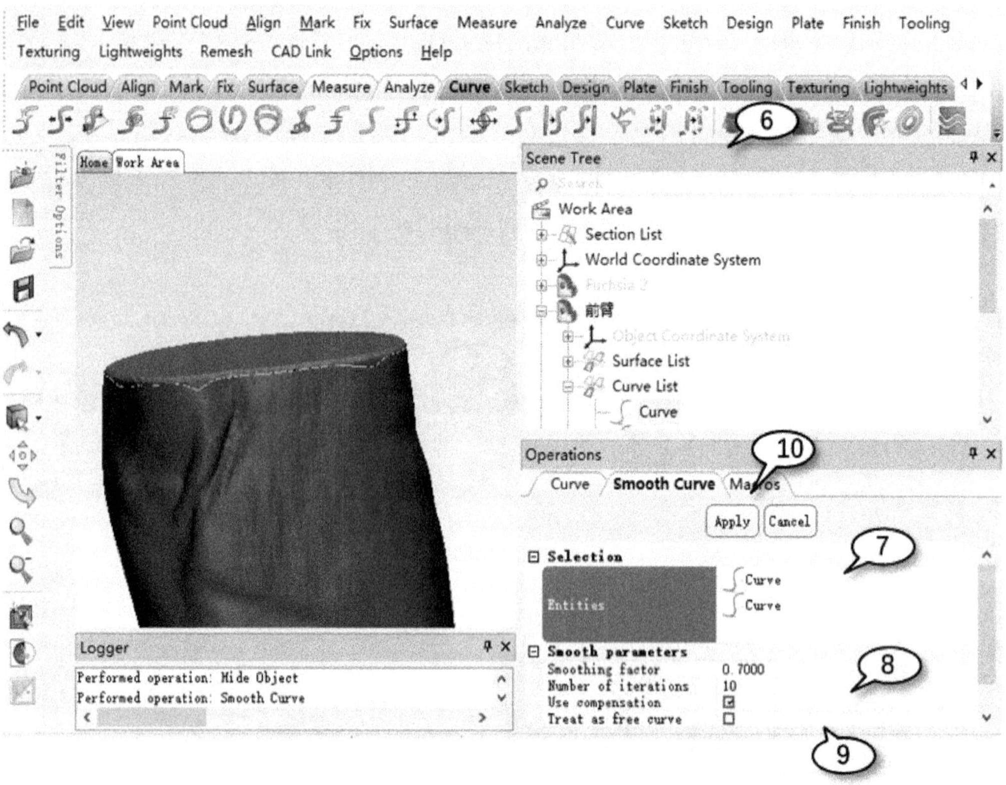

图 4.13.2-7 前臂支具上端边界线平滑处理

（11）在“Scene Tree”中展开前臂零件，在 Surface List 中选中双下两端边界分割线之间的面，点击鼠标右键，在快捷菜单中依次选择【Separate】→【Copy to Part】→【Create New】，复制附着面形成新的零件。

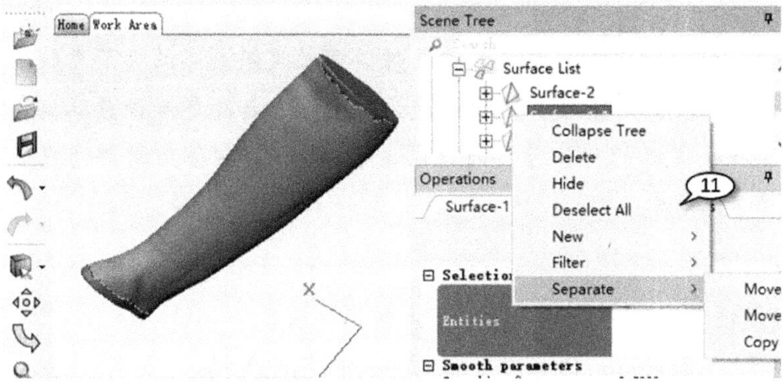

图 4.13.2−8 构建附着面零件

3. 个性化外固定支具的创建

步骤操作如图 4.13.2−9~ 图 4.13.2−12 所示。

（1）在导航栏中点击【Design】，进入设计模块。

（2）点击【Create Cage】，启动笼式结构创建工具进行网状框架设计，该工具可用于在曲面上创建网格状框架，可以使用引导曲线确定笼形网格的方向，并设置孔径和厚度。

（3）在“Operation”页中【Surface】内填入构建好的附着曲面，在此曲面上构建网格框架。

（4）框选【Automatic direction】，自动确定网格的方向。

（5）设置【Pore size】=“1.5”，即网格框架的孔径为 1.5 mm，网格孔呈方形，孔径大小即正方形边的边长，3−matic 中 Cage 孔径可设置范围为（0.2，5.0）mm；设置【Beam diameter】=“1.5”，即网格梁的厚度设置为 1.5mm，3−matic 中 Cage 厚度可设置范围为（0.1，3.0）mm。

（6）点击【Apply】，生成支具整体结构。

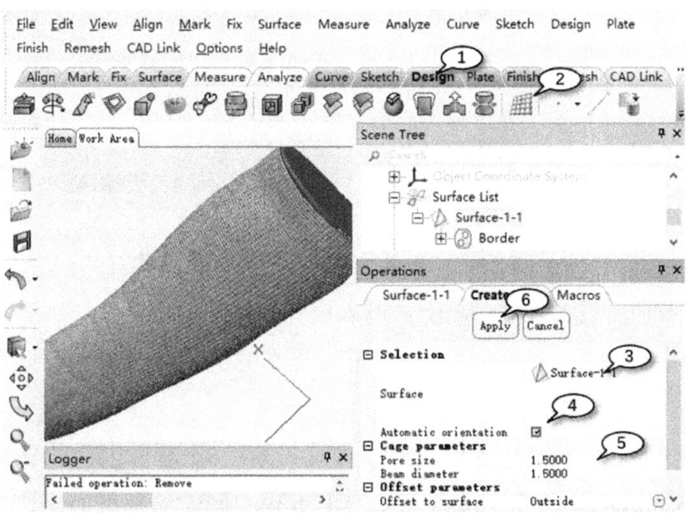

图 4.13.2−9 圆柱实体构建

提示

合理的镂空设计可以加强肢体的透气性，有效缓解炎热的季节患肢出现的瘙痒症状，并可以减轻支具的重量，使佩戴更为舒适。支具的厚度设置既要考虑支具的轻便性，更要保证支具的可靠性，因此应当根据 3D 打印使用材料的强度以及网孔的密度综合考量后决定。

（7）在导航栏中点击【Analyze】，进入分析模块。

（8）点击【Create Datum Plane】，启动基准面创建工具。

（9）展开“Operations”页中【Method】，选择【3 Points】，通过空间中的 3 个选定点确定基准面空间位置。

（10）在前臂前后分界面处的尺侧与桡侧，点选 3 个点。

（11）点击【Apply】，生成基准面。

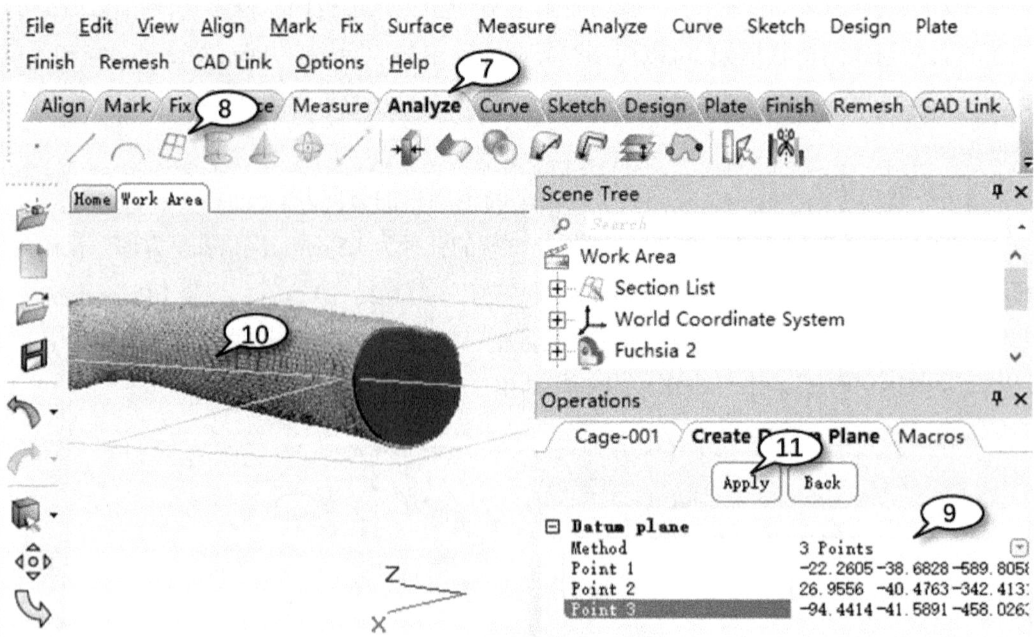

图 4.13.2-10 支具前后分界基准面的构建

（12）在导航栏中选择【Design】，进入设计模块。

（13）点击【Cut】，启动切割工具，进行支具的前后部分分割，此功能允许用根据基准面切割零件。

（14）在“Operation”页中【Entities】内填入第（6）步骤创建的支具整体。

（15）在【Cutting entity】中填入第（11）步骤中创建的基准面，该功能此处可填入的类型有 Part、Datum Plane、Sketch、Section。

（16）点击【Apply】，将支具切割成前后 2 部分，如图 4.13.2-12 所示。

提示

本书中的设计的双侧支具需要辅助使用背胶魔术贴方能进行应用，魔术贴使用方法与在低温热塑板支具中使用方法相同，也可在前后部支具结合部分设计锁紧装置代替背胶魔术贴。

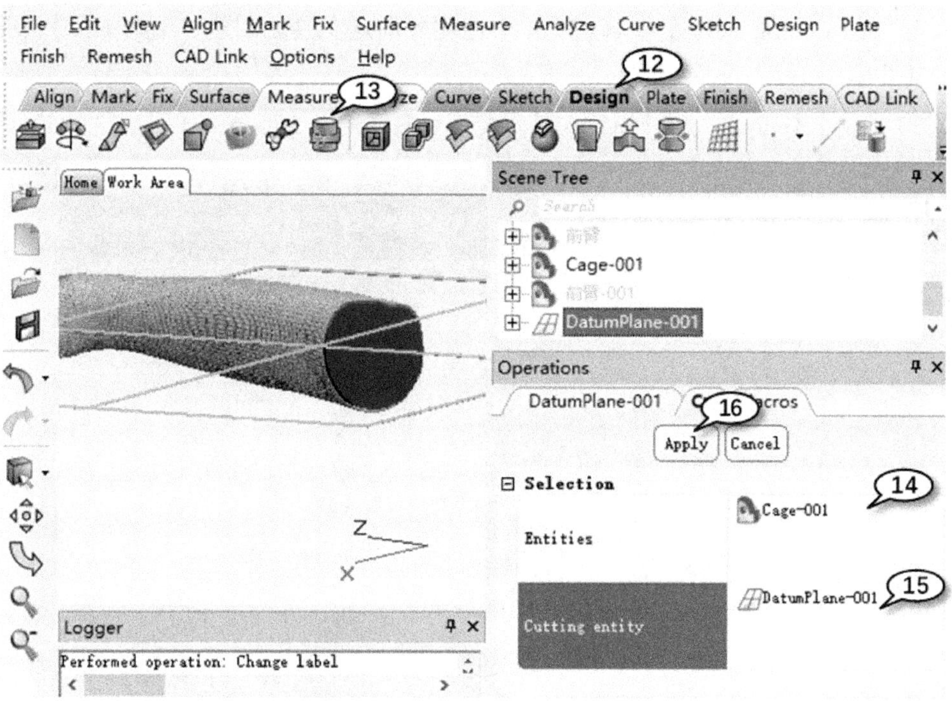

图 4.13.2-11 支具的切割操作

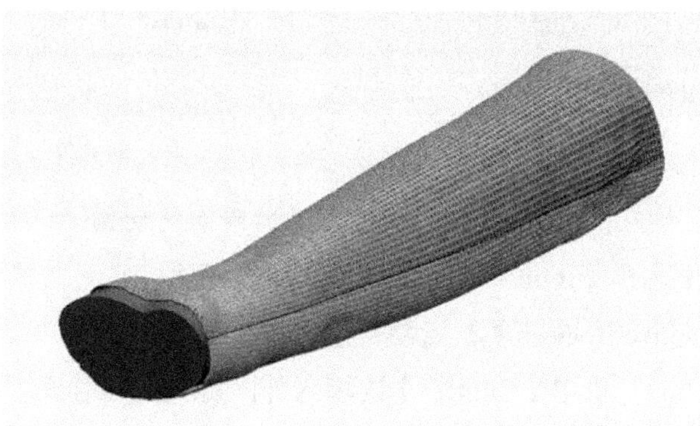

图 4.13.2-12 外固定支具外观

4. 外固定支具轻量化设计

步骤操作如图 4.13.2-13~ 图 4.13.2-16 所示。

（1）程序→ 3-matic 工业版（3-matic STL），进入 3-matic 平台，打开“3. 个性化外固定支具的创建”中项目文件。

（2）在导航栏中选择【Design】，进入设计模块。

（3）点击【Cut】，启动切割工具，进行对“2. 外固定支具附着面的创建”中第（11）步骤创建的附着面进行前后部分分割。

（4）在“Operation”页中【Entities】内填入外固定支具附着面。

（5）在【Cutting entity】中填入“3. 个性化外固定支具的创建”中第（11）步骤中创建的基准面。

（6）点击【Apply】，将外固定支具附着面切割成前后 2 部分，如图 4.13.2-13 所示。

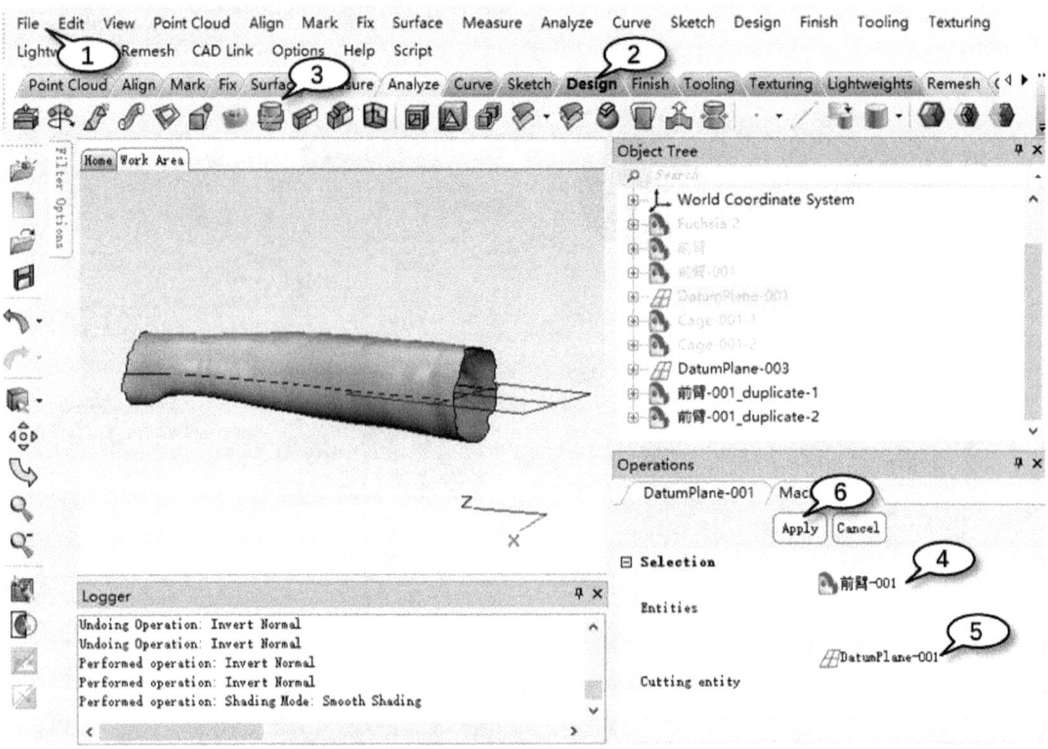

图 4.13.2-13 外固定支具贴附面的切割

（7）在导航栏中选择【Remesh】，进入网格重划模块。

（8）点击【Adaptive Remesh】，启动自适应重组工具。

（9）在“Operation”页中【Entities】内填入外固定支具附着面。

（10）设置【Target triangle edge length】=“5”，即网格三角面片边长为 5 mm。

（11）点击【Apply】，重划网格，网格划分后如图中（12）所示。

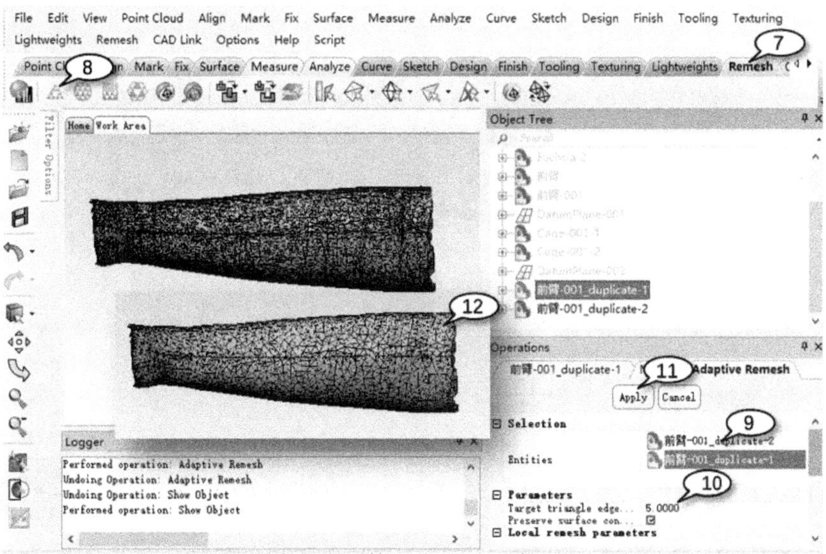

图 4.13.2-14 曲面网格重划

（13）在导航栏中选择【Lightweights】，进入轻量化设计模块。

（14）点击【Create Part Graph】，启动根据零件三角面片网格创建网络图形工具。

（15）在“Operation”页中【Entities】内填入第（11）步骤重划网格后的外固定支具附着面。

（16）点击【Apply】，生成网络图形网格。

（17）在（15）步骤创建的网络图形网格“Properties”页中设置“Thickness” = “2.0”。得到轻量化外固定支具如图 4.13.2-16 所示。

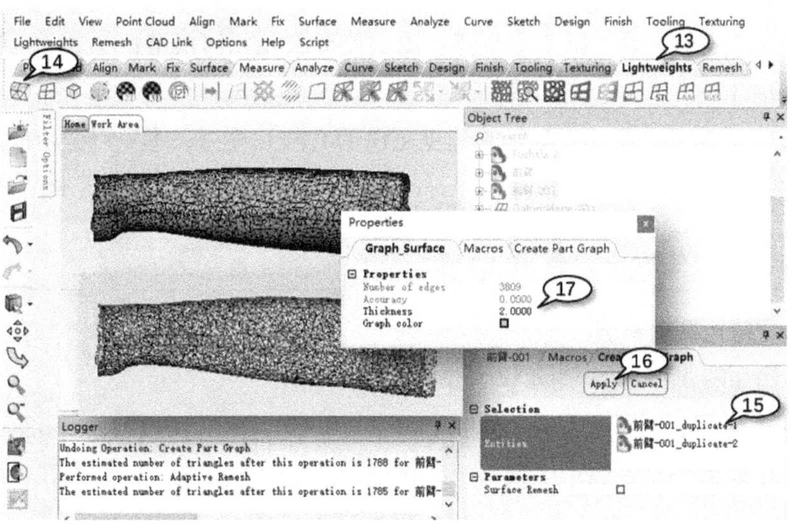

图 4.13.2-15 外固定支具轻量化设计

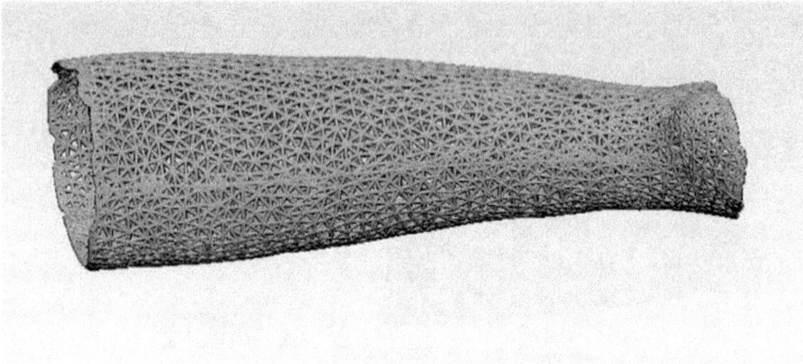

图 4.13.2-16 外固定支具外观

4.14 有限元分析一般过程 (3-matic、Mimics、Ansys Workbench)

4.14.1 相关背景

目前，有限元方法（finite element method）已成为预测及模拟复杂工程系统物理行为的主流趋势。商业化的有限元分析（finite element analysis，FEA）程序已获得广泛认同，它是把 1 个连续的弹性体看成是由有限数目的单元（element）组成的集合体，单元之间仅靠节点（node）相连。单元内部分待求量和由单元节点量通过选定的函数关系得到，然后将各单元方程集组成总体代数方程组，计入边界条件后可对方程求解。

目前先进的商用有限元软件，如 Ansys,ABAQUS,Fluent 等，使用户不需要掌握很深的理论知识便可解决许多实际工程问题，Ansys Workbench 产品，以项目流程图的方式，将结构、流体和电磁等各种分析系统集成到统一平台中，进而实现不同软件的无缝链接。典型有限元分析过程主要包括 5 个步骤：①创建有限元几何模型；②划分有限元网格；③定义单元的材料属性；④施加载荷及约束；⑤求解。其中前 3 个阶段都可在 Mimics、3-matic 中完成。为了方便读者理解并建立正确的有限元模型，本章以分析股骨近端生理应力为例，使用 Mimics，3-matic 联合 Ansys Workbench 软件演示有限元分析的一般过程。

4.14.2 股骨近端生理应力有限元分析

1. 创建有限元几何模型

步骤操作如图 4.14.2-1~ 图 4.14.2-3 所示。

（1）程序→【Mimics Medical】，进入 Mimics 平台。【File】→【Open project】选择“股骨近端”项目文件，点击【Open】，打开项目。

（2）选择【3D Live Wire】，启动 3D 磁性套索工具。

（3）在【3D Live Wire】窗口中选择【Axial】为自动分割断面。

（4）在冠状面与矢状面视图中用磁性套索绘制右侧股骨轮廓，每隔 5~15 个断层图片绘制 1 个层面。

（5）在 2 个正交断面绘制足够多的轮廓线后，自动分割断面【Axial】将为每个断层自动生成轮廓线，检查轮廓正确后点击【Segment】按钮，生成股骨蒙版。

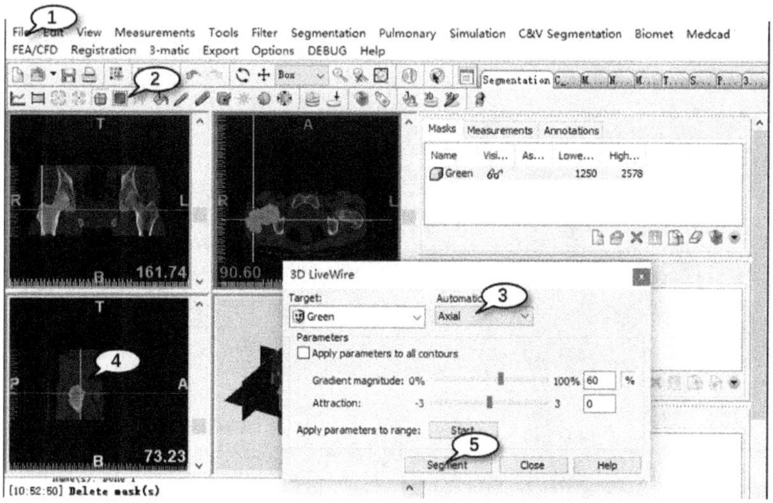

图 4.14.2-1 右侧股骨近端蒙版分割

（6）在导航栏中选择【Segmentation】，进入分割模块。

（7）选择【Calculate 3D】，启动 3D 模型创建工具。

（8）在【Calculate 3D】的对话窗口中选中右侧股骨近端蒙版。

（9）点击【Calculate】生成右侧股骨近端 3D 模型，在 3D 视图中可以查看所构建的模型。

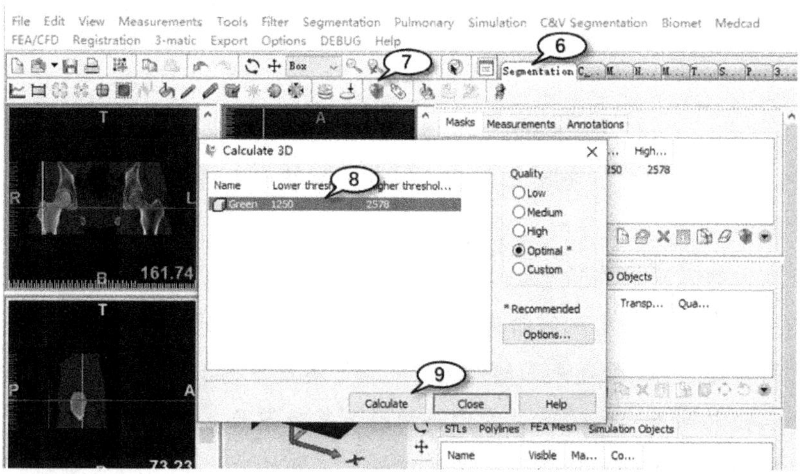

图 4.14.2-2 右侧股骨近端 3D 模型创建

（10）在导航栏中选择【Tools】，进入工具模块。

（11）选择【Smoothing】，启动平滑工具。

（12）在【Smoothing】的对话窗口中选中第（9）步骤中创建的3D模型，设置【Iterations】=4，【Smooth factor】=0.4，即平滑迭代次数为4，平滑因子为0.4。

（13）点击【OK】对股骨近端进行平滑操作，在3D视图中可以查看所构建模型。

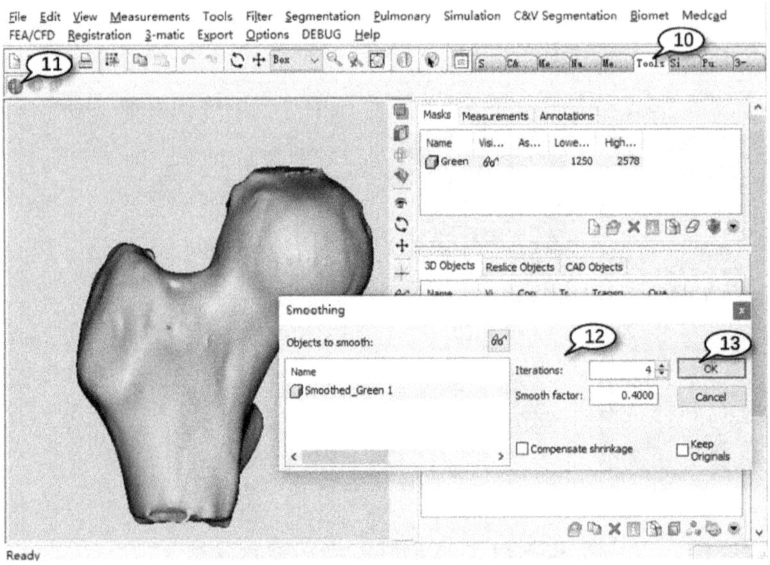

图 4.14.2-3 右侧股骨近端3D模型创建

（14）在主工具栏依次点击【3-matic】→【Design】，使用3-matic对模型进行进一步设计。

（15）在弹出的对话框中选择第（13）步骤生成的前臂3D模型。

（16）点击【OK】，3-matic软件将被打开，并且右侧股骨近端3D模型将被导入到3-matic中。

提示

Mimics重建的几何模型由三角面片组成，有限元面网格也可由三角面片组成，但二者对网格形状、密度等要求并不相同，Mimics重建的几何模型只包括表面网格，几何模型表面的三角面片只有经过一定的处理才能作为有限元网格使用。网格处理主要包括：①在保证一定几何精度的前提下尽量减少三角网格的数量以减少模型所占存储空间的大小。②处理表面的倒角、孔洞等不良结构。③设置合理的网格密度，网格过于粗糙则结果可能错误，过于精细则计算时间长，复杂的局部结构宜使用较细的网格划分，而非重要部分网格数量应少。④网格过度，网格从粗到细之间要有一定的过渡。

2. 划分有限元网格

步骤操作如图 4.14.2-4~4.14.2-6 所示。

（1）在导航栏中选择【Remesh】，进入网格划分模块。

（2）点击【Auto Remesh】，启动自动网格划分工具。

（3）在“Operation”页中【Entities】内填入创建的股骨近端 3D 模型。

（4）展开“Shape measure”选择 Height/Base (N)，此参数是网格的高度与最长边的比率，是一个介于 0 和 1 之间的无量纲单位，【Target triangle edge length】=“5”，即网格三角面片边长不超过 5 mm。

（5）点击【Apply】，进行网格划分，网格划分后如图中（6）所示。

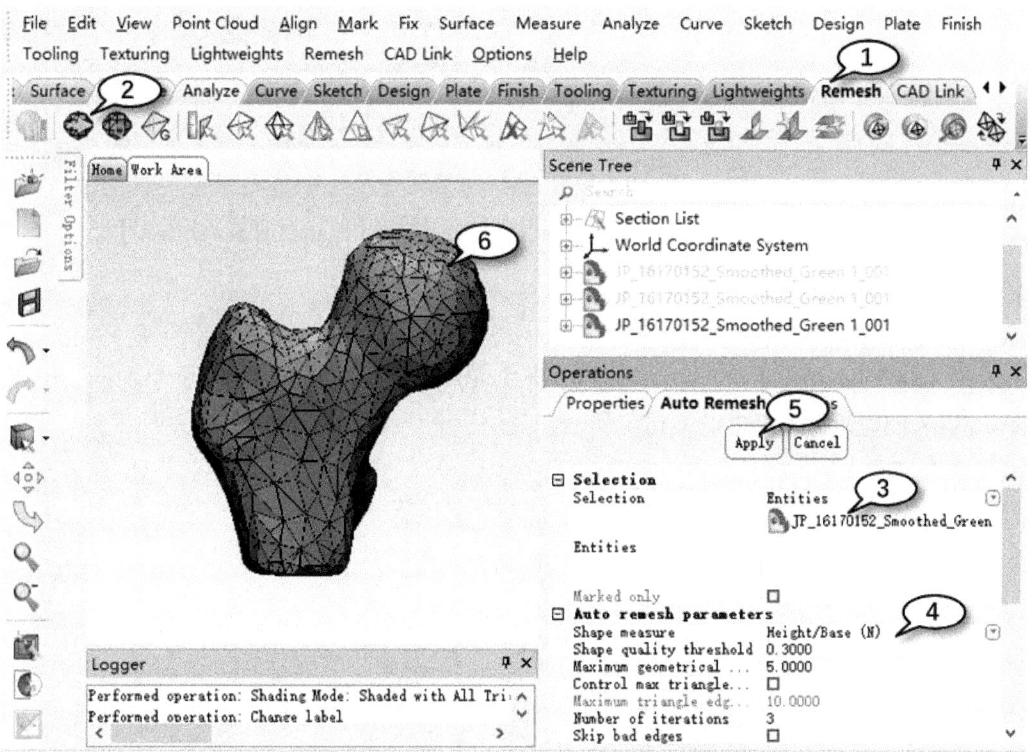

图 4.14.2-4 表面网格划分

（7）在导航栏中选择【Remesh】，进入网格重划模块，点击【Create Volume Mesh】，启动体积网格划分工具。

（8）在“Operation”页中【Entities】内填入股骨近端 3D 模型。

（9）在【Method】中选择【Init & Refine】，设置【Target triangle edge length】=“5”，即体网格三角面片最长边为 5 mm。

（10）点击【Apply】，进行体积网格划分。

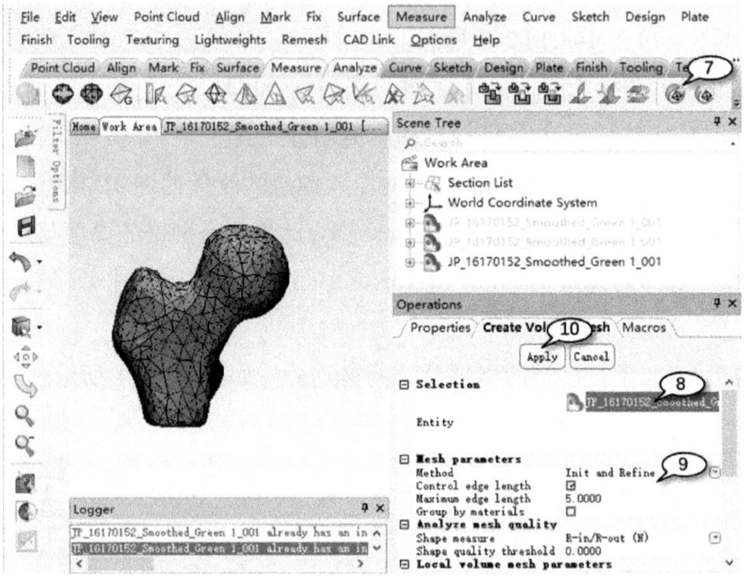

图 4.14.2-5 体积网格划分

（11）在“Scene Tree”中选择【Section List】，选中【Standard Section-X】。

（12）在“Property”页中框选【Clip】。

（13）设置【Position step size】=“1.0”，即滑动步长为 1.0 mm。

（14）在【Position】中用鼠标拖动滑块至需要查看的位置，于“Work Area”中查看体积网格，体积网格如图中（14）所示。

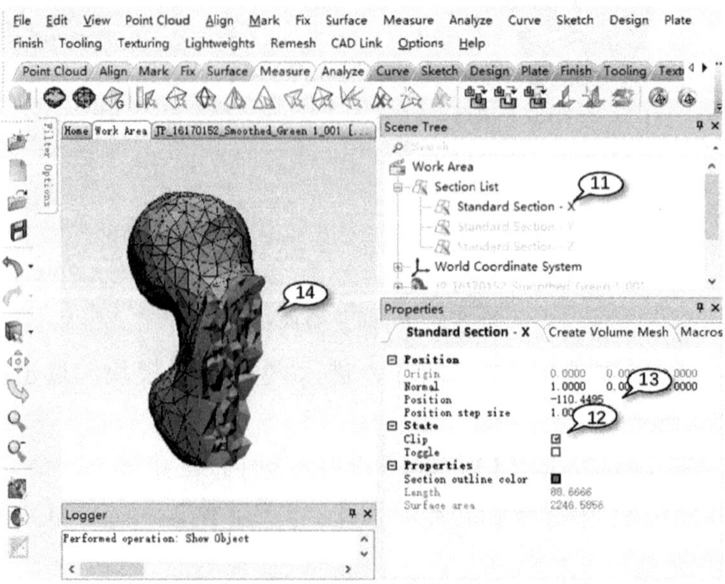

图 4.14.2-6 体积网格查看

3. 定义单元的材料属性

步骤操作如图 4.14.2-7~4.14.2-8 所示。

（1）在 3-matic 中选中并复制完成网格划分的股骨近端模型，打开 Mimics，将内容复制到项目管理器中。在导航栏中选择【FEA/CFD】，进入有限元模块。

（2）在有限元模块中选择【Material】，启动材料赋值工具，【Material】工具可根据体单元所属不同的灰度值为单元分配材料属性，实现了对人体结构结构非均匀材料属性的精确描述。

（3）在【Assign material】窗口中的中选择第（1）步骤复制到 Mimics 中的网格。

（4）点击【Ok】，打开材料赋值窗口。

（5）在赋值窗口中设置 Density = 47+1.122*HU、E-Modulus=0.02*$Density^{1.69}$、Poisson=0.3，空白处在不影响公式结果的情况下填入相应数字，读者可已参考相关文献选取合适公式。

提示

对于经验公式材料赋值而言，经验公式可能有两种不同的单位制，分别为根据阈值（HU）和根据灰度值（GV）；阈值与灰度值单位转换在 Mimics 软件【options】→【Preferences】→“Gneral”中设置。

（6）点击 OK 完成材料赋值。

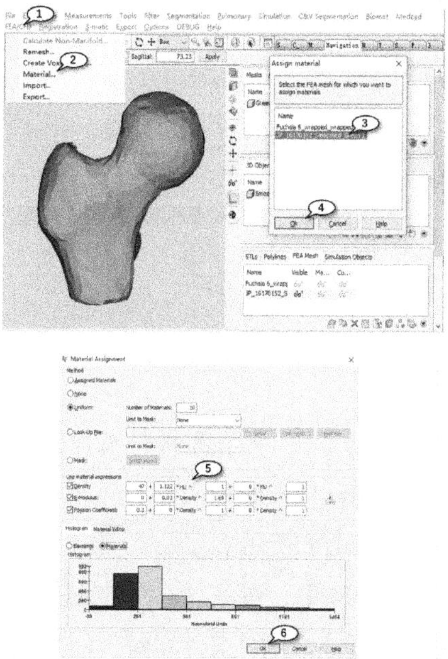

图 4.14.2-7　材料赋值

（7）在主菜单中选择【Export】，在弹出菜单中选择【Ansys】，将网格与赋值文件以 Ansys 软件格式导出。

（8）在“Export”窗口中选择“Mesh”页，选中所创建的网格，点击【Add】，添加到导出列表。

（9）选择所导出列表中的网格，点击【Edit】。

（10）在弹出对话框中框选【Export volumes】，在【Element type】中选择【SOLID185】，点击【OK】。

（11）选择合适的保存路径，点击【OK】，将生成 2 个文件，后缀分别为 (*.cbd)、(*.txt)，前者为网格文件，后者为材料赋值的命令流文件。

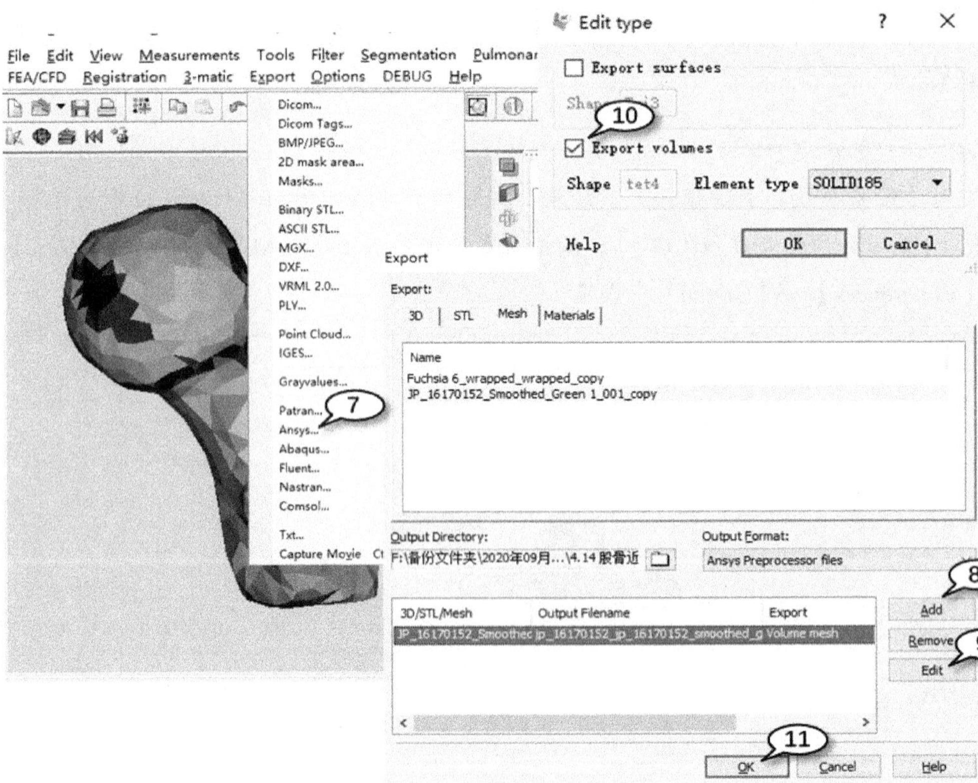

图 4.14.2-8　网格及材料文件导出

4. 将网格与材料属性导入 Ansys Workbench

步骤操作如图 4.14.2-9~4.14.2-11 所示。

（1）程序→【Ansys Workbench】，进入 Ansys Workbench 平台。

（2）先用鼠标在工具箱【Toolbox】的“组件系统”【Component】内选中“有限元模型”【Finite Element Modeler】，将其拖入工程流程图中，出现的有限元模型系统 A 包含 2 个单元格。

（3）将左侧工具箱【Toolbox】的分析系统【Analysis Systems】中"结构静力分析"【Static Structural】拖入到项目流程图中，出现的静力分析系统 B 中包含 7 个单元格。

（4）将 A 中 A2 的【Modeler】拖动到 B 中的 B3 位置，建立连接。

（5）鼠标左键点击 A2 中的【Modeler】，在弹出对话框中选中 Mechanical APDL Input（*.cbd），选择所创建的网格文件，网格文件导入后将自动打开 Finite Element Modeler 组件界面。

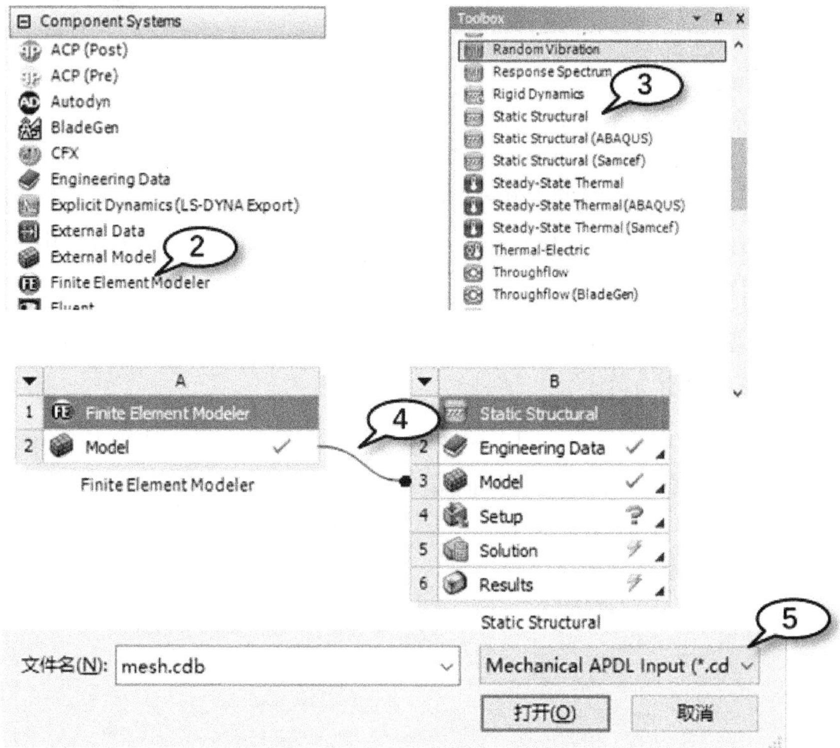

图 4.14.2-9 网格文件导入

（6）在 Finite Element Modeler 组件界面中选择【Selcet Element Faces】。

（7）按住鼠标左键，在股骨头上表面选择 1 个面，点击鼠标右键，在弹出菜单中选择【Add Component】。

（8）在弹出对话框中输入"载荷面"，点击【OK】。

（9）按住鼠标左键，在 3D 模型下表面选择 1 个面，点击鼠标右键，在弹出菜单中选择【Add Component】。

（10）在弹出对话框中输入"固定面"，点击【OK】。

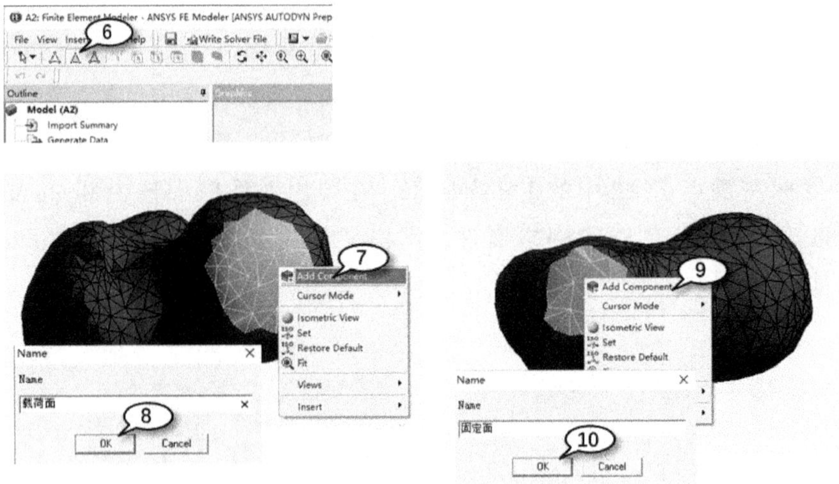

图 4.14.2-10 载荷面创建

(11) 在 WB 界面双击 B2 中的【Model】单元格，进入【Mechanical】的结构静力分析界面，若在界面中找不到模型可在工具栏中点击【Zoom to Fit】，于导航树中选择【Static Structural（B4）】,点击鼠标右键。

(12)在弹出菜单中选择【insert】→【Commands】,选择完成后【Static Structural（B4）】下方将出现【Command（APDL）】。

(13) 鼠标右键点击【Command（APDL）】，在弹出菜单中选择【Import】，将 Mimics 中导出的材料赋值命令流文件从此导入。

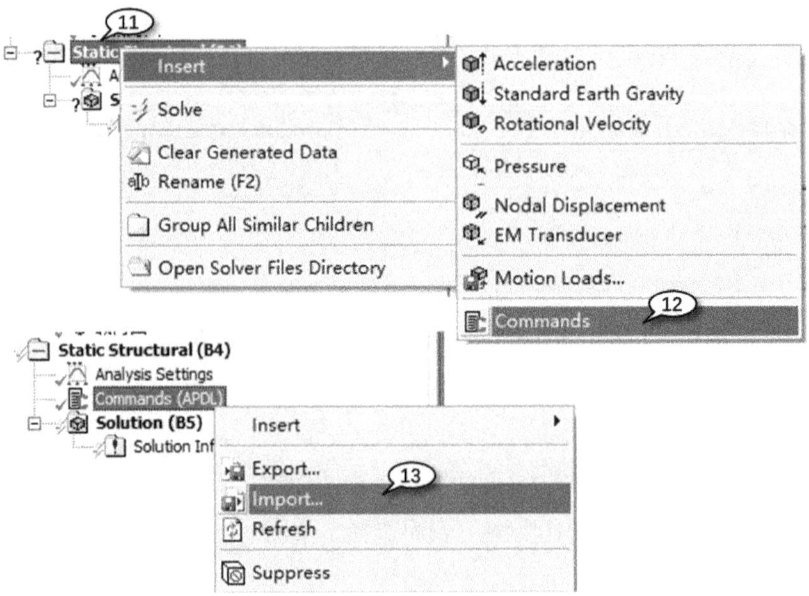

图 4.14.2-11 材料赋值文件

5. 施加载荷及约束

步骤操作如图 4.14.2-12、4.14.2-13 所示。

（1）在工具栏中选中【Face】，或者【Ctrl+F】。

（2）图形区选择上文创建的“载荷面”，即股骨头上表面。

（3）施加应力：在导航树中选择【Static Structural（B4）】，工具栏中选择【Load】→【Force】。

（4）编辑 【Force】属性，施加负 Z 轴方向力 300N，模拟双足站立时的股骨应力状态，明细窗口中设置【Definition】→【Define by】=Components，【Z Components】=−300 N。

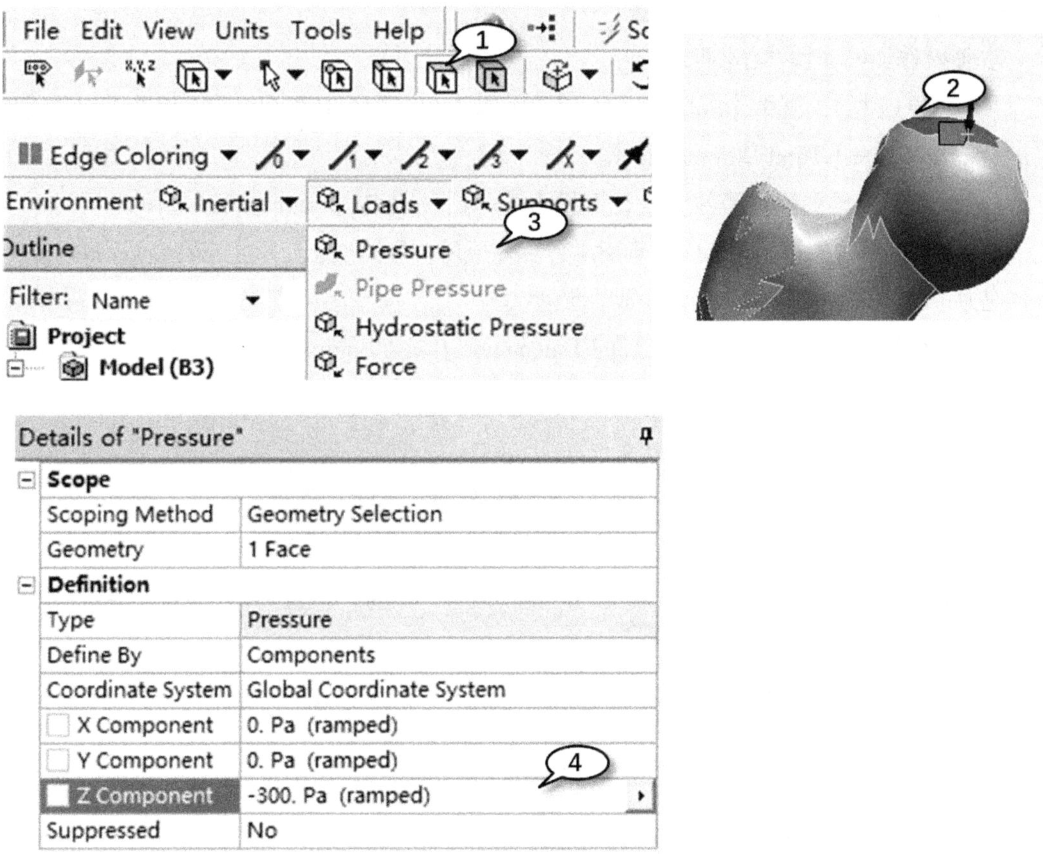

图 4.14.2-12 施加载荷

（5）在工具栏中选中【Face】，或者【Ctrl+F】。

（6）图形区选择上文创建的“固定面”，即股骨远端。

（7）远端固定约束：在导航树中选择【Static Structure（B4）】，工具栏中选择【Supports】→【Fixed Support】。

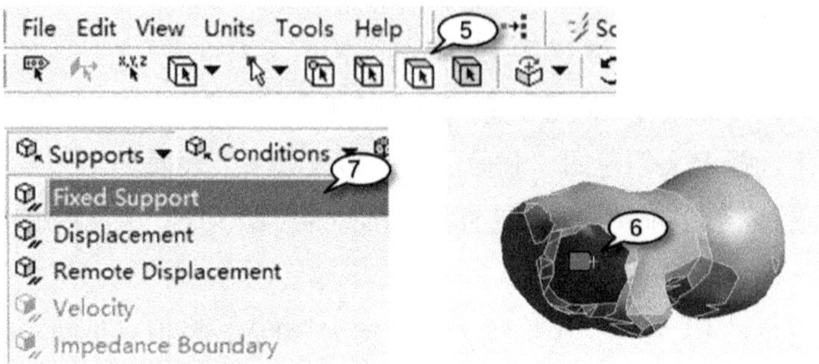

图 4.14.2-13 施加固定约束

6. 添加求解选项并求解查看结果

步骤操作如图 4.14.2-14 所示。

（1）导航栏中选中【Solution (B5)】，在求解工具栏中添加总变形结果，选择【Defomation】→【Total Defomation】。

（2）求解工具中添加等效应力，选择【Stress】→【Equivalent（von-Mises）】。

（3）在工具栏中点击【Solve】求解。计算完成后，导航栏总变形【Total Defomation】、等效应力【Equivalent（von-Mises）】显示绿色√。

（4）在导航栏中分别点击【Total Defomation】、【Equivalent（von-Mises）】查看分析结果。

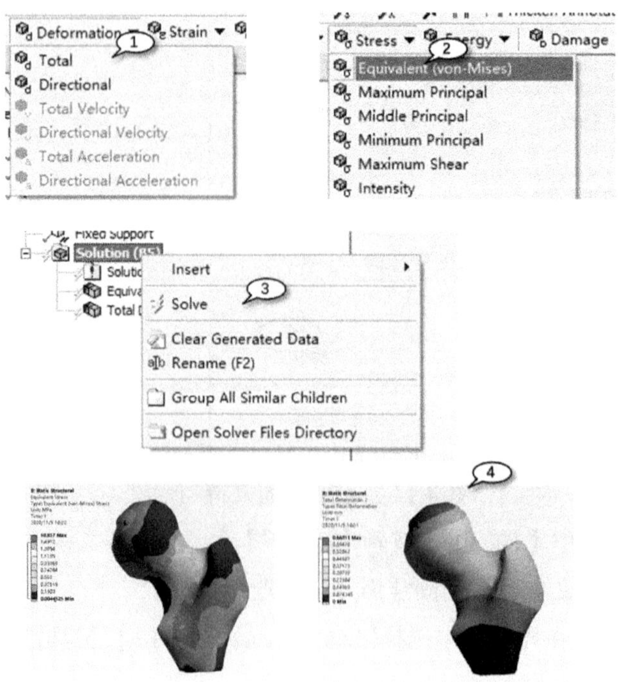

图 4.14.2-14 添加求解选项并求解查看结果

参考文献

[1]Palita Smitkarn,Keskanya Subbalekha,Nikos Mattheos,et al. The accuracy of single - tooth implants placed using fully digital-guided surgery and freehand implant surgery[J]. Journal of Clinical Periodontology,2019,46(9) :949–957.

[2] 王亮，占梦军，赵家龙，等 . 应用锥形束 CT 测量牙体积推断四川汉族女性成人年龄 [J]. 中国口腔种植学杂志 ,2019,24(01):5–9.

[3]Ladino Luis G,Rosselli Diego. Use of extracted anterior teeth as provisional restorations and surgical guide for immediate multiple implant placement: A clinical case report[J]. Journal of esthetic and restorative dentistry : official publication of the American Academy of Esthetic Dentistry,2019,31(3) :209–212.

[4]Sun Haipeng,Lin Jie,Huang Shengxing. Clinical use of digital implant surgical guide and short implants in mandibular edentulous jaw with insufficient bone mass in the posterior areas–a case report[J]. Clinical Oral Implants Research,2018,29:403–403.

[5] 赵沁园，刘磊，章一新，等 . 手术导板应用于下颌骨精确截骨的前瞻性随机对照研究 [J]. 中国美容整形外科杂志 ,2018,29(09) : 524–526,541.

[6]Gakonyo Joseph,Mohamedali Adnaan Jabir,Mungure Edward Kabubei. Cone Beam Computed Tomography Assessment of the Buccal Bone Thickness in Anterior Maxillary Teeth: Relevance to Immediate Implant Placement[J]. The International journal of oral & maxillofacial implants,2018,33(4) :880–887.

[7]Knop Luegya Amorim Henriques,Shintcovsk Ricardo Lima,Gandini Luiz Gonzaga, et al. Impaction of Maxillary Central Incisors: Surgical and Orthodontic Treatment—Case Report[J]. International journal of orthodontics (Milwaukee, Wis.),2015,26(3) : 25–29.

[8]Thomas D. Schiano,Carol Bodian,Myron E. Schwartz, et al. Accuracy and significance of computed tomographic scan assessment of hepatic volume in patients undergoing liver transplantation [J]. Transplantation,2000,69(4):545–550.

[9] 周艳玲，杨正广，王强，等 .MSCT 所测正常人肝脏体积与性别、年龄及相关因素关系分析 [J]. 河北医药 ,2020,42(10):1495–1498.

[10] 夏铁男，商冠宁 .3D 打印技术在骨科应用现状的研究进展 [J]. 中华实用诊断与治疗杂志 ,2020,34(07):742–744.

[11] 谭海涛，陈国平，张其标 .3D 打印技术在骨肿瘤手术应用中的研究进展 [J]. 中国癌症防治杂志 ,2020,12(03):356–360.

[12]K. Sandrasegaran,P. W. Kwo,D. DiGirolamo, et al. Measurement of liver volume using spiral CT and the curved line and cubic spline algorithms: reproducibility and interobserver variation[J]. Abdominal Imaging,1999,24(1) :61-65.

[13] 秦宇星，任前贵，沈佩锋. 组织工程骨技术治疗骨缺损的优越性 [J]. 中国组织工程研究，2020,24(24):3877-3882.

[14] 张宾，李军，张俊花，等.3D 打印数字化外科导板在上前牙种植中的应用效果评价 [J]. 中国组织工程研究，2020,24(22):3521-3526.

[15] 穆卫庐，常军英，贾东昭，等.3D 打印技术在骨盆髋臼骨折外科治疗中的应用价值 [J]. 国际骨科学杂志，2020,41(02):124-126.

[16] 王晓华，刘艾芃，邓文正. 数字化导板在口腔种植中的研究进展 [J]. 华西口腔医学杂志，2020,38(01):95-100.

[17] 罗号，孟箭，庄乾伟，等. 3D 打印导板植入 I125 放射性粒子治疗腮腺黏液表皮样癌 1 例报告 [C]// 中华口腔医学会口腔颌面外科专业委员会（Chinese Society of Oral and Maxillofacial Surgery）.2019 年中华口腔医学会口腔颌面外科专业委员会第十三次全国口腔颌面 - 头颈肿瘤内科学术会议论文汇编. 北京：中华口腔医学会口腔颌面外科专业委员会（Chinese Society of Oral and Maxillofacial Surgery）：中华口腔医学会，2019:59-60.

[18]Kaewsiri Dechawat,Panmekiate Soontra,Subbalekha Keskanya, et al. The accuracy of static vs. dynamic computer-assisted implant surgery in single tooth space: A randomized controlled trial[J]. Clinical oral implants research,2019,30(6) :505-514.

[19] 张文林，成思源，杨雪荣. 基于人体表面三维数据的医用支具逆向设计方法 [J]. 机械设计，2018,35(12):120-123.

[20]Song In-Seok,Lee Mi-Ran,Ryu Jae-Jun, et al. Reconstruction of a Severely Atrophied Alveolar Ridge by Computer-Aided Gingival Simulation and 3D-Printed Surgical Guide: A Case Report[J]. The International journal of oral & maxillofacial implants,2018,33(3) :e73 - e76.

[21] 曾辉，徐亚非，刘永明，等.3D 打印技术在骨科外固定支具中的应用 [J]. 哈尔滨医药，2018,38(04):365-366.

[22] 吴坡，羊书勇，鄢兰元，等.3D 打印导板在头颈晚期恶性肿瘤 (125)I 粒子植入术中的应用 [J]. 口腔医学，2018,38(08):708-712.

[23] 陈亮，桑莉莉，高大伟，等. 基于 3D 打印个性化手术导航模块的微创锥形截骨治疗桡骨上段旋转畸形 [J]. 中华肩肘外科电子杂志，2018,6(02):151-153.

[24] 邵博，龚忠诚，克热木・阿巴司，等. 3D 打印个体化肿瘤靶标内放疗导板辅助放

射性粒子组织间植入治疗头颈部腺源性恶性肿瘤评价 [C]// 中华口腔医学会 . 第十一次全国口腔颌面 – 头颈肿瘤学术会议暨 2017 山东省口腔医学会口腔颌面外科分会学术年会暨山东省口腔颌面外科高层论坛暨山东省口腔医学会口腔颌面 – 头颈肿瘤分会成立大会论文集 . 北京：中华口腔医学会 : 中华口腔医学会 ,2017:82.

[25] 林燕 , 江银华 , 陶海彪 , 等 . 上颌埋伏中切牙正畸治疗前、后体积和表面积变化的锥形束 CT 分析 [J]. 上海口腔医学 ,2017,26(01):76–79.

[26] 刘非 , 邱冰 , 薛向东 , 等 . 基于 3D 打印技术的个性化外固定支具设计 [J]. 中国矫形外科杂志 ,2016,24(24):2260–2263.

[27] 林瀚 , 彭吾训 . 人字嵴顶点法相关研究进展 [J]. 中国当代医药 ,2016,23(04):13–16.

[28] 赵一姣 , 王勇 , 黄明伟 , 等 . 近距离放射治疗用个性化导板的数字化设计方法 [J]. 中华口腔医学杂志 ,2014,49(02):115–118.

[29] 王云霁 . CBCT 三维定量测量牙体体积的精确性研究 [C]// 中华口腔医学会口腔正畸专业委员会 (Chinese Orthodontic Society). 第十四次国际颅面生长发育与功能研讨会、第十一次全国口腔正畸学术会议论文汇编 . 北京：中华口腔医学会口腔正畸专业委员会 (Chinese Orthodontic Society): 中华口腔医学会 ,2012:305–306.

[30] 张瑾 , 张和平 .CT 测量肝脏体积的临床意义 [J]. 中国医药指南 ,2010,8(26):37–38.

[31] 张士杰 , 王晓辉 , 刘培林 . 腰椎椎弓根螺钉两种进钉方法的应用体会 [J]. 河南外科学杂志 ,2003(04):22–23.

[32] 雷青 , 王冰 , 张家先 .3D 打印技术在骨科的临床应用与评价 [M]. 湖南 : 中南大学出版社 , 2016.

[33] 苏秀云 , 刘蜀彬 .Mimics 软件临床应用：计算机辅助外科入门技术 [M]. 人民军医出版社，2011.